H. Tilg, H. Zoller

BASICS Gastroenterologie

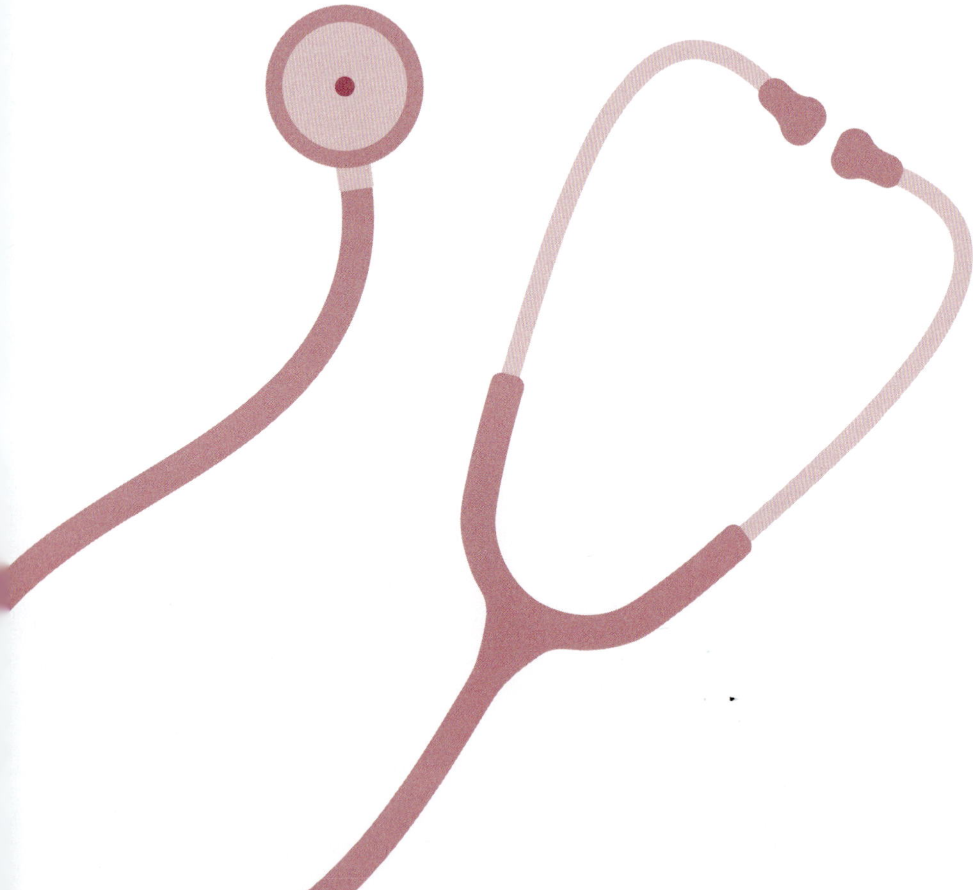

BASICS

Herbert Tilg, Heinz Zoller

BASICS Gastroenterologie

3. Auflage

ELSEVIER

Elsevier GmbH, Bernhard-Wicki-Str. 5, 80636 München, Deutschland
Wir freuen uns über Ihr Feedback und Ihre Anregungen an kundendienst@elsevier.com

ISBN 978-3-437-41368-1 eISBN 978-3-437-06467-8

Bibliografische Information der Deutschen Nationalbibliothek
Die Deutsche Nationalbibliothek verzeichnet diese Publikation in der Deutschen Nationalbibliografie; detaillierte bibliografische Daten sind im Internet über https://www.dnb.de abrufbar.

26 27 28 29 30 5 4 3 2 1

In ihren Veröffentlichungen verfolgt die Elsevier GmbH das Ziel, genderneutrale Formulierungen für Personengruppen zu verwenden. Um jedoch den Textfluss nicht zu stören sowie die gestalterische Freiheit nicht einzuschränken, wurden bisweilen Kompromisse eingegangen. Selbstverständlich sind **immer alle Geschlechter** gemeint.

Planung: Inga Schickerling; Projektmanagement: Sabine Hennhöfer; Dr. Nikola Schmidt, Berlin
Redaktion und Bildredaktion: Dr. Nikola Schmidt, Berlin; Rechteklärung: David Seeliger
Herstellung: Dietmar Radünz, Leipzig
Gestaltungskonzept: Waltraud Hofbauer, Andrea Mogwitz, Rainald Schwarz
Satz: STRAIVE, Puducherry/Indien
Druck und Bindung: Drukarnia Dimograf Sp. z o. o., Bielsko-Biała/Polen
Umschlaggestaltung: SpieszDesign, Neu-Ulm
Titelfotografie: Endoskop und Tabletten © colourbox.de; Skalpell © MVshop/stock.adobe.com

Aktuelle Informationen finden Sie im Internet unter **www.elsevier.de**

Vorwort

Werte Leserinnen und Leser,
es freut uns, Ihnen die Neuauflage des BASICS Gastroenterologie präsentieren zu können. Doch ist ein Buch im Jahr 2025 überhaupt noch eine zeitgemäße Form der Wissensvermittlung? Wir glauben mehr denn je, denn gerade in einer Zeit, in welcher der Zugang zu aktueller Information überall und sofort möglich ist, ermöglicht ein Buch den strukturierten und übersichtlichen Zugang zum Fachbereich Gastroenterologie. Der hohe Grad der Vernetzung und die scheinbare Grenzenlosigkeit digitaler Information können verwirren. Daher haben wir auch in dieser Auflage des BASICS Gastroenterologie bewusst jene Themen ausgewählt und prägnant zusammengefasst, die vor allem für Studierende der Medizin und für Ärztinnen und Ärzte in Ausbildung besonders wichtig sind. Bei der Darstellung der einzelnen Kapitel haben wir Wert auf Praxisbezug und klinische Anwendbarkeit gelegt.
Der hohen Innovation in diesem Fachbereich haben wir versucht, Rechnung zu tragen, und alle Kapitel wurden an das aktuelle Wissen angepasst. In dieser Auflage haben wir ein neues Kapitel über „Ernährung als Medizin" integriert, nachdem dieser Aspekt in der Medizin hochaktuell ist. Weiters haben wir die Fallbeispiele erweitert, um die klinisch-praktische Anwendungen des vermittelten Wissens zu illustrieren.
Im „Speziellen Teil" dieses Buches werden zuerst Erkrankungen des Gastrointestinaltrakts, in Folge des Pankreas und der Leber abgehandelt. Einige Kapitel sind naturgemäß überlappend und können nicht streng dem oberen oder unteren Gastrointestinaltrakt zugeordnet werden. Wir hoffen, Ihnen damit eine attraktive und aktuelle Lektüre anzubieten und Sie für diesen Fachbereich begeistern zu können.

Wir möchten uns herzlichst bei folgenden Kolleginnen und Kollegen für die Zurverfügungstellung von Bildmaterial bedanken:
Dr. med. Reto Bale, Medizinische Universität Innsbruck (Radiologie)
Dr. med. Christoph Grander, Medizinische Universität Innsbruck (Gastroenterologie)
Dr. med. Benjamin Henninger, Medizinische Universität Innsbruck (Radiologie)
Dr. med. Robert Koch, Medizinische Universität Innsbruck (Gastroenterologie)
Assoz. Prof. Priv.-Doz. Dr. med. Manuel Maglione, Medizinische Universität Innsbruck (Chirurgie)
Dr. med. Georg Oberhuber, Tirol Kliniken, Innsbruck (Pathologie)
Dr. med. Hubert Schwaighofer, Medizinische Universität Innsbruck (Gastroenterologie)
Dr. med. Hartmut Steinle, Tirol Kliniken, Innsbruck (Gastroenterologie)
Dr. med. Wolfgang Sturm, Tirol Kliniken, Innsbruck (Gastroenterologie)
Prof. Dr. med. Irene Virgolini, Universitätsklinik für Nuklearmedizin, Innsbruck
Dr. med. Gerlig Widmann, Medizinische Universität Innsbruck (Radiologie)
Ein herzliches Dankeschön für das Lektorat und die unermüdliche Hilfe bei der Realisierung dieses Buches geht an Frau Dr. Nikola Schmidt von seitenspiel und Frau Sabine Hennhöfer vom Elsevier Verlag.

Innsbruck, im Sommer 2025
Herbert Tilg und Heinz Zoller

Abkürzungsverzeichnis

γ-GT	Gamma-Glutamyltransferase
A1AT	Alpha-1-Antitrypsin
A1ATM	Alpha-1-Antitrypsinmangel
ACLF	Akut-auf-chronisches-Leberversagen
ADH	Antidiuretisches Hormon
ADPKD	Autosomal-dominant polyzystische Nierenerkrankung
ADR	Adenomdetektionsrate
AEG	Adenokarzinome des gastroösophagealen Übergangs
AFP	Alpha-Fetoprotein
AHP	Akute hepatische Porphyrie
AIH	Autoimmunhepatitis
AIP	Akut intermittierende Porphyrie
ALF	Akutes Leberversagen *(Acute Liver Failure)*
ALT	Alanin-Aminotransferase
AMA	Anitmitrochondriale Antikörper
AMI	Akute mesenteriale Ischämie
ANA	Antinukleäre Antikörper
AP	Alkalische Phosphatase
APC-Gen	Adenomatous-polyposis-coli-Gen
APFL	Alkoholisch prädominante Fettleber
ASH	Alkoholische Steatohepatitis
AST	Aspartat-Aminotransferase
AVB	Akute Varizenblutung
BCLC	Barcelona Clinic Liver Cancer
BRIC	Benigne rekurrente intrahepatische Cholestase
CCC	Cholangiozelluläres Karzinom
CEA	Karzinoembryonales Antigen
CED	Chronisch-entzündliche Darmerkrankung
CESD	*Cholesterolester storage disease*
CEUS	Kontrastmittelverstärkter Ultraschall
CHE	Cholezystektomie
CMI	Chronisch-mesenteriale Ischämie
CMV	C(Z)ytomegalievirus
DILI	*Drug induced liver injury*
EBV	Epstein-Barr-Virus
EIN	Intraepitheliale Neoplasie
EMR	Endoskopische Mukosaresektion
EO	Eosinophile Ösophagitis
ERC	Endoskopische retrograde Cholangiografie
ERCP	Endoskopische retrograde Cholangiopankreatikografie
EVL	Endoskopische Varizenligatur
FAP	Familiäre adenomatöse Polypose
FMT	Fäkale Mikrobiota-Transplantation
FNH	Fokal-noduläre Hyperplasie
FOBT	Fäkaler okkulter Bluttest
FODMAP	Fermentierbare Oligo-, Di- und Monosaccharide, Polyole
GERD	Gastroösophageale Refluxerkrankung
GIST	Gastrointestinaler Stromazelltumor
GOT	Glutamat-Oxalacetat-Transferase
GPT	Glutamat-Pyruvat-Transferase
Habe	Hepatitis-B-e-Antigen
HAV	Hepatitis-A-Virus
HBc	Hepatitis B *core*
HBs	Hepatitis B *surface*
HBV	Hepatitis-B-Virus
HCA	Hepatozelluläres Adenom
HCC	Hepatozelluläres Karzinom
HCP	Hereditäre Coproporphyrie
HCV	Hepatitis-C-Virus
HDL	*High density lipoprotein*
HDV	Hepatitis-D-Virus
HE	Hepatische Enzephalopathie
HEV	Hepatitis-E-Virus
HH	Hereditäre Hämochromatose
HLH	Hämophagozytische Lymphohistiozytose
HP	*Helicobacter pylori*
HRS	Hepatorenales Syndrom
HSV	Herpes-Simplex-Virus
HVPG	Hepatischer portovenöser Druckgradient
IAC	IgG4-assoziierte Cholangitis
iCC	Intrahepatisches Cholangiokarzinom
ICP	*Intrahepatic cholestasis of pregnancy*
IgM	Immunglobuline der Klasse M
INR	International Normalized Ratio
IPMN	Intraduktale papillär-muzinöse Neoplasie
KM	Kontrastmittel
KRK	Kolorektales Karzinom
LDL	*low density lipoprotein*
LiRADS	Liver Imaging and Reporting System
LKM	*Liver kidney microsomes*
LPAC	*Low phosphatidylcholine associated cholelithiasis*
LTx	Lebertransplantation
MALT-Lymphom	*Mucosa-associated tissue lymphoma*
MASH	mit metabolischer Dysfunktion assoziierte Steatohepatitis
MASLD	mit metabolischer Dysfunktion assoziierte steatotischen Lebererkrankung
MELD	Model of End-Stage Liver Disease
MetS	Metabolisches Syndrom
MMR	*Mismatch repair*
MPFL	Metabolisch prädominante Fettleber
MRC	Magnetresonanz-Cholangiograief
MSI	Mikrosatelliteninstabilität
NCGS	Nicht-Zöliakie-Glutenhypersensitivität
NEC	Neuroendokrines Karzinom
NERD	Nicht-erosive Refluxösophagitis
NET	Neuroendokriner Tumor
NNT	*Number needed to treat*
NSAR	Nicht-steroidale Antirheumatika
NSBB	Nicht-selektiver Betablocker
ÖGD	Ösophagogastroduodenoskopie
PBC	Primär-biliäre Cholangitits
PDAC	Duktales Adenokarzinom des Pankreas
PFIC	Progressiv familiäre intrahepatische Cholestase
PH	Portale Hypertension
Pi	Protease Inhibitor
POEM	Perorale endoskopische Myotomie
PPI	Protonenpumpen-Inhibitoren
PRRT	Peptid-Radiorezeptortherapie
PSC	Primär sklerosierende Cholangitis
PSVD	*Portosinusoidal vascular disease*
PTCD	perkutane transhepatische Cholangiodrainage
PV	Porpyhria variegate
PVR	Portovenöse Rekanalisation
RAAS	Renin-Angiotensin-Aldosteron-System
RDS	Reizdarmsyndrom
RFA	Radiofrequenzablation
SAAG	Serum-Albumin-Albumin-im-Aszites-Gradient

SBP	Spontan bakterielle Peritonitis
SIBO	*Small intestinal bacterial overgrowth*
siRNA	*short Interfering RNA*
SIRS	*Systemic inflammatory response syndrome*
SMA	*Smooth muscle antigen*
SOFA	*Sequential organ failure assessment*
SSA	Sessile serratierte Adenome
SSC	Sekundär-sklerosierende Cholangitis
SSRI	Serotonin-Wiederaufnahmehemmer
TIPS	Transjugulärer intrahepatischer portosystemischer Shunt
TZA	Trizyklische Antidepressiva
UDCA	Ursodeoxycholsäure
UICC	Union for International Cancer Control
VAS	Visuelle Analogskala
VZV	Varizella-Zoster-Virus
ZES	Zollinger-Ellison-Syndrom
ZNS	Zentrales Nervensystem

Fehler gefunden?

An unsere Inhalte haben wir sehr hohe Ansprüche. Trotz aller Sorgfalt kann es jedoch passieren, dass sich ein Fehler einschleicht oder fachlich-inhaltliche Aktualisierungen notwendig geworden sind.
Sobald ein relevanter Fehler entdeckt wird, stellen wir eine Korrektur zur Verfügung. Mit diesem QR-Code gelingt der schnelle Zugriff.

https://else4.de/9783437413681

Wir sind dankbar für jeden Hinweis, der uns hilft, dieses Werk zu verbessern. Bitte richten Sie Ihre Anregungen, Lob und Kritik an folgende E-Mail-Adresse: kundendienst@elsevier.com

Inhaltsverzeichnis

Allgemeiner Teil

Spezieller Teil

Fallbeispiele

Anhang

Allgemeiner Teil

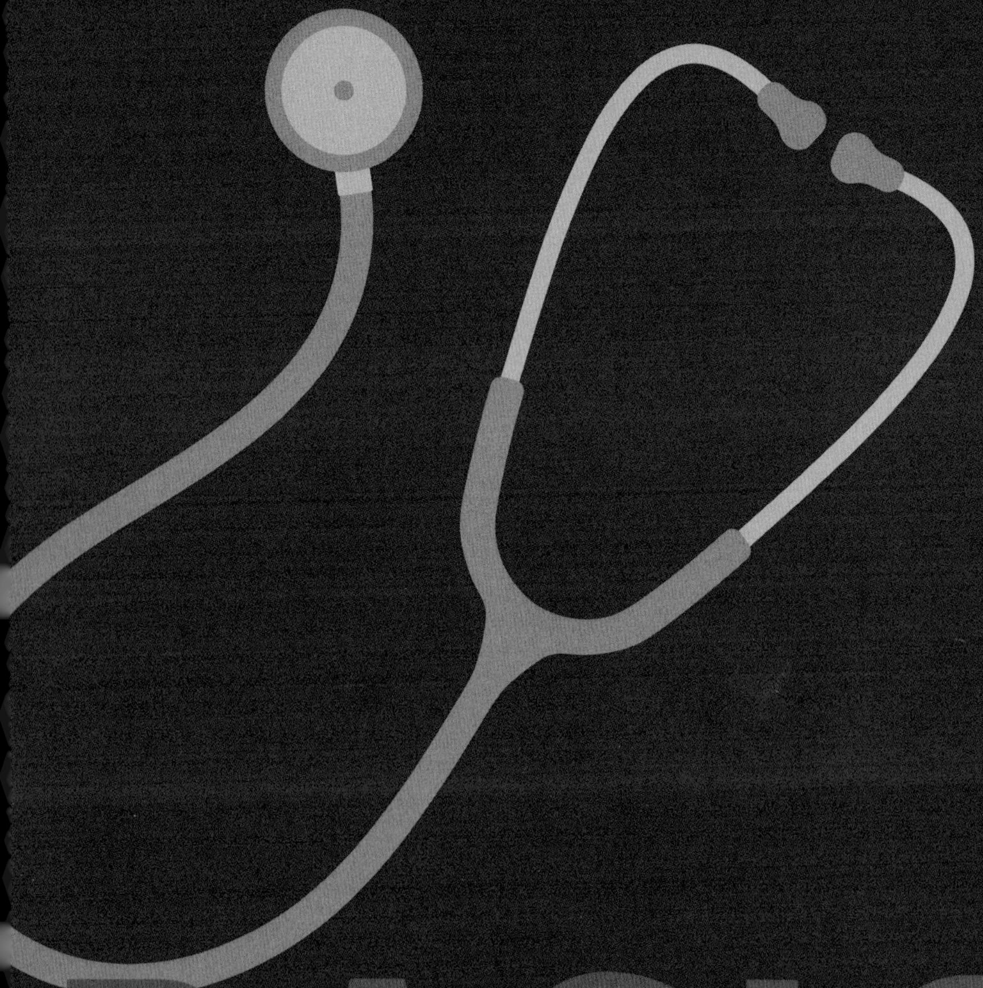

BASICS

Grundlagen

Diagnostik

Differenzialdiagnostik

Klinische Anatomie und Physiologie

Die **Hauptfunktionen des Gastrointestinaltrakts** sind die Aufnahme von Flüssigkeit, Elektrolyten, Makro- und Mikronährstoffen sowie die Ausscheidung von Metaboliten, Xenobiotika und Toxinen über die Galle und den Stuhl. Als Kontaktorgan mit der Umwelt haben der Darm und Leber außerdem wichtige Entgiftungs- und Immunfunktionen. Zusätzlich hat der Gastrointestinaltrakt mit der Leber auch Speicherfunktionen. Daneben ist die **Leber** das zentrale Stoffwechselorgan und hat wie Darm und Pankreas auch endokrine Funktionen (→ Abb. 1.1).

Wandaufbau in Ösophagus, Magen und Darm Im gesamten Gastrointestinaltrakt ist der Wandaufbau so, dass ein **spezialisiertes Epithel** als Begrenzung nach luminal fungiert. Darunter liegt die **Lamina submucosa,** die aus Bindegewebe besteht und worin auch das MALT liegt. In dieser Schicht liegt im Ösophagus sowie im gesamten Magen-Darm-Trakt auch eine **Lamina muscularis mucosae.** Darunter liegt wiederum eine zirkuläre und eine longitudinale Schicht aus glatten Muskelzellen – die **Lamina muscularis propria.** Nach außen hin begrenz eine **Lamina adventitia** und in bestimmten Darmabschnitten auch das **viszerale Blatt des Peritoneums** die Darmwand.

Enterisches Nervensystem Das **enterische Nervensystem (ENS)** steht in Verbindung mit den sympathischen und parasympathischen Fasern des **autonomen Nervensystems,** hat aber auch selbst eigene Ganglien, in denen bestimmte Efferenzen in koordinierte und komplexe Wandbewegungen, wie zum Beispiel den peristaltischen Reflex, übersetzt werden. Das ENS ist anatomisch in der Lamina submucosa als **Plexus submucosus (Meissner Plexus)** lokalisiert. Zusätzlich liegen die Neurone des ENS auch in der Lamina muscularis zwischen der innen liegenden zirkulären und der außen liegenden longitudinalen Muskulatur. Dies ist der **Plexus myentericus (Auerbach Plexus).**

Ösophagus Der Ösophagus transportiert Flüssigkeiten und Nahrung aktiv durch propulsive Peristaltik vom Rachen in den Magen und ist von **geschichtetem Plattenepithel** ausgekleidet. An der **Z-Linie** geht dieses in einschichtiges Zylinderepithel des Magens über. Der **untere Ösophagussphinkter** verhindert, dass Mageninhalt oder Magensäure in den Ösophagus zurückfließt (Reflux).

Magen Die **Funktionen** des Magens umfassen die Reservoir-, Verdauungs-, Pump-, Zerkleinerungs- und Siebfunktion. Entsprechend dienen **Magenfundus** und **Magenkorpus** als Reservoir. Während der Nahrungsaufnahme entspannen die Muskeln der Magenwand mit zunehmender Füllung (hohe Compliance). Nach der Nahrungsaufnahme wird der Nahrungsbrei durch kraftvolle peristaltische Wellen aus Korpus und Fundus durch das **Antrum** gegen den geschlossenen Pylorus gedrückt und dabei mit dem Magensaft durchmischt und zerkleinert. Erst danach werden durch graduelle Entspannung des **Pylorus** initial Flüssigkeiten, dann immer größere Nahrungsbestandteile ins Duodenum transportiert.

Die **Magenschleimhaut** besteht aus Haupt-, Neben- und Belegzellen:

- Die **Hauptzellen** produzieren Pepsinogen, das nach Sekretion durch die Magensäure zu Pepsin aktiviert wird.
- Die **Nebenzellen** produzieren Schleim zum Schutz des Magenepithels vor dem Angriff durch die Magensäure.
- Die **Belegzellen** produzieren die Magensäure und den für die Aufnahme von Vitamin B_{12} essenziellen **Intrinsic-Faktor.**

Neben diesen quantitativ bedeutendsten Zellen im Magen gibt es auch weitere spezialisierte Zellen im Epithel des Magens wie die Gastrin-produzierenden G-Zellen.

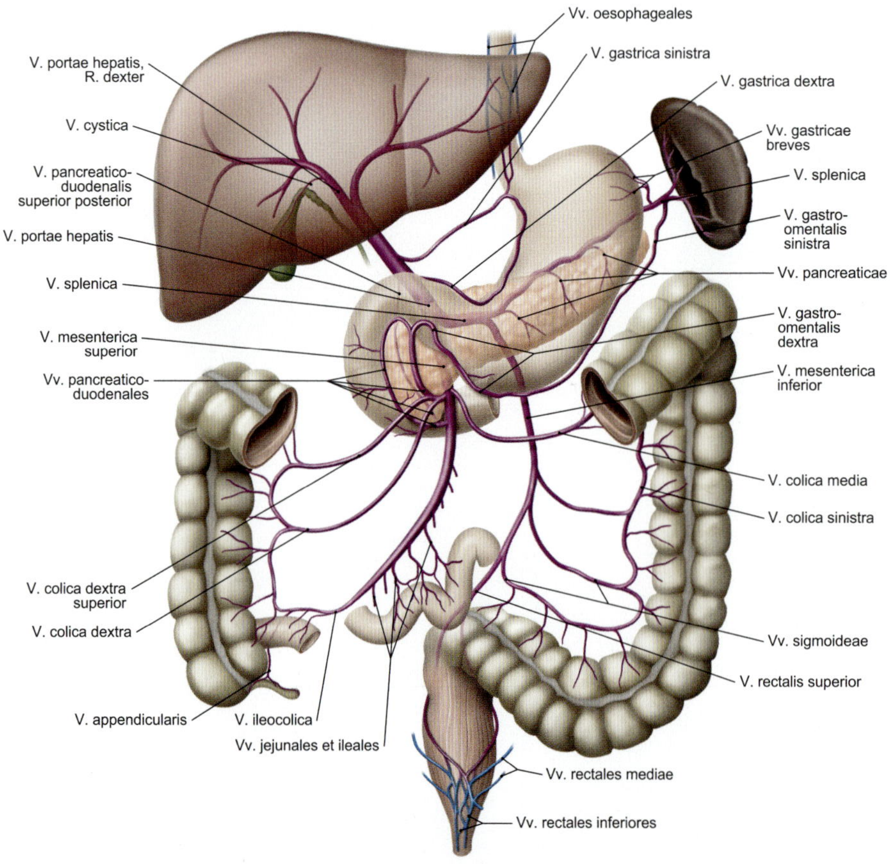

Abb. 1.1 Anatomie des Gastrointestinaltrakts [S007-2-24]

Duodenum Im Duodenum beginnt die Aufnahme der Nahrung, wobei insbesondere die Resorption von Eisen im oberen Duodenum erfolgt. Der Ductus choledochus und der Pankreasgang münden gemeinsam über die Papilla vateri (Majorpapille) ins Duodenum (→ Abb. 1.2).

Gallenblase und Pankreas Die Ausschüttung der **Galle** wird wie die Magensäureproduktion über intestinale Peptidhormone reguliert. Die Funktion der Galle ist die Emulgierung von Fetten und daher auch für die Aufnahme fettlöslicher Vitamine wichtig. Das **Pankreas** produziert weitere Verdauungsenzyme wie Amylase, Trypsinogen, Elastase, Lipase und Chymotrypsinogen. Trypsinogen wird durch Enterokinase, die als membrangebundenes Enzym von intestinalen Epithelzellen exprimiert wird, zu Trypsin aktiviert, was eine Kaskade der Aktivierung der anderen Verdauungsenzyme in Gang setzt.

Ileum und Jejunum In Ileum und Jejunum wird durch eine komplexe Motilität der Nahrungsbrei mit Galle und Pankreassaft weiter durchmischt und verdaut. Nähr- und Mineralstoffe werden von spezifischen Transportern aber zum Teil auch über parazelluläre Diffusion resorbiert. Gallensäuren und mit Intrinsic-Faktor gebundenes Vitamin B_{12} werden im terminalen Ileum resorbiert. Die Dünndarmschleimhaut ist auch ein wichtiges **Immunorgan.** Die an Immunzellen besonders reichen Schleimhautregionen im

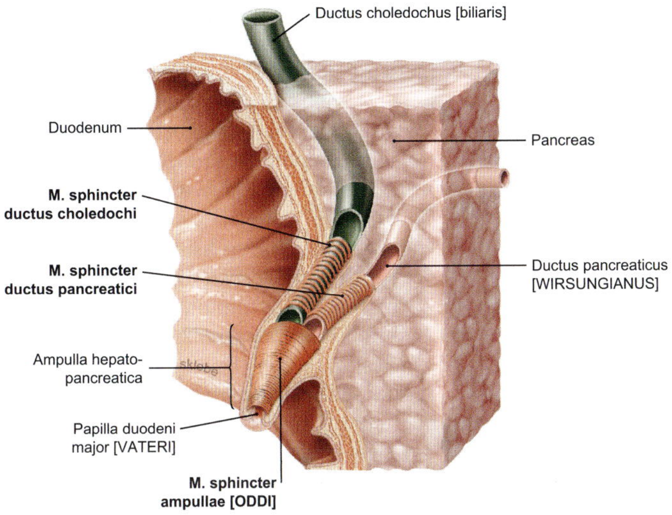

Abb. 1.2 Anatomie der Papillenregion [L238]

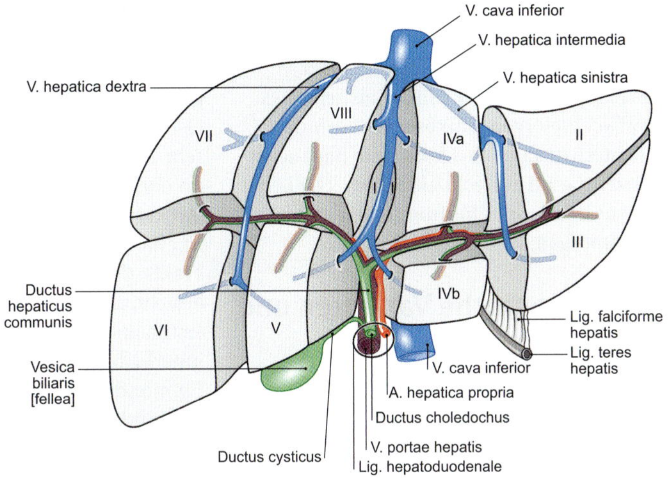

Abb. 1.3 Lebersegmente [L126]

Ileum sind makroskopisch als **Peyer-Plaques** sichtbar. Das Immunsystem in der Schleimhaut des gesamten Gastrointestinaltrakts wird als Mukosa-assoziiertes lymphatisches Gewebe (**Mukosa-assoziiertes lymphatic tissue; MALT**) bezeichnet. Im Dünndarm gibt es eine Vielzahl weiterer spezialisierter Zellen, die z. B. antimikrobielle Peptide produzieren **(Paneth Zellen),** Kalziumphosphatpartikel transportieren **(M-Zellen)** oder Geschmackssensoren Tragen **(Tuft Zellen).** Neben den resorptiv aktiven Epithelzellen, die zur Oberflächenvergrößerung der resorptiven Oberfläche mit Mikrovilli an der apikalen Oberfläche ausgestattet sind, trägt die Schleimhaut im Dünndarm und Zäkum, Kolon und Rektum auch schleimproduzierende Becherzellen. Weitere hochspezialisierte Zellen im Dünndarm sind neuroendokrine Zellen, die intestinale Peptidhormone produzieren.

Kolon Im Kolon wird nicht nur der Chymus durch Resorption von Wasser konzentriert, sondern auch mithilfe der **Mikrobiota** weiter verstoffwechselt. Diese bakteriellen Metaboliten wie z. B. kurzkettige Fettsäuren werden dann resorbiert, haben auch wichtige immunologische Funktionen und wirken als Signalmoleküle, die z. B. den Energiehaushalt des menschlichen Organismus regulieren.
Im Darm aufgenommene Elektrolyte, Nährstoffe und Xenobiotika kommen über die portale Zirkulation aus dem Darm in die Leber, bevor sie in die systemische Zirkulation gelangen. Triglyzeride werden primär als **Chylomikronen** über das Lymphsystem aufgenommen und über die Cisterna cyli und den Ductus thoracicus in den linken Venenwinkel an der Vereinigung zwischen V. jugularis inerna und V. subclavia links in den Blutkreislauf transportiert.

Leber Die Leber ist im rechten Oberbauch lokalisiert. Das Konzept der Lebereinteilung in acht Segmente mit Versorgung jedes Segments mit je einem Pfortaderast, einer segmentalen Leberarterie und einem segmentalen Gallengang hat aufgrund der Variabilität der intrahepatischen Gefäßanatomie nur eine begrenzte anatomische Korrelation. Diese Einteilung in Segmente ist aber hilfreich für die Lokalisationsangaben innerhalb der Leber, wobei die gedachte vertikale Fläche durch jede Lebervene die vertikalen Grenzen und die gedachte horizontale Fläche durch den linken und rechten Pfortaderast die horizontale anatomische Grenze der Lebersegmente darstellen (→ Abb. 1.3).
Die kleinste Funktionseinheit der Leber ist das **Leberläppchen** (→ Abb. 1.4). Das Blut strömt aus Leberarterie und Pfortader durch die Sinusoide zur zentral im Leberläppchen lokalisierten **Zentralvene.** Diese münden über kleinere Venen in eine der drei großen Lebervenen und drainieren so ihr Blut in die V. cava inferior. Die **Lebersinusoide** sind mit einem fenestrierten Endothel ausgekleidet. In den Sinusoiden sind ortsständige Makrophagen (Kupffer-Zellen) lokalisiert. Zwischen Endothel und Hepatozyten ist der **Dissé-Raum,** in dem spezialisierte **Perizyten (Sternzellen)** lokalisiert sind. Sternzellen sind physiologisch Vitamin-A-speichernde Zellen, die bei chronischen Lebererkrankungen eine Schlüsselrolle in der Fibrogenese spielen.
Zwischen den Leberläppchen verlaufen in der **Glisson-Trias** neben der Leberarterie und Pfortaderast interlobuläre Gallengänge. Dieses Periportalfeld wird auch als **Moll-Raum** bezeichnet und dort sind physiologisch auch Entzündungszellen lokalisiert. Dieser Raum verfügt über eine eigene Lymphdrainage. Die in der Glisson-Trias sichtbaren kleinen Gallenwege sammeln die Galle aus dem Netz aus den Galle-Canaliculi, das die Hepatozyten umgibt. So wird die Galle weiter in die großen Gallenwege bzw. in die Gallenblase transportiert. Bilirubin, Cholesterin, Phospholipide und Gallensäuren werden über die apikale Membran der Hepatozyten aktiv in die Galle-Canaliculi transportiert. In den Canaliculi selbst erfolgt der Stofftransport zunächst durch Diffusion, bis durch das von Cholangiozyten sezernierte Wasser und Bikarbonat in die Galle durch Konvektion transportiert.

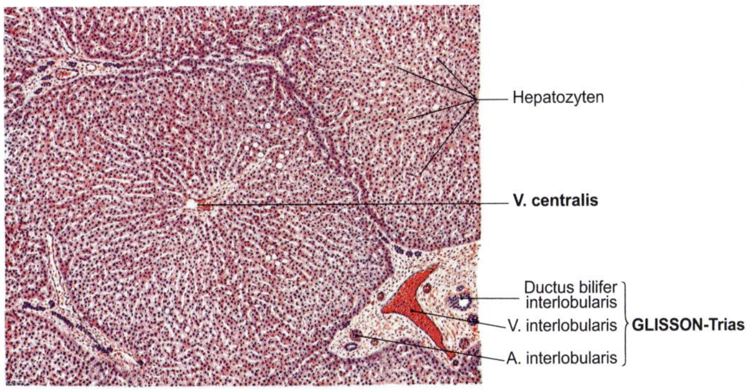

Abb. 1.4 Leberläppchen [S700]

Neben der Galleproduktion werden in der Leber auch Plasmaproteine, insbesondere Albumin und Gerinnungsfaktoren (außer Faktor VIII), gebildet. Darüber hinaus synthetisiert die Leber als zentrales Stoffwechselorgan Glukose, um auch im Nüchternzustand eine konstante Blutzuckerkonzentration aufrechtzuerhalten. Die Leber hat zusätzlich Speicherfunktionen und ist ein Immunorgan.

Embryologische Varianten und Fehlbildungen

Die Verdauungsfunktion ist eng mit der Anatomie des Gastrointestinaltrakts, des Pankreas sowie der Leber und der Gallenwege verknüpft. Bestimmte anatomische Varianten und embryonale Fehlbildungen der Leber, der Gallenwege, des Pankreas und der Speiseröhre und des Magen-Darm-Trakts können sich erst im Erwachsenenalter klinisch manifestieren.

Magenschleimhautinseln im Ösophagus Eine häufige entwicklungsbedingte Variante, die auch als heterotope gastrische Mukosa (HGM) bezeichnet wird und die 5 % der Normalbevölkerung betrifft, sind Magenschleimhautinseln im proximalen Ösophagus, wo die ektope Säureproduktion zu einer Ösophagitis, zu chronischem Husten oder sehr selten auch zu einem Adenokarzinom im oberen Ösophagus führen kann.

Meckel-Divertikel Das Meckel-Divertikel ist eine Fehlbildung des Magen-Darm-Trakts, die bei 2 % der Normalbevölkerung besteht, aber häufig erst bei Erwachsenen erstdiagnostiziert wird. Es ist typischerweise innerhalb der letzten 100 cm des Ileums vor Einmündung in das Kolon lokalisiert, 2–5 cm lang und kann auch mit Magenschleimhaut ausgekleidet sein. Dabei handelt es sich um einen Rest des Ductus omphaloentericus, der sich normalerweise zwischen 5. und 9. Woche der embryonalen Entwicklung schließt.

Leberzysten Die häufigste entwicklungsbedingte Fehlbildung der Leber sind Leberzysten, die bei 6 % der Bevölkerung vorkommen. Leberzysten entstehen durch Fehlentwicklungen der Gallenwege und sind meist asymptomatisch, können aber klinisch durch Komplikationen symptomatisch werden. Zysten sind von hochprismatischem Gallengangsepithel ausgekleidet und haben keine Verbindung zu den ableitenden Gallenwegen.

Pancreas divisum Eine häufige Fehlbildung der Bauchspeicheldrüse, die mit einer Prävalenz von 7 % vorkommt, ist das Pancreas divisum. Dabei verschmilzt der Ductus pancreaticus major (Ductus Wirsungianus) aus der ventralen Pankreasanlage nicht oder nur inkomplett mit dem Gang der dorsalen Anlage. Normalerweise mündet der Ductus pancreaticus major gemeinsam mit dem Gallengang über die Majorpapille ins Duodenum. Beim Pancreas divisum mündet der Ductus panreatics accessorius (Santorini-Gang) über die Minorpapille in das Duodenum.

Zusammenfassung

- Der Magen ist Reservoir für die Nahrung und mit Magensäure, Pepsin und Intrinsic-Faktor für die Verdauung von Proteinen und die Aufnahme von Vitamin B_{12} wichtig.
- Das exokrine Pankreas produziert für die Kohlenhydrat-, Fett- und Eiweißverdauung wichtige Enzyme. Im endokrinen Pankreas werden Insulin und Glukagon produziert.
- Neben den Funktionen in der Regulation des Natrium- und Wasserhaushalts ist das Kolon auch ein immunologisches Organ und kontrolliert mit seiner Mikrobiota den Energiehaushalt.
- Die Leber steht funktionell und anatomisch in engem Kontakt mit dem Gastrointestinaltrakt.

2 Anamnese und körperliche Untersuchung

Der Erstkontakt bei jedem Patienten sollte mit einem ärztlichen Gespräch über die Art, Dauer, Verlauf sowie auslösende und erleichternde Maßnahmen der Beschwerden, Risikofaktoren, Vorerkrankungen, die Prämedikation, mögliche Risikofaktoren und Allergien, also einer ausführlichen Anamnese beginnen. Bei akuten Beschwerden stehen das Erkennen und adäquate Einschätzen der Bedrohlichkeit der klinischen Situation parallel zur Anamnese im Vordergrund, um nicht durch übertriebene Diagnostik möglicherweise dringlich indizierte Therapiemaßnahmen zu verzögern.
Erkrankungen des Gastrointestinaltrakts (GI-Trakt) können **unterschiedliche und zum Teil unspezifische Beschwerden** auslösen: z. B. Gewichtsverlust, allgemeine Schwäche, Inappetenz, Schluckstörung, saures Aufstoßen, Übelkeit, Erbrechen, Bauchschmerzen, Diarrhö, Obstipation, Blähungen, Ikterus, Blutungsneigung, Hautjucken und viele andere. Für die weitere Abklärung ist vor allem auch die Dauer der Beschwerden entscheidend, da sich im GI-Trakt sehr viele chronische Erkrankungen verbergen.

> Eine Beschwerdedauer > 4 Wochen spricht häufig für das Vorliegen einer chronischen Erkrankung.

Das zu wissen, ist wichtig, um den Patienten vor überflüssigen Untersuchungen, wie wiederholten Endoskopien, zu schützen. Das genaue zeitliche Erfassen des Beginns der Beschwerden und der weitere Verlauf sind exakt zu erfassen.

Fragen zur Anamnese

Folgende Fragen stehen im Vordergrund:

- Erfragen und Erfassen des Leitsymptoms: Was sind die Hauptbeschwerden?
- Beginn und Verlauf der Beschwerden?
- Kontinuierlicher oder intermittierender Charakter?
- Was führt zu einer Verbesserung der Beschwerden?
- Zu welcher Tageszeit treten die Beschwerden auf? Sogenannte **organische Erkrankungen,** wie chronisch-entzündliche Erkrankungen oder maligne Erkrankungen, bedingen häufig auch **nächtliche Symptomatik,** was bei sog. funktionellen Erkrankungen selten der Fall ist; dies ist damit eine Schlüsselfrage.
- Einfluss auf die Lebensqualität? Noch arbeits- bzw. leistungsfähig?
- Liegen auch Allgemeinsymptome im Sinne von Alarmzeichen vor, wie Gewichtsabnahme, Fieber, Nachtschweiß, Inappetenz?
- Genaue Familienanamnese? Verschiedene Erkrankungen wie Zöliakie oder Morbus Crohn/Colitis ulcerosa und viele andere treten familiär gehäuft auf.
- Medikamentenanamnese? Zahlreiche Medikamente wie z. B. Protonenpumpenhemmer verursachen chronische Erkrankungen; ein Paradebeispiel dafür: mikroskopische Kolitis.
- Reiseanamnese?
- Zugrunde liegende Erkrankungen?
- Alkoholkonsum? Nikotin? Andere Toxika wie Drogenabusus?

> **Nächtliche Symptomatik,** d. h. mehrmaliges Erwachen, begleitet von Diarrhö/Toilettenbesuch, Erbrechen oder massiven Bauchschmerzen, suggeriert eine organische Erkrankung und schreit nach einer Diagnose!

Eine möglichst gute Anamnese erlaubt damit eine sehr gute Einschätzung der klinischen Situation, soll exakt dokumentiert werden und ist für Diagnose „die halbe Miete“. Dies trifft unverändert für die Medizin von heute zu und wird durch kein anderes diagnostisches Verfahren ersetzt. Es ist zu bedenken, dass letztlich nach Diagnosestellung ein Patient in seiner Gesamtheit behandelt wird und sich vor allem der Therapieerfolg oft rein klinisch orientiert. Zudem erlaubt eine genaue Anamnese, dass wir die so wichtige Beziehung zum Patienten aufbauen, was jegliche Therapie (auch bei allen sog. organischen Erkrankungen) sehr günstig beeinflusst.

Körperliche Untersuchung

Die klinische Untersuchung gliedert sich unverändert in die Aspekte **Inspektion, Palpation** und **Auskultation.** Hiermit ist es unabdingbar, ein für den Patienten entsprechendes respektvolles Ambiente zu definieren, um Intimität zu wahren. Natürlich ist es abhängig von der klinischen Dringlichkeit, wie detailliert selbige Untersuchung stattfindet.
In der **Ersteinschätzung** steht es immer ganz im Vordergrund (gilt auch für ambulante Patienten, aber natürlich immer in der Notaufnahme), die klinisch zentralen Aspekte wie Kreislaufsituation (Blutdruck, Puls), Atemsituation und Bewusstsein einzuschätzen.
Die Aussage des berühmten Arztes Sir William Osler „Sage mir nicht, welche Art Krankheit der Patient hat, sondern erkläre mir, welche Art von Patient diese Krankheit hat“, gilt unverändert vor allem auch für Erkrankungen des GI-Trakts (→ Abb. 2.1).

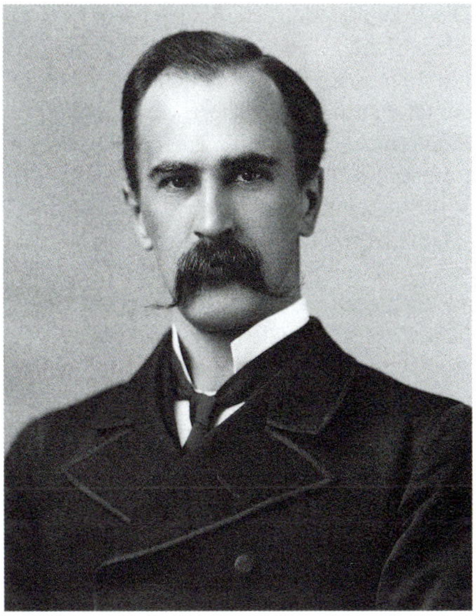

Abb. 2.1 Sir William Osler, Vater der modernen Medizin [W1365]

Auch wenn sich in den letzten Jahrzehnten die Betrachtung vieler GI-Erkrankungen geändert hat (z. B. Ulcus pepticum früher primär psychosomatisch betrachtet), spielen psychosomatische Aspekte bei sehr vielen Erkrankungen des GI-Trakts unverändert eine herausragende Rolle. Damit ist das **parallele Erfassen der psychosozialen Situation** bei diesen Patienten von zentraler Bedeutung.

Inspektion

Sie ist bei Erkrankungen von zentraler Bedeutung, da sie oft rasch das Erkennen von Schlüsselstigmata, wie chronischer Leberhautzeichen, erlaubt.
Folgende Aspekte sollten systematisch und rasch erfasst werden:

- Ernährungszustand? Hinweise für Kachexie?
- Chronische Leberhautzeichen: Ikterus? Gynäkomastie? Weißnägel oder Milchglasnägel? Caput medusae (d. h. Kollateral- bzw. Umgebungskreisläufe erkennbar an der Bauchdecke)? Verstrichene Nabelregion, wie bei Aszites? Spider naevi (d. h. spinnenartige Teleangiektasien: > 5 im Thoraxbereich typisch für Leberzirrhose)? Palmar- bzw. Plantarerythem? Lackzunge? Dupuytren-Kontraktur an den Händen? Beinödeme? Feminisierung des Mannes mit Hodenatrophie und Änderung des männlichen Behaarungstypus? Prurigo simplex bzw. Kratzspuren wie bei chronischem Pruritus? Viele Patienten zeigen naturgemäß nur einzelne der beschriebenen Veränderungen.

Das Erkennen der Leberhautzeichen ist aber einfach und gerade in der Notaufnahme sehr hilfreich, wenn z. B. ein Patient mit Verdacht auf GI-Blutung eingeliefert wird und damit die Vermutungsdiagnose einer Varizenblutung wahrscheinlicher wird.

- Mundwinkelrhagaden oder Koilonychie („Löffelnagel", Dellenbildung an den Nägeln) (wie bei Eisenmangel)?
- Erythema nodosum (schmerzhafte rötliche Knoten, vor allem bei chronisch-entzündlichen Darmerkrankungen vorliegend, vor allem an den Unterschenkeln lokalisiert)? Zahlreiche andere Erkrankungen wie z. B. eine Streptokokkeninfektion oder eine Sarkoidose können auch ein Erythema nodosum verursachen.
- Gelenkbeschwerden, wie bei extraintestinaler Symptomatik bei chronisch entzündlichen Darmerkrankungen?

Palpation

Diese Untersuchung dient vor allem dem Erfassen von Schmerzzuständen sowohl akuter als auch chronischer Natur. Der Palpation (und Perkussion) kommt eine besondere Bedeutung zu in der Evaluierung von Patienten mit einem akuten Geschehen, wie beim akuten Abdomen.

Folgende Punkte sollten erfasst werden:

- Wo liegt der Schmerzschwerpunkt: oberes/mittleres/unteres Abdomen?
- Abwehrspannung?
- Hinweise für retroperitoneale Erkrankung mit Ausstrahlung in untere Extremitäten?
- Resistenzen?
- Gravierende Organomegalie?

Rektale Untersuchung

Die rektal-digitale Untersuchung ist in vielen Situationen ebenfalls sinnvoll und notwendig, wird heute aber leider allzu oft ignoriert. Damit lässt sich oft Blut nachweisen. z.B. kann eine perianale Erkrankung, wie ein Malignom, rasch vermutet werden, z. B. Analkarzinom, sehr distales Rektumkarzinom.

Auskultation

Sie ist unverändert von zentraler Bedeutung im Akutsetting und in der **Beurteilung eines akuten Abdomens.** Der Fokus der Beurteilung liegt in der zentralen Frage nach Darmgeräuschen und damit der klinischen Vermutung eines Ileus. Liegen metallisch klingende Darmgeräusche vor, wie bei mechanischem Ileus, oder „Totenstille" wie bei paralytischem Ileus? Oder ein hypermotiler Darm mit lautem „Plätschern", wie bei Diarrhö? Auch wenn dieses Verfahren allein heute für eine exakte Diagnosestellung nicht ausreicht, liefert die Auskultation eine wichtige Zusatzinformation für die Einschätzung einer solchen klinischen Situation.

Basisuntersuchungen (Laboruntersuchung)

Eine Basislaboruntersuchung sollte folgende Aspekte inkludieren: Blutbild, komplette Gerinnung, Leberwerte inklusive Bilirubin, Elektrolyte, Nierenfunktionsparameter, Blutzucker, C-reaktives Protein (CRP), Amylase/Lipase, Creatinkinase (CK), Gesamteiweiß und Elektrophorese. Detailliertere Laboruntersuchungen sind dann je nach klinischer Entwicklung und möglicher Differenzialdiagnosen anzustreben und werden in → Kap. 4 beschrieben.

Zusammenfassung

- Eine ausführliche Anamnese ist der zentrale Eckpfeiler jeglicher medizinischen Tätigkeit und dies trifft vor allem auch für Erkrankungen aus dem GI-Trakt zu.
- Im GI-Trakt liegen besonders häufig sog. funktionelle Erkrankungen vor (wie Reizmagen/Dyspepsie oder Reizdarmsyndrom). Gerade diese Erkrankungen lassen sich sehr gut anamnestisch erfassen und zeichnen sich unter anderem dadurch aus, dass kaum eine nächtliche Symptomatik vorliegt.
- Die klinische Untersuchung inklusive Palpation, Perkussion und Auskultation bleibt gerade in Zeiten der „Hightech-Medizin" fundamental wichtig.
- Das Erkennen chronischer Leberhautzeichen ist ein Paradebeispiel für die Wichtigkeit der Inspektion, denn dadurch kann gerade in Akutsituationen wie z. B. bei einer GI-Blutung eine zugrunde liegende Leberzirrhose oft rasch vermutet werden.
- Das Erkennen einer Notfallsituation bleibt eine Domäne der klinischen Einschätzung und raschen Untersuchung und kann zur Zeit durch keine alternative Untersuchungsmethode ersetzt werden.

Definition

Die endoskopische Diagnostik des Verdauungstrakts hat sich in den letzten Jahrzehnten kontinuierlich weiterentwickelt und stellt heute einen Eckpfeiler in der Diagnostik, aber auch in der Therapie zahlreicher gastroenterologischer Erkrankungen dar. Die heute sehr verbreitete **Sedierung** für diese Untersuchungen, vor allem mittels Propofol, erlaubt auch meist eine sehr patientenfreundliche Untersuchung.

Vor jeder Endoskopie essenziell:
- Indikation? Leitsymptom erfragen!
- Eine Endoskopie, ohne die Beschwerden des Patienten zu kennen, ist nicht sinnvoll.
- Risiko der Untersuchung nochmals abschätzen: Allgemeinzustand? Antikoagulation?
- Patienten über die Risiken aufklären!

Ösophagogastroduodenoskopie (ÖGD)

Diese Untersuchung erlaubt die endoskopische Beurteilung des Ösophagus, Magens und des Duodenums bis mindestens in den Papillenbereich (Papilla vateri) (→ Abb. 3.1, → Abb. 3.2). Domänen der ÖGD sind das Erkennen entzündlicher und maligner Erkrankungen. Es existiert eine große Vielfalt an möglichen endoskopischen Bildern. Daher ist in der Endoskopie generell viel Erfahrung nötig, um gewonnene Bilder richtig einzuschätzen. Hier spielt bereits heute und vor allem in Zukunft die künstliche Intelligenz eine sehr wichtige Rolle. Die **Entnahme von Gewebsproben** aus entsprechenden Läsionen entspricht der *good clinical practice.* Wichtig ist es, den Pathologen mit relevanter klinischer Information zu beliefern.

Vor allem die **interventionelle Endoskopie** hat sich in den letzten Jahren substanziell weiterentwickelt und es seien nur einzelne Beispiele erwähnt:
- Varizenverödung, unter anderem mit Gummibandligatur
- Blutungsstillung, unter anderem mit Clips, Hämospray
- POEM (perorale endoskopische Myotomie) als Verfahren in der Behandlung der Achalasie
- Therapie des Barrett mit endoskopischer Mukosaresektion (EMR) und/oder Radiofrequenzablation
- Dilatation und Stentanlage bei Stenosen

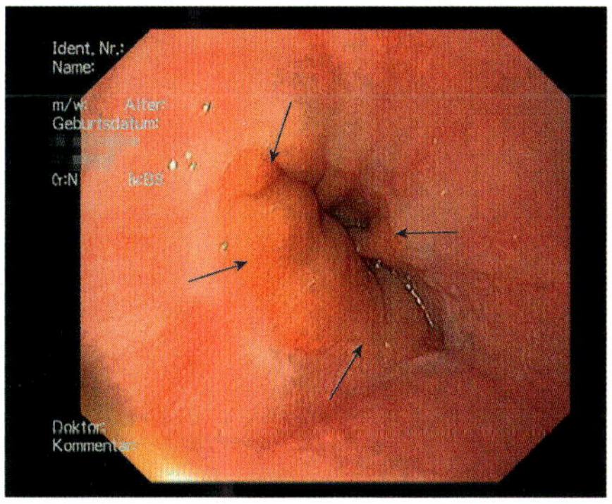

Abb. 3.1 Gastro-ösophagealer Übergang, die sog. Z-Linie [T824]

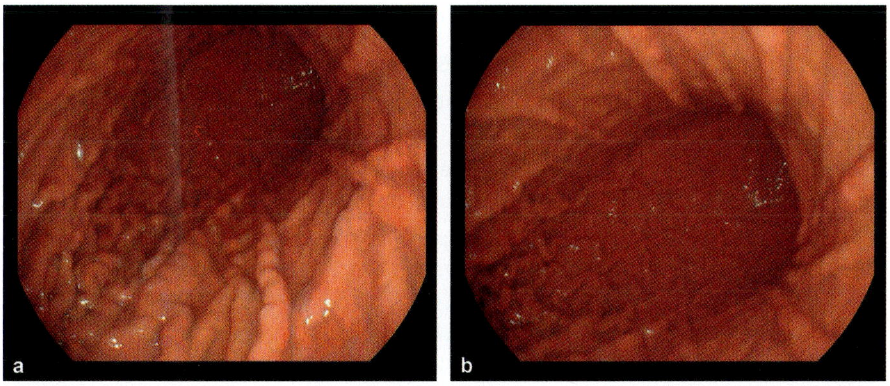

Abb. 3.2 Normaler Magen im Rahmen einer ÖGD [P774]

Ileokoloskopie

Mit der Ileokoloskopie lassen sich das gesamte Kolon und das terminale Ileum inspizieren. Im Vergleich zur ÖGD ist diese Untersuchung aufwendiger und hat auch eine längere Lernkurve, da die Untersuchung, individuell abhängig, technisch sehr fordernd sein kann. Vor allem bei **Reizdarmpatienten,** die häufig ein Motilitätsproblem haben, kann die Untersuchung technisch erschwert sein. Die Ileokoloskopie erlaubt vor allem das Erkennen entzündlicher und maligner Strukturen, eine wesentliche Domäne ist das **Erkennen von Polypen (Adenomen)** als Vorstufen des kolorektalen Karzinoms (KRK). Auch können **chronisch entzündliche Darmerkrankungen** oft bereits makroskopisch durch typische Bilder diagnostiziert werden und vor allem kann deren Ausmaß exakt beschrieben werden. Die Anwendung als **Vorsorgeuntersuchung** zum Screenen bezüglich Polypen und KRK > 45. Lebensjahr gilt als etabliert und in dieser Indikation konnten Qualitätskriterien für diese Untersuchung entwickelt werden, die heute zur Anwendung kommen. Dazu zählen unter anderem die **Zäkum-Intubationsrate** (> 95 %) und die **Adenom-Detektionsrate** (25 %). Auch sollte das Kolon beim Zurückgehen des Geräts in Ruhe über mehrere Minuten inspiziert werden (6–7 min) (→ Abb. 3.3). Durch das genaue Erkennen von Adenomen trägt auch die künstliche Intelligenz wesentlich zur Effizienz der Koloskopie dar.

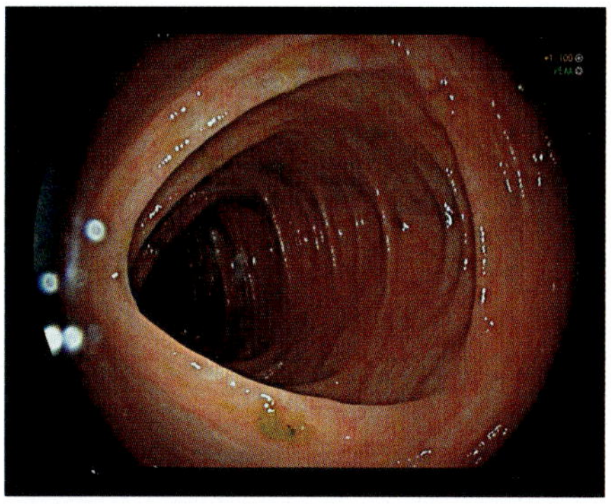

Abb. 3.3 Normales Kolon im Rahmen einer Koloskopie [P774]

Polypektomieverfahren Der Vorteil dieser Untersuchung besteht in der Möglichkeit, Adenome in der gleichen Sitzung zu entfernen und für die histologische Aufarbeitung zu bergen. Je nach Größe werden Adenome mittels Schlinge entfernt, entweder in einem oder in mehreren Portionen (auch Mukosektomie genannt). Zunehmend wird dafür die „Kalte" Schlinge verwendet (bei allen Adenomen < 1 cm), da dadurch das Blutungsrisiko reduziert werden kann.

Videokapselendoskopie

Vor ihrer Anwendung müssen vorher Stenosen im Verdauungstrakt ausgeschlossen werden, zumindest anamnestisch und/oder bildgebend z. B. mittels MR-Enterografie.

Sie erlaubt die komplette Darstellung des Dünndarms: Eine „kleine Kamera" wird geschluckt, die ein kontinuierliches Video an einen extern applizierten Receiver aufzeichnet. Die Domäne dieser Untersuchung ist das **Erkennen eines frühen Morbus Crohn** oder anderer entzündlicher Läsionen und vor allem das **Erkennen möglicher Blutungsstellen** (Teleangiektasien, Gefäßanomalien).

Dafür muss diese Untersuchung allerdings zeitnah zum klinischen Blutungsereignis stattfinden. Andere Indikationen: Suche nach Dünndarmtumoren, familiäre Polypose-Syndrome wie das Peutz-Jeghers Syndrom.

Enteroskopie (Doppelballonenteroskopie)

Unter Verwendung eines langen, dünnen Endoskops kann meist in Folge einer Kapselendoskopie der obere Dünndarm untersucht werden bzw. mittels einer Doppelballonenteroskopie über Zugang von oral und aboral im Idealfall der gesamte Dünndarm endoskopiert werden. Diese Untersuchung wird heute nur angewendet, um vermutete **blutende Schleimhautläsionen zu veröden,** eventuell auch zur **Gewinnung von Material aus Dünndarmtumoren,** wie bei Lymphomverdacht. Die Doppelballonenteroskopie ist relativ komplikationsträchtig. Daher wird stattdessen oft eine Push-Enteroskopie mit Verwendung eines langen dünnen Koloskops durchgeführt.

Endoskopische retrograde Cholangio-Pankreatikografie (ERCP)

Mittels **Kontrastmittelapplikation** erlaubt die ERCP die Darstellung der gesamten Gallenwege und des Pankreasgangs. Sie wird heute de facto nur mehr therapeutisch angewendet, nachdem diagnostisch andere Verfahren wie die MR-Cholangio-Pankreatikografie (MRCP) oder Endosonografie zur Beurteilung von Gallengang/Pankreas zur Verfügung stehen. Interventionell werden vor allem Steine zerkleinert und entfernt bzw. Stenosen aufgedehnt und mittels Stenting versorgt. Weiters kann der Gallengang heute mittels einer Cholangioskopie genau inspiziert werden. Die ERCP weist die **höchste Komplikationsrate** aller endoskopischen Untersuchungen auf und die Indikationsstellung ist damit streng zu stellen.

Endosonografie

Es handelt sich um ein speziell entwickeltes Endoskop, an dem ganz proximal eine Ultraschallsonde platziert ist. Damit können parallel eine Endoskopie und Ultraschalluntersuchung angrenzender Strukturen erfolgen. In erfahrenen Händen ist dies eine komplikationsarme und sehr **aussagestarke Untersuchung.** Die Endosonografie spielt in der Abklärung verschiedener Krankheitsbilder eine immer größere Rolle. Domänen ihrer Anwendung sind:

- Staging von Malignomen im Ösophagus und Magen
- Erkennen der Eindringtiefe von Prozessen, inklusive Beurteilung von Lymphknoten
- Biopsie naher Strukturen
- Pankreasdiagnostik, inklusive Materialgewinnung für histologische Aufarbeitung
- Darstellung der Gallengänge und Erkennen kleinster Gallensteine (sehr gut!)

Die Endosonografie hat sich zuletzt auch sehr **interventionell** entwickelt. Beispiele sind:

- Endosonografie-gesteuerte Drainage von Pankreasnekrosehöhlen nach schwerer akuter Pankreatitis
- Endosonografie-gesteuerte Drainage von Gallengängen über den Magen bei nicht möglichem Zugang zu Gallengängen über die Papilla vateri

Sicherheit der Endoskopie

Es ist zu bedenken, dass jede endoskopische Untersuchung auch ein Restrisiko für den Patienten birgt. So beträgt die Perforationsrate bei der Routinekoloskopie ca. 0,5 %, vor allem auch bedingt durch die Endoskopie alter Menschen. Hier stellt vor allem die ausgeprägte Divertikulose ein Risiko dar. Eine weitere Komplikation der Koloskopie vor allem nach Polypektomie ist die Nachblutung, auch zweitzeitig. Die höchste Rate einer Komplikation weist die ERCP auf, mit bis zu 5 % Post-ERCP-Pankreatitis und auch bestehender Mortalität.
Um die Patientensicherheit zu verbessern, haben sich Checklisten bewährt.

Und das Wichtigste: Unser erstes Ansinnen in der Medizin ist es, dem Patienten nicht zu schaden! Das heißt: kritische Indikationsstellung für jede Untersuchung, Respekt vor dem Alter!

Zusammenfassung

- Vor jeder Endoskopie ist das klinische Beschwerdebild zu erfragen.
- Die Indikationsstellung ist entscheidend und es muss immer adäquat abgewogen werden: „Primum non nocere."
- Die endoskopische Diagnostik ist heute sehr weit entwickelt und erlaubt eine hervorragende Darstellung des Verdauungstrakts.
- Vor allem die interventionelle Endoskopie ermöglicht heute, verschiedenste Krankheitsbilder zu therapieren, und erspart dem Patienten chirurgische Eingriffe.
- Die künstliche Intelligenz spielt bereits heute und vor allem in Zukunft eine wichtige Rolle in der Endoskopie.

Labor

Vorsorgeuntersuchung

Im Rahmen von Vorsorgeuntersuchungen sind eine Anämiediagnostik und der **Test auf okkultes Blut im Stuhl** zur Kolonkarzinomprävention und Früherkennung indiziert. Aufgrund der höheren Sensitivität und der Möglichkeit zu intervenieren, ist jedoch eine Vorsorgekoloskopie besser als ein Test auf okkultes Blut. Ob im Rahmen einer Vorsorgeuntersuchung auch **Transaminasen** (AST, ALT und γ-GT) zur potenziellen Früherkennung von Lebererkrankungen bestimmt werden sollten, ist umstritten. Eine Alternative zur Bestimmung der Transaminasen im Rahmen einer Vorsorgeuntersuchung ist die **Testung auf spezifische behandelbare Lebererkrankungen** (z. B. Hepatitis B, Hepatitis C, Hämochromatose). Zum Screening auf eine fortgeschritten chronische Lebererkrankung wie auch zur Bestimmung des Stadiums einer Lebererkrankung kann der **Fib-4-Score** verwendet werden (→ Kap. 6).

Die **Sonografie des Abdomens** als nichtinvasive und kostengünstige Untersuchung wird häufig als indikationsunabhängige Erweiterung der physikalischen Untersuchung durchgeführt.

Gastroenterologische Abklärung bei Gewichtsverlust

Laboruntersuchungen, die bei unspezifischen Symptomen wie Inappetenz oder Gewichtsverlust angefordert werden sollten, sind die Hämoglobinkonzentration, ein Eisenstatus (Eisen, Ferritin, Transferrin und Transferrinsättigung), die Transaminasen sowie die **Lebersyntheseparameter (Albumin und INR). Bilirubin** ist bei einer fortgeschrittenen Lebererkrankung erhöht und die **Thrombozytenzahl** vermindert.

Die Diagnose entzündlicher Erkrankungen als Ursache eines Gewichtsverlusts erfolgt über die **Bestimmung der Leukozytenzahl** und des **C-reaktiven Proteins (CRP).** Laborparameter, die auf Entzündungen der Darmschleimhaut hinweisen, sind ein erhöhtes **Calprotektin** oder **Lactoferrin** im Stuhl.

Eine exokrine Pankreasinsuffizienz als Ursache eines Gewichtsverlusts oder eine chronische Pankreatitis als Ursache chronischer Bauchschmerzen kann durch **Bestimmung der Elastaseaktivität** im Stuhl abgeklärt werden.

Bei Tumorverdacht kann neben einer Gastro- und Koloskopie auch eine abdominelle Sonografie zur Tumorsuche in Leber, Gallenblase, den Gallenwegen oder im Pankreas eingesetzt werden. Da durch Darmgasüberlagerung nicht alle Oberbauchorgane gleichermaßen gut einsehbar sind, kann bei klinischem Verdacht auch eine Magnetresonanz- oder Computertomografie des Abdomens empfohlen werden.

Spezifische Laboruntersuchungen

In der Gastroenterologie und Hepatologie haben Laboruntersuchungen eine zentrale Stellung in der Diagnostik, Verlaufskontrolle und Prognose.

Laborwerte zur Bestimmung des Stadiums von Lebererkrankungen

- Bilirubin (direktes = konjugiertes Bilirubin und indirektes = unkonjugiertes Bilirubin)
- Aspartat-Aminotransferase (AST oder ASAT) = Glutamat-Oxalacetat-Transaminase (GOT)
- Alanin-Aminotransferase (ALT oder ALAT) = Glutamat-Pyruvat-Transaminase (GPT)
- Gamma-Glutamyltransferase (γ-GT)
- Alkalische Phosphatase (AP)
- Albumin
- Prothrombinzeit (PT) = International Normalized Ratio (INR)
- Thrombozyten
- Glukose, Laktat: bei akutem Leberversagen

Transaminasen Die Abklärung von Lebererkrankungen erfolgt durch die Bestimmung der Transaminasen, der Leberfunktion und eine ätiologische Abklärung. Laborparameter zur ätiologischen Bestimmung von Lebererkrankungen werden im jeweiligen Kapitel vorgestellt. Erhöhte Transaminasen kommen nicht nur bei primären Lebererkrankungen, sondern auch bei Mitreaktion der Leber im Rahmen von anderen Erkrankungen (z. B. Metabolisches Syndrom) vor.

Eine **erhöhte Aktivität** von **AST und ALT** im Blut deutet auf einen Leberzelluntergang z. B. bei Hepatitis hin.

Im Gegensatz dazu können eine **erhöhte γ-GT und die AP** auf Erkrankungen der Gallenwege (z. B. Cholestase) hinweisen. Alkoholkonsum kann ebenfalls zu einer erhöhten γ-GT führen.

Bilirubin Das Abbauprodukt von Häm ist nicht nur bei Erkrankungen der Leber und Gallenwege, sondern auch bei hämolytischen Anämien **erhöht.** In Hepatozyten wird Bilirubin mit Glukuronsäure konjugiert, was die Wasserlöslichkeit erhöht. Hämolyse oder gestörte Konjugation (z. B. Gilbert-Meulengracht-Syndrom; → Kap. 47) führen zu einer Hyperbilirubinäme mit hohem Anteil an direktem Bilirubin. Auch bei einer Hepatitis oder bei gestörtem Abfluss der Galle kommt es meist zu einer Hyperbilirubinämie mit unterschiedlich hohem Anteil an konjugiertem Bilirubin.

Die **Leberfunktion** kann durch die Bestimmung der Syntheseleistung untersucht werden. Bei gestörter Syntheseleistung kommt es zur einer Hypoalbuminämie und Gerinnungsstörung mit Zunahme der Prothrombinzeit oder Anstieg des INR. Bei schwer gestörter Leberfunktion kann eine Laktatämie/Laktatazidose oder eine Hypoglykämie auftreten. Eine portale Hypertension als Folge chronischer Lebererkrankungen kann sich durch eine Thrombozytopenie manifestieren.

Laboruntersuchungen bei der Diagnose von Erkrankungen des Darms

- Leukozytenzahl
- C-reaktives Protein
- Calprotectin im Stuhl
- Blutsenkungsgeschwindigkeit

Bei gestörter Resorptionsfunktion des Darms ist auch die Aufnahme von Proteinen, Vitaminen und Spurenelementen gestört, was zu Eisen-, Vitamin-B_{12}- und Folsäuremangel führen kann. Entsprechende Blutuntersuchungen sind:

- Hämoglobin
- Albumin
- Eisenstatus (Eisen, Transferrin, Ferritin, Transferrinsättigung)
- Vitamin B_{12}
- Folsäure

Laboruntersuchungen bei der Diagnose von Erkrankungen des Pankreas

Bei akuter Pankreatitis sind Amylase und Lipase im Blut erhöht. Bei Unterfunktion der Bauchspeicheldrüse, z. B. bei chronischer Pankreatitis, ist die Elastaseaktivität im Stuhl vermindert.

Bildgebende Untersuchungen

Die bildgebende Untersuchung parenchymatöser Organe erfolgt in der Schnittbilddiagnostik. Hierfür stehen die abdominelle Sonografie, die Computer- und die Magnetresonanztomografie zur Verfügung.

Sonografie

Vorteile Die Sonografie erlaubt eine rasche und einfache Diagnostik, die *bed-side* verfügbar ist. Sonografisch sind insbesondere die Leber, die Gallenblase und die intrahepatischen Gallenwege, die Milz und meist auch Pankreas und die abdominellen Gefäße gut darstellbar. Auch die **Darmsonografie** zur Diagnose eines Ileus oder die Aszitesdiagnostik sind sonografisch mit hoher Sensitivität und Spezifität durchführbar.

Indikationen Die wichtigsten Indikationen für die Sonografie sind abdominelle Schmerzen, Gewichtsverlust, Ikterus, Cholestase und erhöhte Transaminasen. Die Sonografie

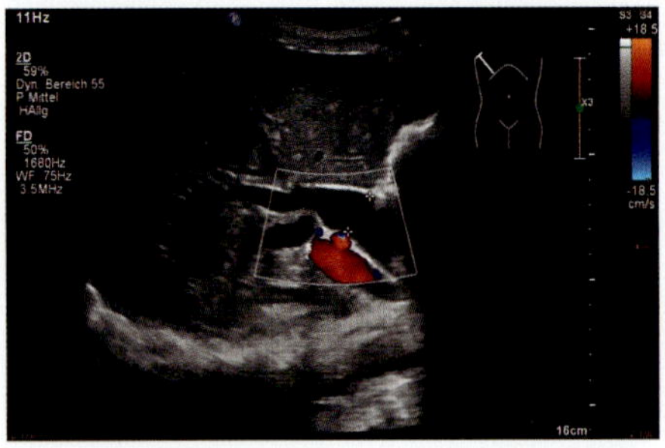

Abb. 4.1 Sonografie: Darstellung einer mechanischen Cholestase [P773]

hat eine gute Sensitivität für die Diagnose einer Zirrhose und von Erkrankungen der Gallenblase, einer mechanischen Cholestase (→ Abb. 4.1), soliden und zystischen Raumforderungen der Leber, einer Splenomegalie. Raumforderungen im Pankreas können sonografisch nicht immer verlässlich diagnostiziert werden. In der **farbkodierten Dopplersonografie** kann die Durchblutung der abdominellen Organe und der großen Gefäße dargestellt werden, was die Diagnose von Thrombosen der Pfortader, Milz-, Mesenterial- oder Lebervenen ermöglicht. Durch den Einsatz von **Ultraschall-Kontrastmittel** kann auch eine artdiagnostische Zuordnung von fokalen Leberläsionen erfolgen.

Computertomografie

Vorteile Die wichtigsten Vorteile der Computertomografie (CT) gegenüber einer Sonografie sind, dass die CT-Untersuchung nicht bei Adipositas oder bei Meteroismus limitiert wird und somit das **gesamte Abdomen** abgebildet werden kann. Durch den Einsatz von Kontrastmittel können Raumforderungen der abdominellen Organe mit hoher Sensitivität und Spezifität dargestellt werden. Die CT ist die Methode

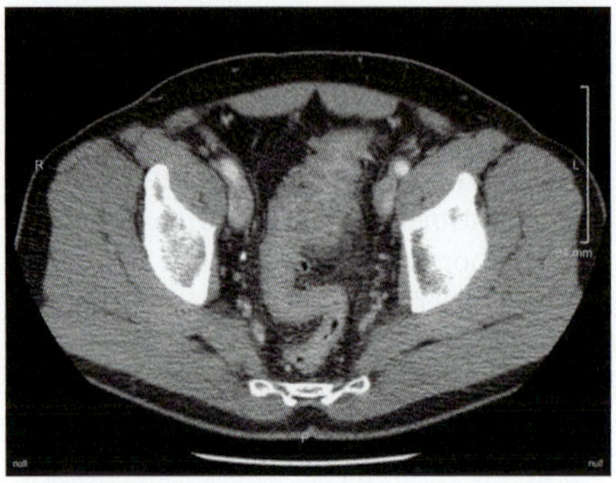

Abb. 4.2 Computertomografie: Darmwandverdickung durch eine Sigmadivertikulitis [P773]

der Wahl bei Verdacht auf Perforationen oder wenn eine Darstellung der Darmwand, z. B. bei Sigmadivertikulitis, erforderlich ist (→ Abb. 4.2). Bei ungenügender Einsehbarkeit des Pankreas oder der Leber durch Darmgasüberlagerung oder bei Adipositas ist die CT-Untersuchung der Sonografie überlegen. Auch für die Lokalisation von akuten abdominellen Blutungen ist die CT geeignet.

Nachteile Zu nennen sind die Belastung durch ionisierende Strahlen und das Risiko für allergische Reaktionen oder eine Kontrastmittel-Nephropathie.

Magnetresonanztomografie (MRT)

Vorteile Die Magnetresonanztomografie (MRT) bietet Vorteile durch die fehlende Belastung mit ionisierenden Strahlen und durch den höheren Kontrast im Gewebe. Mittels spezieller Leber-Kontrastmittel kann nicht nur die Gefäßversorgung von Raumforderungen, sondern auch die Hepatozytenfunktion und Gallesekretion dargestellt werden. Die MRT eignet sich auch für eine vollständige Darstellung der Gallenwege und

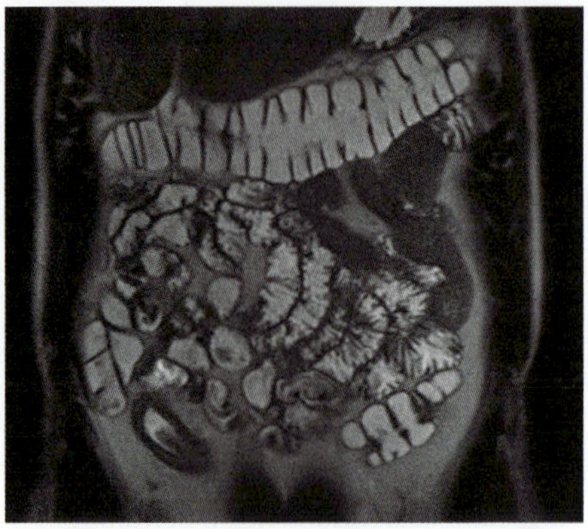

Abb. 4.3 MR-Enterografie: Dünndarmdarstellung mit Darmwandverdickung und konsekutiver Stenose im terminalen Ileum bei Morbus Crohn [P773]

des Pankreasgangsystems in der **Magnetresonanz-Cholangio-Pankreatikografie (MRCP).**
Die MRT ermöglicht auch die Quantifizierung des Fettgehalts der Leber mittels der *proton density fat fraction* (PDFF), der Eisenkonzentration in der Leber, der Milz und im Pankreas mittels R2*-gewichteter Sequenzen und einer Quantifizierung der Leberfibrose mittels einer **MR-Elastografie (MRE).**

Nachteile Dazu gehören die hohen Kosten und damit auch die begrenzte Verfügbarkeit sowie die lange Untersuchungsdauer. Daher ist die Untersuchung für Patienten mit Platzangst und mangelnder Kooperationsfähigkeit eingeschränkt. Für Leberraumforderungen hat die MRT eine höhere Sensitivität und Spezifität als CT und Sonografie. Der Dünndarm kann nach Trinken von Methylzellulose gefüllt werden und dadurch im MRT gut dargestellt werden (→ Abb. 4.3). Diese Untersuchung wird als MR-Enterografie bezeichnet und eignet sich besonders für den Nachweis von Dünndarmstenosen.

Zusammenfassung

- Anamnese und klinische Untersuchung bestimmen den gezielten Einsatz von Laboruntersuchungen.
- Die Blutsenkungsgeschwindigkeit, die Hämoglobinkonzentration, Leukozytenzahl und Thrombozytenzahl, das C-reaktive Protein oder die Transaminasen eignen sich als erste Abklärungsschritte.
- Differenzierte Bluttests wie Autoantikörper oder Tumormarker sollten bei gezieltem klinischem Verdacht und konkreter differenzialdiagnostischer Abklärung, aber nicht als Screeningtests eingesetzt werden.
- Die Sonografie als einfache und nicht belastende Untersuchung eignet sich v. a. für die Untersuchung von parenchymatösen Bauchorganen, Gallenblase und großen Gefäßen.
- Die Vorteile des MRTs sind die fehlende Strahlenbelastung und der hohe Kontrast.

Verschiedenste spezifische Symptome können auf gastroenterologische Erkrankungen hinweisen, wie Übelkeit, Erbrechen, Bauchschmerzen, Durchfall oder Blutabgang rektal. Diese Symptome können zum Teil allerdings auch bei Erkrankungen außerhalb und/oder unabhängig vom Gastrointestinaltrakt auftreten.
Zahlreiche Erkrankungen des Gastrointestinaltrakts sind von zum Teil beträchtlichen **unspezifischen Allgemeinsymptomen** begleitet, wie Inappetenz, Gewichtsabnahme, Nachtschweiß und Fieber. Diese Art von Begleitsymptomen suggeriert immer das Vorliegen einer organischen Erkrankung im Körper und zwingt zur Diagnosestellung. Naturgemäß können in diesem Kapitel nur einige ausgewählte Symptome mit Differenzialdiagnosen erwähnt werden.

Akutes Abdomen

Es liegen **akute starke Bauchschmerzen** vor, die rasch an Dynamik gewinnen können. Diese Schmerzen können diffus oder eher lokalisiert auftreten, strahlen zum Teil substanziell aus und sind typischerweise von „vegetativer" Symptomatik (d. h. starkes Schwitzen, Blässe) begleitet, was immer ein Warnsignal darstellt. In der klinischen Untersuchung findet sich eine **Abwehrspannung bzw. ein Loslassschmerz.** Neben zahlreichen abdominellen Ursachen müssen auch verschiedenste extraabdominelle Ursachen angedacht werden.

Trias: starker Schmerz, Abwehrspannung und oft schockiert (Vitalparameter sofort definieren).

Vorgehen bei akutem Abdomen
Folgendes Vorgehen wird heute bei einem akuten Abdomen empfohlen.
- **1. Schritt:** Anamnese und klinische Untersuchung. Vorerkrankungen? Frühere Operationen? Dynamik der Beschwerden? Beginn? Verlauf? Es gilt unverändert der von Cope vor über 100 Jahren beschriebene Grundsatz: Anamnese und klinische Untersuchung sind extrem wichtig.
- **2. Schritt:** sofortige Schmerztherapie (Verwendung von Opiaten) in der Notaufnahme empfohlen. Keinen negativen Effekt auf Diagnosestellung.
- **3.Schritt:** Bildgebung mit Kontrastmittel-basierter CT-Angiografie (ohne Kontrastmittel diagnostische Qualität 30 % schlechter). Sonografie sehr geeignet bei Erkrankungen der Gallenblase/Gallenwege, Appendizitis und falls eine Schwangerschaft vorliegt.
- **4.Schritt:** Rasches chirurgisches Konsil, Zeit zählt! Ein akut vernichtender Schmerz bei Hohlorganperforation mit „bretthartem" Abdomen ist ein chirurgischer Notfall.

Akutes Abdomen beim älteren/alten Patienten
Die rasche Bildgebung mittels CT ist noch wichtiger, da die klinische Symptomatik unverlässlicher ist und sich diese Patienten oft atypisch bzw. oligosymptomatisch präsentieren, z. B. wie bei Perforation bei akuter Cholezystitis.

Differenzialdiagnosen Bei akutem Abdomen: → Tab. 5.1.

Ileus

Es handelt sich um eine **lebensbedrohliche Erkrankung.** Sofortiges Handeln ist angezeigt.

Diese Differenzialdiagnose stellt sich oft im Rahmen eines akuten Abdomens. Es wird unterschieden zwischen mechanischem und paralytischem Ileus.

Genaue Anamnese und klinische Untersuchung!
- Beim mechanischen Ileus klingende Darmgeräusche wie „Druckspritzgeräusche"
- Beim paralytischen Ileus „Totenstille"
- Bei hohem Dünndarmileus unstillbares Erbrechen „hochvoluminös". Gefahr von SIRS und Sepsis!

Diagnostik Ident zu Vorgehen bei akutem Abdomen (wie oben beschrieben) (→ Abb. 5.1).
Differenzialdiagnosen (nach Häufigkeit):
- Obstruktion (Tumoren, Adhäsionen/Briden, Stenosen etc.)
- Strangulationsileus (inkarzerierte Hernien, Volvulus, Invagination)
- Paralytischer Ileus: metabolisch bedingt (Elektrolytstörung, Ketoazidose), postoperativ; bei Pankreatitis, Sepsis, Trauma, Apoplex, Peritonitis, Urämie

Selten findet sich unter diesem klinischen Bild ein **toxisches Megakolon,** ursächlich meist bedingt durch eine *C.-difficile*-Infektion. Das toxische Megakolon bei Colitis ulcerosa tritt heute selten auf.

Tab. 5.1 Akutes Abdomen und Differenzialdiagnosen

Abdominelle Ursachen*	Extraabdominelle Ursachen
• Ileus: mechanisch/paralytisch • Steinleiden: Gallen-, Nierenkolik • Entzündliche Erkrankungen: Cholezystitis, Appendizitis, Divertikulitis, Pankreatitis, Peritonitis • Hohlorganperforation: bei Ulkusleiden, Divertikulose • Organruptur (Leber, Niere, Milz) • Vaskulär: Mesenterialinfarkt, dissezierendes Aortenaneurysma • Gynäkologisch: Tubarruptur, Extrauteringravidität, Ovarialzyste	• Myokardinfarkt (Hinterwand) • Lungenembolie mit Begleitpleuritis • Diabetische Ketoazidose • Akute Porphyrie • Hämolytische Krisen • Herpes zoster (Frühphase)

* Am häufigsten akute Cholezystitis, akute Appendizitis, Divertikulitis, Pankreatitis

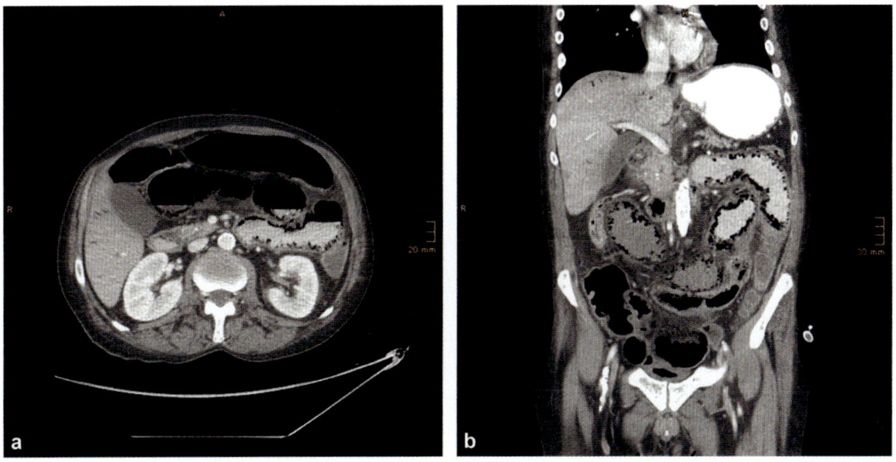

Abb. 5.1 CT-Untersuchung bei 68-jährigem Patienten mit akutem Abdomen und Dünndarmileus. Es zeigen sich Dünndarmspiegel bei paralytischem Ileus. [P774]

Akute Bauchschmerzen

„Kolikartiger" Schmerz, krampfartig. Die zugrunde liegende Ursache übt Zug am Mesenterium aus und dadurch entsteht der Schmerz. Die **Schmerzlokalisation** ist sehr wichtig, auch wenn potenziell irreführend, da bei zahlreichen Erkrankungen der Schmerz „weit" ausstrahlen kann. Begleitend besteht oft eine vegetative Symptomatik (Übelkeit, Erbrechen, Schwitzen).

Differenzialdiagnosen Schmerz im rechten Oberbauch, DD eher Ulkus bzw. Gallenkolik; Unterbauch mit Ausstrahlung in den Rücken DD Nierenkolik; Oberbauch mittig mit Ausstrahlung in den Rücken DD Pankreatitis. Schmerzen im rechten Unterbauch DD Appendizitis, Morbus Crohn.

Genaue Anamnese und klinische Untersuchung!

- Basislaboruntersuchung
- Je nach klinischer Einschätzung heute häufig Schnittbildgebung (CT) zu empfehlen, definitiv bei klinischen Hinweisen für ein akutes Abdomen. Die Indikationsstellung für Schnittbilduntersuchungen (CT-Abdomen) sollte in dieser Indikation allerdings klinisch immer gut überlegt und argumentiert sein.

Chronische Bauchschmerzen

Definiert als Schmerz > 4 Wochen; auch oft kolikartig aber eher dem Darm zuordenbar. Selten nächtliche Symptomatik.

Differenzialdiagnosen Häufigste Ursache: Reizdarmsyndrom. Natürlich sind differenzialdiagnostisch auch immer organische Erkrankungen zu berücksichtigen, wie z. B. chronisch-obstruierende Prozesse entzündlicher oder maligner Natur. Hier ist vor allem der Morbus Crohn zu erwähnen.

Aufstoßen

Definiert als aus dem Magen nach oben entweichende Luft.

Diagnostik Das Ausmaß der klinischen Symptomatik definiert die weitere Abklärung: ÖGD, pH-Metrie, Atemteste etc.

Differenzialdiagnosen Dieser meist physiologische Vorgang tritt auf nach Konsum von gashaltigen Getränken und Speisen und bei vermehrtem Luftschlucken **(Aerophagie).** Aufstoßen ist aber auch typisch bei Refluxösophagitis, dann oft begleitet von Sodbrennen. Häufig liegt ein Reizmagen vor (→ Kap. 13).

Sodbrennen

Darunter versteht man ein brennendes Gefühl hinter dem Brustbein, oft assoziiert mit Schmerzen in diesem Bereich bzw. im unteren Thoraxbereich. Die Symptomatik wird oft verstärkt durch bestimmte Medikamente bzw. Nahrungsmittel („süß, scharf"), Bücken und Stress. Es handelt sich um eines der häufigsten Symptome, bis zu 25 % der Bevölkerung sind betroffen.

Differenzialdiagnosen Die erste Differenzialdiagnose ist die Refluxerkrankung. Neben Sodbrennen bestehen oft saures Aufstoßen, Regurgitation von Mageninhalt, morgendliches Räuspern und Heiserkeit.

Therapie Je nach Alter probatorische PPI-Therapie. Bei Patienten > 45 Jahre sind eine ÖGD und eventuell eine weitere Abklärung nötig.

Dysphagie

Definiert als ein Steckenbleiben der Nahrung zwischen Mund und Magen beim Schlucken.

Differenzialdiagnosen Die Ursachen sind entweder oropharyngeal oder ösophageal, d. h., eine Vielfalt von Diagnosen kann dieses Krankheitsbild verursachen. Damit ist eine gute interdisziplinäre Abklärung gemeinsam mit HNO und Neurologie notwendig. Bei oropharyngealer Dysphagie: Husten, nasale Reurgitation, Heiserkeit, Dysarthrie. Bei Zenker-Divertikel (oropharyngeales Divertikel) kommt unverdaute Speise nach einigen Stunden wieder zurück. Eine ösophageale Dysphagie mit Gewichtsverlust erfordert eine rasche Abklärung mittels Ösophagogastroduodenoskopie. Eine Dysphagie muss immer exakt abgeklärt werden und „schreit" nach einer Diagnose: Die eosinophile Ösophagitis ist hier besonders zu erwähnen, da sie oft sehr spät erkannt wird und insgesamt häufiger wird. Eine Odynophagie beschreibt Schmerzen beim Schlucken, wie bei Ulzera im Ösophagus.

Erbrechen

Es kommt zum unwillkürlichen Entleeren von Magen- und/oder Darminhalt, bedingt durch Kontraktionen vor allem der Zwerchfellmuskulatur und durch Bauchpresse.

Differenzialdiagnosen Akutes Erbrechen ist meist infektiöser Natur. Beispielsweise verursachen Norovirus-Infektionen massives Erbrechen. Eine genaue Anamnese, Fragen nach Begleitsymptomen, Vorerkrankungen, Medikamenten und Schwangerschaft sind nötig. Rezidivierendes Erbrechen und Alarmsymptome sind immer entsprechend abzuklären. Wichtige Differenzialdiagnosen sind: Ösophaguskarzinom, andere Ösophaguserkrankungen (Motilitätserkrankung, Refluxösophagitis), Gallenkolik, endokrin/metabolisch/neurologisch.

Wichtig sind auch die Fragen: Tageszeitlich? Nachts? Volumen des Erbrochenen? Bei Obstruktion oft hochvoluminöses Erbrechen.

Inappetenz

Inappetenz ist in der klinischen Einschätzung oft fordernd, da z. B. beim älter werdenden Menschen ein geringerer Appetit physiologisch ist.

Differenzialdiagnosen Entscheidend sind die subjektive Belastbarkeit dadurch und begleitend eine eventuelle Gewichtsabnahme. Spätestens dann sind umgehende Untersuchungen notwendig, da eine Inappetenz bei sehr vielen Erkrankungen innerhalb und außerhalb des Gastrointestinaltrakts auftreten kann. Auch viele Medikamente verursachen begleitend eine Inappetenz. Wichtig ist auch das Erfassen psychiatrisch-neurologischer Erkrankungen.

Diarrhö

Sie ist definiert als das Auftreten von über drei wenig geformten, breiigen bis wässrigen Stühlen pro Tag. Entscheidend ist die Unterscheidung in akut und chronisch. Eine akute Diarrhö läuft unter 2 Wochen ab, während die Definition chronische Diarrhö nach über 4-wöchiger Symptomatik erfolgt.

Differenzialdiagnosen Eine akute Diarrhö ist meist infektiös bedingt, während eine chronische Diarrhö meist nichtinfektiöser Natur ist. Entscheidend ist auch, ob eine nächtliche Symptomatik vorliegt, die organische Ursachen im Unterschied zu funktionellen Erkrankungen wahrscheinlicher macht.

Obstipation

Sie ist eine der häufigsten Beschwerden im GI-Trakt, betrifft 20 % der Bevölkerung und ist definiert als weniger als drei Stühle pro Woche. Sie tritt akut oder chronisch auf, idiopathisch (funktionell) oder sekundär. Begleitend kommen oft dazu: starkes Pressen notwendig, subjektiv unvollständige Entleerung, Notwendigkeit für manuelle Manöver.

Differenzialdiagnosen Medikamente sind Hauptursachen einer sekundären Form. Auszuschließen sind bei chronischer Obstipation: mechanische Hindernisse, Systemerkrankungen. Zudem ist die psychosoziale Situation des Patienten genau zu erfassen. Eine sorgfältige gastroenterologische, chirurgische und Medikamentenanamnese erlaubt das Erkennen der häufigsten sekundären Ursachen.

Nach **Alarmsymptomen** muss immer gefragt werden: Hämatochezie? Gewichtsverlust? Anämie?

Meteorismus

Dies ist ein häufiges, aber gleichzeitig oft schwierig abzuklärendes Symptom. Die Grenze „physiologisch" zu „pathologisch" ist fließend und letztlich sehr subjektiv. Die Patienten beschreiben neben dem „sehr aufgeblasenen Bauch und wie schwanger" auch Ziehen bis Schmerzen und Müdigkeit. Der Abgang von Winden (Flatulenz) führt oft zu Erleichterung. Abklärung mittels Atemtests Erstmaßnahme (Kohlenhydratmalabsorption, Sorbit-Atemtest), in Folge ist je nach Ausmaß eine weitere genaue Abklärung des Patienten zum Ausschluss einer organischen Erkrankung wie Obstruktion notwendig.

Differenzialdiagnosen Die häufigsten Ursachen für Meteorismus sind funktionelle gastrointestinale Erkrankungen und Nahrungsmittelunverträglichkeiten.

Gewichtsverlust

Komplexes Symptom und, falls gesichert, immer absolut abklärungsbedürftig. Genaue Anamnese: Zusatzsymptome, wie gastrointestinale Leitsymptome? Durst, Polydipsie? Schmerzen?

Differenzialdiagnosen Bei jüngeren Patienten sind vor allem chronisch entzündliche und endokrine Erkrankungen auszuschließen, bei älteren Patienten Malignome und Herzinsuffizienz. Wichtig ist vor allem auch bei jüngeren Patienten der Ausschluss von Anorexie oder Bulimie und psychiatrischen Erkrankungen.

Hämatemesis/Meläna

Darunter versteht man Bluterbrechen (Hämatemesis) oder Meläna, d. h. Blutabgang über den Stuhl (rektal). Naturgemäß handelt es sich immer um ein Alarmzeichen, das abklärungsbedürftig ist.

Differenzialdiagnosen Die schwere gastrointestinale Blutung tritt zu 80 % im oberen Gastrointestinaltrakt auf. Zentral ist ein **sofortiges Einschätzen der Kreislaufsituation.** Prinzipiell gilt: Je heller das Blut im Stuhl, desto distaler dürfte die Blutungsquelle sein. Aus dem linken Kolon geht eher helles Blut ab, der Blutabgang zwischen terminalem Ileum und linker Kolonflexur führt meist zu dunkelrotem Blut und Koageln, vermischt mit Stuhl.

Zusammenfassung

- Es gibt eine Vielzahl von Leitsymptomen bei Erkrankungen des Gastrointestinaltrakts.
- Anamnese und klinische Untersuchung stehen unverändert am Beginn jeder Abklärung. Genaue Anamnese und klinische Untersuchung sind die „halbe Miete" in der Differenzialdiagnostik von GI-Erkrankungen.
- Bei vielen organischen gastrointestinalen Erkrankungen treten nächtliche Symptome auf, was wiederum die Wichtigkeit der Anamnese unterstreicht.
- Das akute Abdomen ist ein akutes Ereignis mit sofortigem Handlungsbedarf. Die Schnittbildgebung (Kontrastmittel-basierte CT-Angiografie) spielt hier eine überragende Rolle.
- Zahlreiche extraintestinale Erkrankungen, wie z. B. Myokardinfarkt, können sich auch mit abdominellen Symptomen präsentieren.

In frühen Stadien sind Lebererkrankungen meist asymptomatisch oder verursachen unspezifische Symptome wie Müdigkeit, Appetitlosigkeit oder rechtsseitige Oberbauchschmerzen. Für Lebererkrankungen spezifischere Symptome und Krankheitszeichen wie Gelbsucht, Jucken oder Aszites treten typischerweise erst in fortgeschrittenen Stadien auf.
Trotzdem gibt es für Lebererkrankungen charakteristische Kombinationen aus Symptomen und Befunden. Das Erkennen dieser Krankheitszeichen ist Voraussetzung für eine rasche und zielgerichtete Abklärung, um Erkrankungen der Leber möglichst früh zu diagnostizieren, stadiengerecht zu therapieren und eine exakte Prognose zu erstellen.

Ikterus

Ikterus ist eine Gelbfärbung von Skleren, Haut und Schleimhäuten, die im Rahmen einer **Hyperbilirubinämie** auftritt. Aufgrund der zentralen Rolle der Leber im Bilirubinstoffwechsel ist ein Ikterus zwar ein Symptom bei Erkrankungen der Leber und Gallenwege, kann aber auch bei Hämolyse auftreten.
Die normale Bilirubinkonzentration im Plasma ist < 1,2 mg/dl (< 20,5 μmol/l). Je nach Hautkolorit kann ab einer Bilirubinkonzentration von ca. 2 mg/dl ein Ikterus klinisch festgestellt werden.

Klinik

> **Merke**
> Bei reifer Blut-Hirn-Schranke ist erhöhtes Bilirubin bei Ikterus nicht toxisch. Nur bei funktionsgestörter oder bei Neugeborenen mit unreifer Blut-Hirn-Schranke ist ein Ikterus für die Basalganglien toxisch („Kernikterus“) und kann neurologische Symptome auslösen.

Als Antioxidans ist erhöhtes Bilirubin selbst nicht toxisch und ein Ikterus entsprechend asymptomatisch. Je nach assoziierten Symptomen sind unterschiedliche Differenzialdiagnosen mehr oder weniger wahrscheinlich (→ Tab. 6.1). Zusätzlich zu diesen Symptomen sollten im Rahmen der Anamnese bei Patienten mit Ikterus auch Medikamente, Nahrungsergänzungsmittel, Reisen, Bluttransfusionen oder i. v. Drogengebrauch erfasst werden.

Tab. 6.1 Assoziierte Symptome und häufige Ursachen eines Ikterus

Assoziierte Symptome	Wahrscheinliche Ursachen
Ikterus mit kolikartigen Schmerzen	Gallensteinleiden
Schmerzloser Ikterus	Gallengangs- oder Pankreaskopfkarzinom
Ikterus mit Anämie und Splenomegalie	Hämolytische Anämie
Ikterus mit Hautjucken	Mechanische oder intrahepatische Cholestase (z. B. primär biliäre Cholangitis oder medikamentös-toxische Hepatitis)
Ikterus mit Fieber	Akute Hepatitis oder Cholangitis
Ikterus mit ausgeprägter Müdigkeit und kognitiver Einschränkung	Dekompensierte Zirrhose
Ikterus bei Neugeborenen mit neurologischen Symptomen	Bilirubinstoffwechselstörung, Gallengangsatresie
Ikterus nach hohem Alkoholkonsum oder der Einnahme von Medikamenten - bzw. Nahrungsergänzungsmitteln	Akute alkoholische Hepatitis oder Medikamenten-induzierte Leberschädigung

Diagnostik Für die differenzialdiagnostische Abklärung eines Ikterus werden im ersten Schritt folgende Laboruntersuchungen und eine Sonografie empfohlen:

- Bilirubin direkt und Bilirubin gesamt
- Aspartataminotransferase (AST)
- Alaninaminotransferase (ALT)
- Gamma-Glutamyltransferase (γ-GT)
- Alkalische Phosphatase (AP)
- Hämoglobinkonzentration, Leuko- und Thrombozytenzahl (Blutbild)
- Prothrombinzeit
- Ammoniak

Durch eine Schnittbilddiagnostik können mechanische Abflusshindernisse der Galle durch Erweiterung der Gallenwege diagnostiziert werden. Eine abdominelle **Sonografie** ist sensitiv und spezifisch für den Nachweis einer Erweiterung der intrahepatischen Gallenwege. Eine **Magnetresonanz-Cholangio-Pankreatikografie (MRCP)** liefert einen vollständigen Überblick über das gesamte Gallenwegssystem und erlaubt auch den Nachweis von Gallensteinen im distalen Gallengang (→ Abb. 6.1). Für diese Region und den Pankreaskopfbereich ist eine Untersuchung mittels **endoskopischen Ultraschalls (EUS)** die sensitivste Methode.
Bei ikterischen oder symptomatischen Patienten mit Nachweis von Steinen im distalen Gallengang ist eine Steinentfernung durch endoskopische Papillotomie der Papilla vateri mittels **endoskopischer retrograder Cholangio-Pankreatikografie (ERCP)** indiziert.

Differenzialdiagnosen

- **Deutlich erhöhtes Gesamtbilirubin und nur geringe Erhöhung oder normales direktes Bilirubin:** Der Ikterus ist durch einen vermehrten Häm-Katabolismus (z. B. hämolytische Anämie) oder eine gestörte Glukuronidierung von Bilirubin durch das Enzym UDP-Glukunoryl-Transferase 1 (UGT1A1) bedingt. Wenn durch eine genetische Variante im UGT1A1 Promoter die UGT1A1-Transkription vermindert ist, kommt es zu einer harmlosen intermittierenden Hyperbilirubinämie von indirektem Bilirubin, die insbesondere bei Fastenzuständen oder nach vermehrtem Alkoholkonsum auftritt. Dieser harmlose Befund ohne therapeutische Konsequenz ist das **Gilbert-Meulengracht-Syndrom.** Pathogene genetische Varianten in der kodierenden Region von UGT1A1 treten beim **Crigler-Najjar-Syndrom** auf, bei dem eine schwere

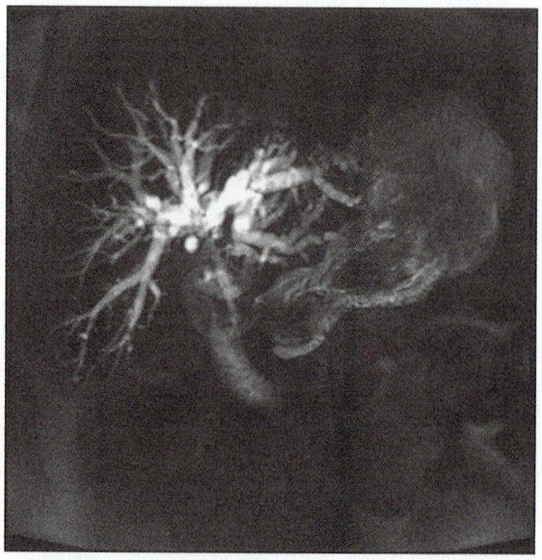

Abb. 6.1 Erweiterte Gallenwege in MRCP mit Steinen im distalen Gallengang [P773]

Hyperbilirubinämie im Neugeborenenalter zu einem Kernikterus und Komplikationen führen kann. Deshalb ist bei Patienten mit Crigler-Najjar-Syndrom häufig eine Lebertransplantation indiziert.

- **Erhöhung des direkten Bilirubins:** Es liegt ein Defekt in der Ausscheidung von Bilirubin vor, der entweder auf Ebene der Leberzelle oder im Verlauf der Gallenwege liegen kann. Pathogene genetische Varianten im Transporter für Bilirubin aus den Hepatozyten in die Canaliculi (ABCC2) führen zu einem **Dubin-Johnson Syndrom.** Varianten im Gen für den ABCC2-Transporter, der auch glukuronidierte Medikamentenmetabolite in die Galle transportiert, sind daher auch mit einem erhöhten Risiko für **medikamentös-toxische Leberschädigung** (*drug-induced liver injury,* **DILI**) assoziiert (z. B. durch Diclofenac).
- **Ikterus und Hyperbilirubinämie mit stark erhöhter AST und ALT** sind typische Befunde bei einer akuten **viralen Hepatitis.** In diesem Fall wäre der nächste Diagnoseschritt die Bestimmung einer Hepatitis-Serologie.
- **Ikterus mit erhöhter γ-GT und alkalischer Phosphatase:** typisch für eine **mechanische Cholestase** als Ursache für den Ikterus (z. B. durch Choledocholithiasis oder Pankreaskopfkarzinom). Daher ist der erste Abklärungsschritt eine Sonografie und bei unklarem Befund sollte eine MRC oder EUS durchgeführt werden.

Erhöhte Leberwerte

Die Diagnose von Lebererkrankungen beruht häufig auf dem Nachweis „erhöhter Leberwerte", womit im klinischen Alltag meist die **Transaminasen ASAT, ALAT und γ-GT** gemeint sind. Für eine Abklärung bei Verdacht auf eine Lebererkrankung sollte aber auch die AP mitbestimmt werden. Die Abklärung der Leberfunktion selbst erfordert auch die Bestimmung von **Bilirubin** und der sog. **Syntheseparameter** (Prothrombinzeit/INR-, Cholinesterase und Albumin). Eine Thrombopenie kann hinweisend für eine Leberfibrose oder Zirrhose sein. Bei akutem Leberversagen müssen auch engmaschig Glukose, Ammoniak und Laktat bestimmt werden, weil eine Hypoglykämie und Laktatazidose akut lebensbedrohliche Komplikationen bei akutem Leberversagen sind und beim akuten Leberversagen eine Hyperammonämie das Risiko für ein Hirnödem erhöht.

Klinik Die klinische Symptomatik kann bei der ätiologischen Zuordnung der Ursache von erhöhten Leberwerten und bei der Stadienbestimmung helfen und somit für die weitere Diagnostik wegweisend sein. Bei erhöhten Leberwerten mit Verwirrtheit und Somnolenz kann ein **akutes Leberversagen** als medizinischer Notfall vorliegen (→ Kap. 44). Bei Sarkopenie mit Zunahme des Bauchumfangs, Ödemen und Leberhautzeichen besteht der Verdacht auf eine **Zirrhose** (→ Kap. 49) und bei Jucken (Pruritus) besteht der Verdacht auf eine **cholestatische Lebererkrankung** (→ Kap. 47).

Erhöhte Transaminasen

Diagnostik und Differenzialdiagnosen Bei der Abklärung erhöhter Leberwerte müssen anamnestisch auch Reisen, Lebererkrankungen in der Familie, Bluttransfusionen, i. v. Drogengebrauch, Tätowierungen in unreguliertem Setting und der Alkoholkonsum sowie die Einnahme von Medikamenten und Nahrungsergänzungsmitteln erfasst werden. Zusätzlich sollte eine Berufsanamnese und die mögliche Exposition mit Umweltgiften erfolgen.

Ziele der Abklärung erhöhter Leberwerte sind die Bestimmung der **Ätiologie** und des **Stadiums** einer eventuellen Lebererkrankung. Nicht jede Transaminasenerhöhung ist spezifisch für eine Lebererkrankung. In der differenzialdiagnostischen Abklärung von erhöhten Transaminasen sollten Patienten auch auf Muskelerkrankungen und auf eine Zöliakie untersucht werden.

Laboruntersuchungen zur ätiologischen Abklärung von chronisch erhöhten Transaminasen

- Testung Hepatitis-B- und -C-Virus-Infektion **(chronische Hepatitis B oder C)**
- Bestimmung von Ferritin und Transferrinsättigung **(Hämochromatose)**
- Immunglobuline und antinukleäre Antikörper, ANA **(Autoimmunhepatitis)**
- Anti-mitochondriale Antikörper, AMA **(primär-biliäre Cholangitis)**
- HbA_{1c}, Cholesterin und Triglyzeride zur Untersuchung auf Diabetes und Metabolisches Syndrom als behandelbare Ursachen einer **mit metabolischer Dysfunktion assoziierten steatotischen Lebererkrankung (MASLD)**
- Transglutaminase-Antikörper **(Zöliakie)**

- **Isolierte Erhöhung der AP:** Diese kann auch bei noch nicht abgeschlossenen Knochenwachstum, in der Schwangerschaft und bei Knochenerkrankungen oder Vitamin-D-Mangel auftreten. Auch eine Rechtsherzinsuffizienz kann mit erhöhten Transaminasen, insbesondere mit einer erhöhten AP assoziiert sein.
- Auch das **Muster der Transaminasenerhöhung** ist wegweisend für die Abklärung. Der Quotient AST/ALT wird als DeRitis-Quotient bezeichnet. Bei DeRitis > 1 besteht der Verdacht auf eine Herzinsuffizienz, bei DeRitis < 1 besteht der Verdacht auf eine Hepatitis.
- **Akut erhöhte Transaminasen und insbesondere bei Ikterus:** Es sollte auf virale Hepatitis getestet werden. Insbesondere Hepatitis A, B, C und E sowie Hepatitis delta bei Patienten mit Hepatitis-B-Infektion. Auch nichthepatotrophe Viren wie Herpesviren (Herpes-simplex-Virus, Varizella-Zoster-Virus, Epstein-Barr-Virus [EBV] und Zytomegalievirus [CMV]) können eine akute Hepatitis auslösen. Da die serologische Antikörperdiagnostik von Virusinfektionen erst nach Serokonversion möglich ist, sollte bei akuter Hepatitis auch ein direkter Virusnachweis durch Antigen- oder Nukleinsäuretests erfolgen. Andere Ursachen einer akuten Hepatitis sind die Autoimmunhepatitis (→ Kap. 48) oder eine durch Medikamente induzierte Leberschädigung (*drug induced liver injury* – DILI; z. B. durch Paracetamol). Selten können Stoffwechselerkrankungen, Infektionen (z. B. Leptospiren, Rickettsien, Plasmodien, Pilze), Hyperthermie oder Kreislaufstörungen zu einem akutem Leberversagen führen.
- **Chronisch erhöhte ALAT und ASAT:** Für die ätiologische Abklärung wird neben einer Anamnese (s. o.) und einer Ultraschalluntersuchung für die Laboruntersuchungen eine Stufendiagnostik empfohlen.
  - Eine weitere Abklärung auf seltenere Lebererkrankungen, die ggf. auch eine Leberbiopsie erfordern (z. B. Kupferspeicherkrankheit/Morbus Wilson oder α1-Antitrypsinmangel), sollte in einer Spezialambulanz erfolgen.
  - Für die Stadienbestimmung einer Lebererkrankung sollte als erster Schritt eine Berechnung des **Fib-4-Scores** erfolgen. Je nach Ergebnis sollte eine weiterführende Abklärung folgen.

$$Fib\text{-}4 = \frac{Alter(Jahre) * AST(IU/l)}{Thrombozyten(10^9/l) \cdot \sqrt{AST(IU/l)}}$$

– Fib-4 ≤1,30: keine Leberfibrose → niedrige Dringlichkeit und geringes Risiko für Progression
– Fib-4 1,30–3,25: weiterführende Abklärung mittels Elastografie oder weiteren nichtinvasiven Fibrosemarkern (z. B. MR-Elastografie oder ELF-Test)
– Fib-4 > 3,25: dringender Verdacht auf fortgeschrittene Fibrose oder Zirrhose mit hoher Dringlichkeit zur weiterführenden Abklärung und Therapie (→ Kap. 49)

Hautjucken

Hautjucken, (Pruritus) kann bei bestimmten akuten oder chronischen Lebererkrankungen auftreten. Insbesondere cholestatische Lebererkrankungen und angeborene Störungen der Produktion oder Ausscheidung der Galle können sich mit Hautjucken manifestieren. Hautjucken im Rahmen von chronischen Lebererkrankungen ist typischerweise mit einer Erhöhung der Gallensäuren im Blut assoziiert (z. B. Intrahepatische Schwangerschaftscholestase – ICP). Der Laborparameter, der am besten mit dem Schweregrad des Hautjuckens assoziiert ist, ist die Lysophosphatidsäure, die aber nur schwer messbar ist. Als Surrogat für die Lysophosphatidsäure kann Autotaxin bestimmt werden.

Klinisch erfolgt die Einteilung des Pruritus in:

- Pruritus auf primär unveränderter Haut (früher „Pruritus sine materia")
- Pruritus auf primär veränderter Haut (früher „Pruritus cum materia")
- Pruritus auf sekundär (durch Kratzen) veränderter Haut (bei dieser Form des Pruritus ist typischerweise die Haut am Rücken zwischen und unter den Schulterblättern unverändert – Butterfly-Sign)

Hautjucken kann ein Symptom bei **allen akuten und chronischen Lebererkrankungen** sein. Daher sollte bei der Abklärung von Hautjucken auch eine Leberuntersuchung erfolgen. Insbesondere die Bestimmung der Cholestaseparameter (Bilirubin, γ-GT, alkalische Phosphatase). Zusätzlich sollte eine Abklärung auf eine PBC mittel Bestimmung der AMA und PBC-spezifischer ANA (Sp100 und gp210) durchgeführt werden (→ Kap. 48). Weitere Differenzialdiagnosen sind eine primär sklerosierende Cholangitis (PSC), weshalb eine MRC und ggf. eine Leberbiopsie erfolgen sollte. Auch eine durch Medikamente induzierte Leberschädigung kann sich mit schwerem Hautjucken manifestieren.

Da Hautjucken eine schwere Beeinträchtigung der Lebensqualität verursacht, wird eine konsequente **Stufentherapie** empfohlen:

1. (Wenn möglich) Unterbrechung des Auslösers (z. B. Absetzen des auslösenden Medikamentes bei DILI)
2. Hautpflege mit rückfettender und hydratisierende Basistherapie und evtl. initiale symptomatische Therapie: nichtsedierende systemische H1-Antihistaminika (ggf. Hochdosis)
3. Symptomatische topische und/oder systemische Therapie mit Gabapentinoiden (Gabapentin oder Pregabalin), Antidepressiva und Opioidrezeptor-Agonisten
4. Symptomatisch ursächlich angepasste Therapie bei Lebererkrankungen:
   a) Colestyramin 4–16 g/d (4 h getrennt von Einnahme anderer Medikamente)
   b) Rifampicin 150–600 mg/d (Cave: Interaktionspotenzial)
   c) Bezafibrat 400 mg/d (Cave: Hepatotoxizität, Rhabdomyolyse, Nephrotoxizität, Osteoporose)
   d) Gabapentin 300–3.600 mg/d/Pregabalin 75–600 mg/d/Naltrexon 25–50 mg/d/ Naloxon 0,4 mg s. c.
   e) Sertralin 75–100 mg/d

Zirrhose

Eine Zirrhose ist die „gemeinsame Endstrecke" chronischer Lebererkrankungen unterschiedlicher Ätiologie. Da einerseits chronische Lebererkrankungen nicht bei jedem Patienten zu einer Zirrhose fortschreiten und andererseits häufig mehrere Lebererkrankungen gleichzeitig vorliegen, ist eine eindeutige ätiologische Zuordnung der Zirrhose nicht immer möglich und daher die monoätiologische Einteilung das Konzept von Risikofaktoren ersetzt werden.
Eine Unterscheidung zwischen potenziell behandelbaren Risikofaktoren und nicht behandelbaren Risikofaktoren ist in → Tab. 6.2 und → Tab. 6.3 angegeben.

Aszites

Siehe dazu auch → Kap. 50.
Diagnostik Die früher verwendete Unterscheidung zwischen proteinreichem Exsudat bei Entzündungen und proteinärmerem Transsudat wurde durch die Klassifikation nach dem sog. **Serum-Albumin-Albumin-im-Aszites-Gradienten (SAAG)** ersetzt. Dieser SAAG berücksichtigt auch den Proteingehalt im Plasma, der bei Patienten mit Zirrhose auch meist ebenfalls vermindert ist.

Tab. 6.2 Behandelbare Risikofaktoren für eine Zirrhose (Ursachen chronischer Lebererkrankung)

Ursache/Risikofaktor	Therapie
Erhöhter Alkoholkonsum (> 12 g/d bei Männern/> 10 g bei Frauen)	Alkoholabstinenz
Mit metabolischer Dysfunktion assoziierte steatotische Lebererkrankung (MASLD; früher nichtalkoholische Fettlebererkrankung, NAFLD)	Bei Übergewicht: Gewichtsreduktion Bei Diabetes: Diabetestherapie Hypercholesterinämie: Statintherapie
Chronische Hepatitis-C-Virusinfektion	Antivirale Therapie, → Kap. 46
Chronische Hepatitis-B-Virusinfektion	Antivirale Therapie, → Kap. 46
Hämochromatose	Aderlass, → Kap 47
Primär biliäre Cholangitis	Ursodeoxycholsäure, Bezafibrat, Elafibranor oder Seladelpar, → Kap. 48
Morbus Wilson	Kupferchelatoren (D-Penicillamin, Trientine) oder Zink-Salze, → Kap. 47
(Lysosomale) Speichererkrankungen	Enzymersatztherapien bei Cholesterolester-Speicherkrankheit, Morbus Pompe, Morbus Gaucher

Tab. 6.3 Aktuell (noch) nicht ursächlich behandelbare Risikofaktoren für eine Zirrhose (Ursachen chronischer Lebererkrankung) – bei Komplikationen Lebertransplantation

Ursache/Risikofaktor	Therapie
Primär sklerosierende Cholangitis	Dilatation dominanter Strikturen
Chronische Hepatitis delta (Hepatitis-B-Virus-/Hepatitis-delta-Virus-Koinfektion)	Antivirale Therapie mit Bulevirtide und ggf. der begleitenden Hepatitis-B-Virus-Infektion mit Nukleotid-/Nukleosid-Analogon
Alpha-1-Antitrypsinmangel	In Entwicklung: siRNA-Therapie
Mitochondriale DNA-Depletionssyndrome	In Entwicklung: Enzymersatz-Therapien
Lysosomale Speicherkrankheiten	In Entwicklung: Enzymersatz-Therapien, Substrat-Deprivationstherapien (z. B. Miglustat)

SAAG = Albuminkonzentration im Serum – Albuminkonzentration im Aszites

SAAG

- Hoher Gradient (> 1,1 g/dl) → portale Hypertension:
  - Prähepatisch, z. B. Pfortaderthrombose
  - Intrahepatisch, z. B. Zirrhose
  - Posthepatisch, z. B. Rechtsherzversagen
- Niedriger Gradient (< 1,1 g/dl) → entzündlicher Aszites, z. B. Peritonitis, Pankreatitis, Peritonealkarzinose

Differenzialdiagnosen Aszites wird bei Zirrhose durch gestörten Lymphabfluss aus dem Gastrointestinaltrakt und der Leber verstärkt. Bei gestörtem Lymphabfluss präsentiert sich der Aszites bei der Punktion nicht klar, sondern trüb.
Bei einer hohen Konzentration an Triglyzeriden besteht bei der biochemischen Analyse kein Aszites, sondern ein sog. **chylöser Aszites** (Chylaskos). Chylaskos tritt als Komplikation bei (z. B. tumorbedingt) gestörtem Lymphabfluss, (z. B. chirurgischer) Lymphgefäßverletzung oder schwerem Rechtsherzversagen (z. B. bei angeborenen Herzfehlern bzw. nach Fontan-Operation) auf.
Andere Differenzialdiagnosen eines portalhypertensiv bedingten Aszites sind entzündliche Erkrankungen der Peritonealhöhle, wie die sekundär bakterielle oder tuberkulöse Peritonitis, Pankreatitis oder Tumoren der Peritonealhöhle (z. B. Peritonealkarzinose, Magen- oder Ovarialkarzinom).
Neben der Analyse der Proteinkonzentration sollte immer auch eine Bestimmung der Zellzahl und eine bakteriologische sowie zytologische Diagnostik erfolgen, um eine spontan bakterielle Peritonitis, eine sekundäre Peritonitis, z. B. bei einer Darmperforation, oder eine maligne Erkrankung als Ursache des Aszites zu diagnostizieren.

Hepatische Enzephalopathie

Siehe → Kap. 51.

Ösophagusvarizen

Siehe → Kap. 51.

Zusammenfassung

- Ikterus ist das klinische Zeichen einer Hyperbilirubinämie. Bei erhöhter alkalischer Phosphatase liegt eine Cholestase vor.
- Die häufigste Ursache eines intermittierenden Ikterus bei sonst gesunden Personen ist ein Gilbert-Meulengracht-Syndrom, eine Normvariante ohne Krankheitswert.
- Erhöhte Transaminasen können, aber müssen nicht hinweisend auf eine Lebererkrankung sein. Eine isoliert erhöhte γ-GT ist ein häufiger unspezifischer Begleitbefund bei anderen Erkrankungen (z. B. Metabolisches Syndrom oder Alkoholkonsum).
- Alle Patienten mit chronisch erhöhten Transaminasen sollten mittels Sonografie auf eine Lebersteatose und laborchemisch auf eine chronische Hepatitis B und Hepatitis C, eine autoimmune Hepatitis, eine Hämochromatose, auf eine primär biliäre Cholangitis und Fettleber getestet werden.
- Eine Zirrhose ist die „gemeinsame Endstrecke" chronischer Lebererkrankungen unterschiedlicher Ätiologie.
- Aszites ist eine typische Komplikation einer Zirrhose, kann aber auch bei einer Peritonealkarzinose oder bei gestörtem Lymphabfluss aus dem Darm vorkommen.

Spezieller Teil

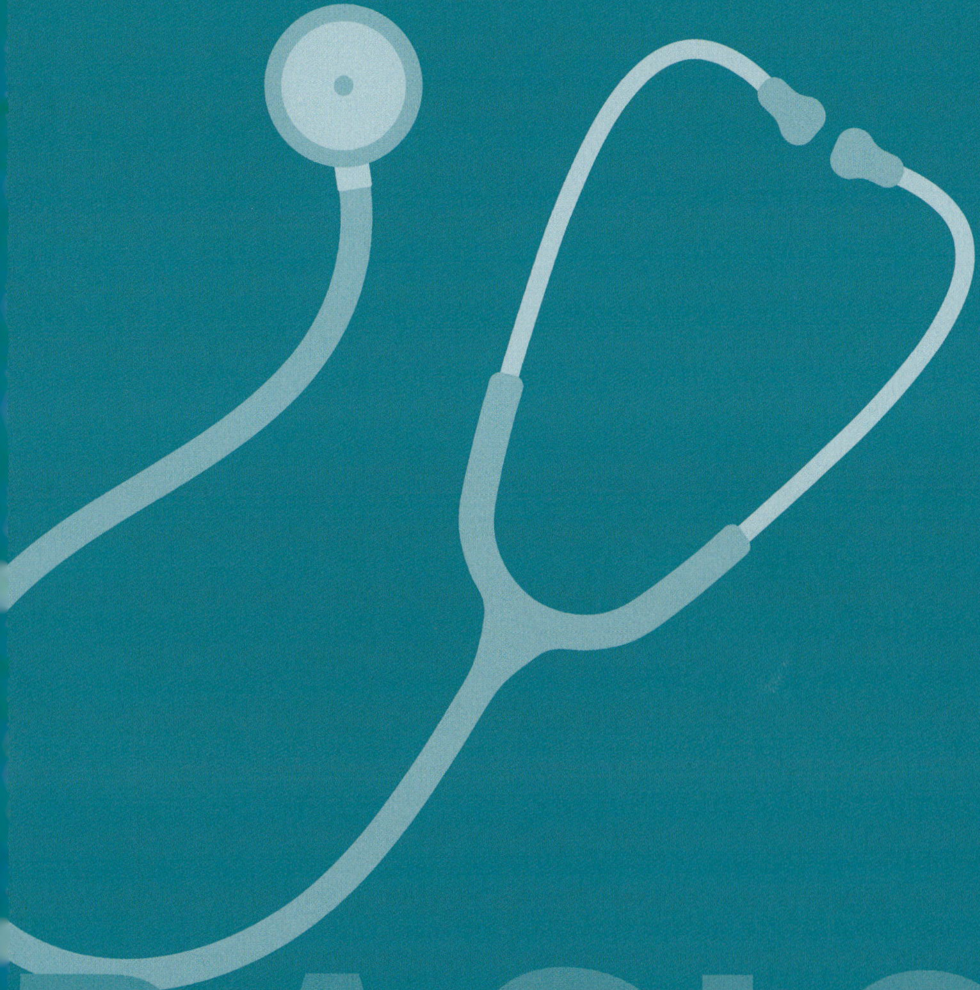

BASICS

Erkrankungen des Gastrointestinaltrakts

Erkrankungen des Pankreas

Erkrankungen der Leber

7 Gastroösophageale Refluxerkrankung (GERD)

Definition

Unter einer gastroösophagealen Refluxkrankheit (GERD) verstehen wir, wenn der Reflux von Mageninhalt in den unteren Ösophagus störende Symptome und/oder Komplikationen verursacht. Mittels dieser Definition können sowohl **symptomatische** als auch **asymptomatische Patienten** als GERD klassifiziert werden. Physiologische Refluxepisoden treten postprandial auf, sind kurz, asymptomatisch und selten in der Nacht.

Der Begriff **GERD** beinhaltet:

- Erosive Refluxösophagitis verschiedener Schweregrade
- Nichterosive Refluxösophagitis (NERD)
- Komplikationen der GERD, inklusive Barrett-Ösophagus
- Hypersensitiver Ösophagus
- Funktionelle Ösophagusbeschwerden

Epidemiologie

Die GERD ist häufig mit einer Prävalenz in unseren Ländern von ca. 10–20 % und eher zunehmend.

Ätiologie

Risikofaktoren sind: Adipositas und Metabolisches Syndrom. Häufig liegt als prädisponierender Faktor eine axiale Hiatushernie vor. Es kommt zu Reflux von saurem und duodenalem Inhalt (deswegen ist eine Protonenpumpenhemmer-Therapie nicht immer wirksam). Auch andere Faktoren wie Stress und Nahrung bzw. Alkohol und Nikotin können als kausale Faktoren eine wesentliche Rolle spielen. Zudem können verschiedene Medikamente wie Kalziumantagonisten, Anticholinergika und andere GERD verursachen. Bestimmte Medikamente wie NSAR, Bisphosphonate und weitere können eine toxische Ösophagitis hervorrufen.

Klinik

In einer ausführlichen **Anamnese** müssen typische Symptome wie Sodbrennen und Säureregurgitation erfasst werden. Andere typische Reflux-assoziierte Symptome sind: epigastrische und thorakale Schmerzen, Odynophagie (Schmerz beim Schlucken), Dysphagie, Brennen im Rachen, Reizhusten, morgendliches Räuspern, Heiserkeit, belegte Stimme, Asthmaanfälle. Sehr wichtig ist auch das Erfassen möglicher funktioneller Symptome, wie sie bei Reizmagen und Reizdarm auftreten können.

Diagnostik

Bei typischer Klinik und Fehlen von Alarmsymptomen kann eine probatorische Therapie mit einem voll dosierten Protonenpumpenhemmer (PPI) versucht werden. Abhängig vom Patientenwunsch kann auch frühzeitig eine endoskopische Abklärung erfolgen.

Bei Auftreten von Alarmsymptomen ist eine sofortige **Ösophagogastroduodenoskopie** (ÖGD) notwendig. Auch bei jahrelangen Beschwerden ist eine solche zum Ausschluss eines Barrett-Ösophagus notwendig. Zur Diagnose einer GERD kann eine **24-Stunden-pH-Metrie** oder kombinierte **pH-Metrie/Impedanzmessung** durchgeführt werden. Dies ist insbesondere sinnvoll, wenn es nach einer PPI-Therapie zu keiner Besserung kommt. Zur Abgrenzung retrosternaler Beschwerden und vor allem präoperativ vor Antirefluxeingriffen kommt die **Ösophagus-Manometrie** zum Einsatz.

Endoskopische Klassifikation

Eine Refluxösophagitis soll endoskopisch nach der **Los-Angeles-Klassifikation (LA)** eingeteilt werden. Die Los-Angeles-Klassifikation bezieht sich auf die endoskopische Präsentation der erosiven Refluxerkrankung (Stadien von A–D):

- **A:** eine oder mehrere Schleimhautläsionen < 0,5 cm
- **B:** mindestens eine Läsion, länger als 0,5 cm. Läsionen überschreiten noch nicht zwei Mukosafalten.
- **C:** Es werden mehrere Mukosafalten von den Läsionen überschritten, aber es liegen noch keine zirkulären Defekte vor.
- **D:** zirkuläre Defekte vorhanden

Es existiert kein Goldstandard für die Diagnose GERD. Definitive Evidenz liegt vor bei endoskopisch LA C- und -D-Ösophagitis, Nachweis von Barrett-Ösophagus, peptischer Stenose oder einer pathologischen pH-Metrie (Säureexpositionszeit > 6 %). Das Ansprechen auf eine PPI-Therapie spielt diagnostisch keine Rolle!

→ Abb. 7.1 zeigt den typischen Befund einer Refluxösophagitis, Stadium B mit fleckigen, streifigen oder zirkulär konfluierenden Epitheldefekten (Erosionen) der distalen Ösophagusschleimhaut. Während der Endoskopie sollen auch andere Aspekte wie Stenose, Ulkus oder das Vorliegen einer Hiatushernie beschrieben werden. Bei klinischem (Dysphagie) und/oder endoskopischem Verdacht auf eine eosinophile Ösophagitis sind mindestens 4–6 Biopsien aus unterschiedlichen Ösophagusabschnitten notwendig.

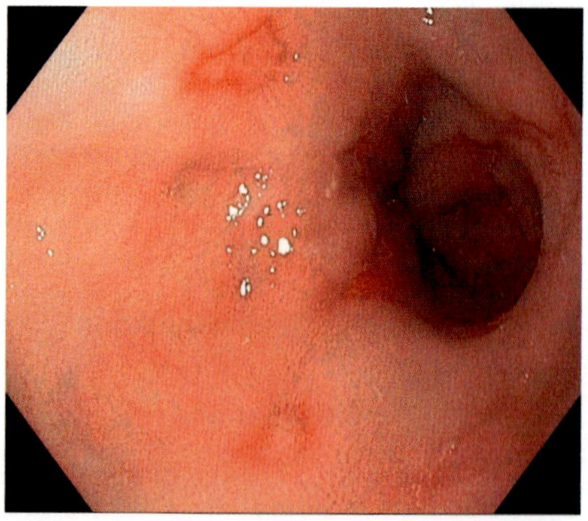

Abb. 7.1 Endoskopisches Beispiel für das Vorliegen einer erosiven Refluxösophagitis (Los-Angeles-Klassifikation B) [P774]

Differenzialdiagnosen und Alarmsymptome

Andere Erkrankungen der Speiseröhre (wie eosinophile Ösophagitis, Ösophaguskarzinom, funktionelle Erkrankung) oder des Magens (Gastritis, Reizmagen, Magenkarzinom) stellen erwartete Differenzialdiagnosen dar. Alarmsymptome sollten zu einer raschen ÖGD führen. Solche sind: Hinweise auf gastrointestinale Blutung, Gewichtsverlust, Eisenmangelanämie, Anorexie, Dysphagie, Odynophagie, persistierendes Erbrechen, Beschwerden bei Patienten > 45 Jahren.

Upside-Down Magen (Thoraxmagen) Hier handelt es sich um eine ausgeprägte Form einer paraösophagealen Hernie, bei welcher sich 2/3 des Magens durch das Zwerchfell in den Brustkorb verlagern. Beschwerden sind unspezifisch wie retrosternaler Druck, Sodbrennen, Erbrechen und Dysphagie. Diagnose mittels Schluckröntgen/CT-Abdomen. Komplikation: Magenvolvulus. Therapie: chirurgische Sanierung.

Therapie

Lebensstilmodifikation und evtl. Anpassung von Ernährungsgewohnheiten sind die ersten Therapieschritte. Bei übergewichtigen GERD-Patienten sollte eine Gewichtsreduktion empfohlen werden. Unverträgliche Nahrungsmittel und Getränke sollten gemieden werden. Hochstellen des Kopfendes des Bettes und Verzicht auf Spätmahlzeiten können Patienten mit nächtlichen Refluxbeschwerden empfohlen werden.

Medikamentöse Therapie

- Therapie der ersten Wahl bei **GERD** ohne Vorliegen einer Endoskopie ist ein voll dosierter PPI für mindestens 4 Wochen, bei Besserung und Ansprechen ist eine Dosisreduktion sinnvoll.
- Bei **NERD** kann eine halbe PPI-Dosierung versucht werden; bei Nichtbesserung nach 2–4 Wochen kann die Dosis gesteigert werden. Ein Umstellen auf einen anderen PPI und eine längere Therapiedauer werden empfohlen. Bei neuerlichen Symptomen bzw. schubweisem Verlauf der Symptomatik mit längeren beschwerdefreien Intervallen kann eine intermittierende Therapie (Wiederholung der initial erfolgreichen Therapie) erfolgen.
- Bei einer 8-wöchigen erfolglosen Therapie liegt ein **Therapieversagen** vor. In diesem Fall sollte eine Diagnostik unter Einschluss einer Endoskopie mit Biopsie (Duodenum, Magen, Ösophagus) und funktioneller Diagnostik (pH-Metrie: Impedanzmessung) unter laufender PPI-Therapie erfolgen.
- Trizyklische Antidepressiva und Serotonin-Wiederaufnahmehemmer (SSRI) können bei vermutetem bzw. nachgewiesenem **hypersensitivem Ösophagus** oder **funktionellem Sodbrennen** allein oder in Kombination mit einem PPI verordnet werden.

Therapie, abhängig vom endoskopischen Schweregrad

- **Leichte Refluxösophagitis** (Los Angeles A/B): Therapie 4 Wochen. Die Langzeittherapie einer leichten Refluxösophagitis mit einem PPI kann orientiert am klinischen Verlauf kontinuierlich, intermittierend oder nach Bedarf erfolgen. Es empfiehlt sich die Suche nach der niedrigst wirksamen Dosis. Bei Absetzen eines PPI kann eine graduelle Dosisreduktion zur Vermeidung eines symptomatischen Säure-Rebounds erfolgen. Das Langzeitmanagement mittels PPI sollte beschwerdeabhängig ausgerichtet sein.
- **Schwere Refluxösophagitis** (Los Angeles C/D bzw. peptische Stenose): PPI über 8 Wochen in voller Dosierung. Dauertherapie mit PPI empfohlen.
- **Asymptomatische schwere Refluxösophagitis** (Los Angeles C oder D): soll wie eine symptomatische schwere Refluxösophagitis behandelt werden.
- Im Falle eines **Helicobacter-pylori (HP)-Nachweises** soll die Indikation zur HP-Eradikation unabhängig vom Vorhandensein der GERD erfolgen.
- **Schwangerschaft:** Bei schwerer Symptomatik oder unzureichendem Effekt einer Antazidatherapie in der Schwangerschaft können ein H2-Rezeptorantagonist oder ein PPI in Standarddosis verordnet werden.

Nichtansprechen auf PPI

Zirka 10–40 % mit GERD sprechen auf eine PPI-Therapie nicht an. Bei Nichtbesserung bzw. -ansprechen kann sowohl der PPI gewechselt als auch die Dosis verdoppelt werden. Hier sind dann vor allem auch andere Diagnosen wie funktionelle Erkrankungen zu berücksichtigen.
In dieser Patientengruppe ist wiederholt gut auf Alarmsymptome zu achten.
Beim therapierefraktären Patienten empfiehlt sich eine weitere Abklärung mittels pH-Metrie: Falls Sodbrennen und saurer Reflux auftreten, ist die Anwendung eines abendlichen H2-Blockers sinnvoll. Auch Antazida und Alginatpräparate können verwendet werden. Bei Patienten ohne sauren Reflux und mit klinisch dominantem Aufstoßen lohnt sich ein Versuch mit Baclofen. In dieser Patientengruppe können dann auch trizyklische Antidepressiva und SSRI versucht werden.

Barrett-Ösophagus

In ca. 10 % entsteht aus der GERD heraus ein Barrett-Ösophagus (→ Abb. 7.2). Bei Barrettlänge > 3 cm: Risiko für ein Barrett-karzinom 0,22 pro Jahr; bei Barrettlänge 1 cm 0,01 pro Jahr.
Die Diagnose Barrett-Ösophagus wird bei endoskopisch makroskopischem Verdacht (definitionsgemäß ab 1 cm langer, becherzellhaltiger Metaplasie) histologisch durch **Nachweis von spezialisiertem intestinalem metaplastischen Zylinderepithel** gestellt.
Bei Nachweis von gastralem Epithel sollte innerhalb von 1–2 Jahren eine Kontroll-ÖGD erfolgen. Weiteres Screening nur in Risikopatienten.
Die endoskopische Beschreibung soll nach der **Prag-Klassifikation** erfolgen, die die zirkuläre Ausdehnung der Zylindermetaplasie nach proximal in den Ösophagus (C) und die maximale Ausdehnung der Zylinderepithelmetaplasie (M) umfasst. Die Bestimmung des gastroösophagealen Übergangs findet endoskopisch statt und entspricht dem proximalen Ende der Magenfalten ohne Luftinsufflation und ohne Peristaltik.

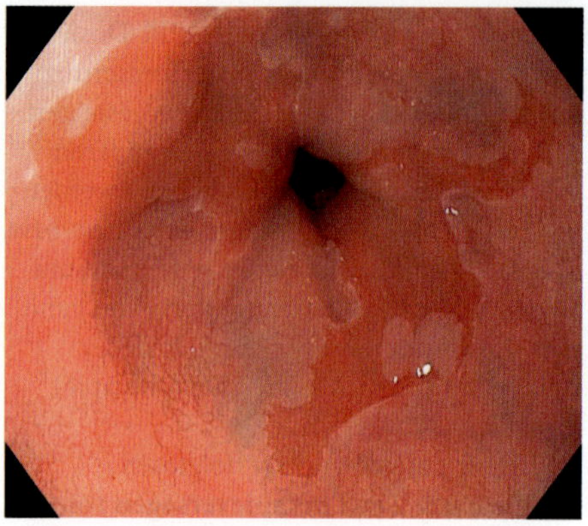

Abb. 7.2 Endoskopisches Bild eines Barrett-Ösophagus: Die Z-Linie (physiologische Grenze zwischen Ösophagus- und Magenepithel) ist an mehreren Stellen nach proximal verschoben. [P774]

Bei endoskopischem Verdacht oder bereits gesichertem Barrett-Ösophagus soll eine gezielte Biopsie aller suspekten Areale und anschließender **4-Quadranten-Biopsie** alle 1–2 cm erfolgen.
Bei **Nachweis einer hochgradigen intraepithelialen Neoplasie** oder eines **mukosalen Karzinoms** im Barrett-Ösophagus soll endoskopisch reseziert werden, da hierdurch neben der Therapie auch ein Staging der Läsion mit der Frage der Tiefeninfiltration vorgenommen werden kann.
Die European Society for Gastrointestinal Endoscopy empfiehlt bei Barrett eine Chemoprävention mit einem PPI (Datenlage dafür aber schwach).

Extraösophageale Manifestationen

Mögliche extraösophageale Manifestationen einer GERD sind: chronischer Husten, Asthma, Laryngitis und dentale Erosionen. Bei Verdacht auf eine extraösophageale Manifestation ohne typische Refluxsymptome und ohne gesicherte GERD kann nach Ausschluss anderer Ursachen eine GERD-Diagnostik erfolgen. Bei Verdacht auf eine extraösophageale Manifestation mit typischen Refluxsymptomen oder einer bereits gesicherten GERD sollte eine empirische PPI-Therapie stattfinden (doppelte Standarddosis für 12 Wochen). Diese ist allerdings weniger erfolgreich als bei „klassischer" Präsentation.

Zusammenfassung

- Eine GERD ist eines der häufigsten Krankheitsbilder des Menschen.
- Die Erfassung von Alarmsymptomen ist essenziell.
- Die Gabe von PPIs stellt eine hochwirksame Therapie dar.
- PPIs sind gut verträglich, haben aber über die Zeit auch Nebenwirkungen (erhöhtes Risiko unter anderem für chronische Nierenerkrankungen, Frakturen, Infektionen etc.). Falls nicht mehr notwendig, graduelles Ausschleichen (mit On-demand-Medikation falls notwendig). PPIs werden zu viel verschrieben und ihre Verwendung ist nur in 50 % aller Fälle medizinisch gerechtfertigt.
- Eine Antirefluxoperation ist in einzelnen Fällen sinnvoll.

8 Eosinophile Ösophagitis

Definition

Bei der eosinophilen Ösophagitis (EO) kommt es zu einer Inflammation in der Ösophaguswand, die von eosinophilen Leukozyten dominiert wird. Als Folge der transmuralen Entzündung kann es letztlich auch zum Auftreten von Strikturen kommen. EO und GERD sind unterschiedliche Erkrankungen, die gemeinsam auftreten können und sich gegenseitig beeinflussen.

Epidemiologie

Diese Erkrankung manifestiert sich vor allem bei Kindern und Jugendlichen, kann aber prinzipiell in jedem Alter (auch über dem 65. Lebensjahr) auftreten. Eine allergische Diathese oder ein allergisches Asthma bestehen oft in der Vorgeschichte und spielen damit in der Anamnese eine wichtige Rolle. Die EO wird häufiger (aktuell ca. 7,7 Erwachsene auf 100.000 Personen).

Ätiologie

Allergische Aspekte spielen bei dieser Erkrankung eine zentrale Rolle; die EO wird deswegen auch als **„Allergie des Ösophagus“** bezeichnet. Neben verschiedenen Mediatoren (Zytokine wie Interleukin 4, 5 und 13) spielen verschiedene zelluläre Elemente eine zentrale Rolle in der Steuerung der Entzündung.

Klinik

Die **persistierende Dysphagie** stellt das Leitsymptom dar; Patienten berichten oft von Nahrungsimpaktion. Die EO kann sich auch „refluxähnlich“ präsentieren und daher muss an sie auch bei Nichtansprechen auf eine typische Refluxtherapie gedacht werden. Bei Kindern treten unter anderem auch eine Gedeihstörung, Erbrechen und Bauchschmerzen auf.

Diagnostik

Die Diagnose erfolgt aus typischer Klinik, endoskopischen Veränderungen im Ösophagus (→ Abb. 8.1, → Abb. 8.2) und dem histologischen Nachweis einer EO mit eosinophiler Schleimhautinfiltration (> 15 Eosinophile/*high power field*) (→ Abb. 8.1 und → Abb. 8.2). Sehr unterschiedliche und zum Teil vielseitige endoskopische Bilder sind bei EO bekannt. Biopsien sollten aus ersichtlichen Läsionen und anderen Ösophagusabschnitten entnommen werden (2–4 pro Abschnitt).

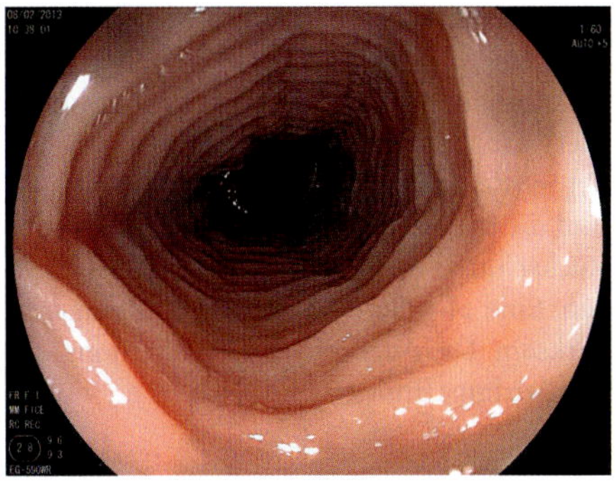

Abb. 8.1 Typisches endoskopisches Bild bei eosinophiler Ösophagitis mit einer Trachealisierung des Ösophagus als Folge der chronischen Inflammation [P774]

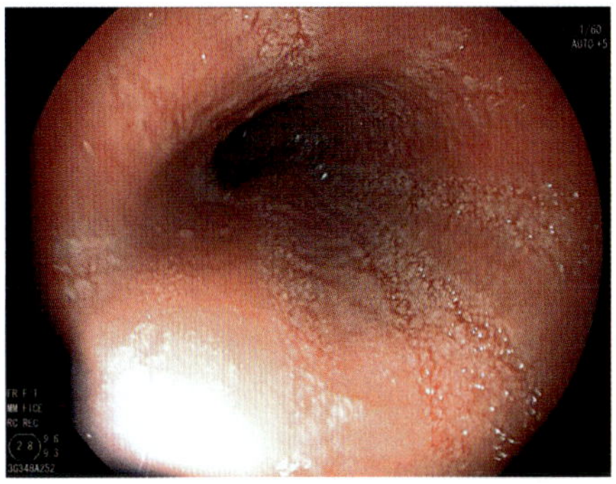

Abb. 8.2 Andere typische endoskopische Manifestation mit sog. *vertical rims* („vertikale Ränder“) [P774]

> Leider wird diese Erkrankung heute unverändert oft nicht diagnostiziert, da die Endoskopie des Ösophagus oft ungenau erfolgt und vor allem die Entnahme von Gewebsproben unterlassen wird. Daher stellt die EO eine **unterdiagnostizierte Erkrankung** dar.

Patienten mit gesicherter EO müssen immer allergologisch abgeklärt werden.

Differenzialdiagnosen

Zahlreiche Erkrankungen weisen ebenfalls eine ösophageale Eosinophilie auf und sind auszuschließen (→ Tab. 8.1)

Therapie

Pharmakotherapie Bei vielen Patienten kann als erster Schritt eine **hochdosierte PPI-Therapie** für 8 Wochen versucht werden, bei Wirksamkeit Erhaltungstherapie mit niedrigst wirksamer Dosis. Die Wirkung sollte endoskopisch/histologisch evaluiert werden. Kortikosteroide sind am wirksamsten und es steht eine Budesonid-Schmelztablette mit guter akuter Wirksamkeit zur Verfügung. Es empfiehlt sich eine Therapiedauer von 8–12 Wochen mit anschließender endoskopischer/histologischer Evaluierung; einzelne Autoren befürworten in Folge eine On-demand-Therapie vor allem, falls saisonale Trigger der Erkrankung bekannt sind. Die lokale Kortisontherapie kann je nach Schweregrad der Erkrankung auch als Erhaltungstherapie durchgeführt werden (bis zu 1 Jahr). Bei Verschlechterung der Symptomatik unter Kortison ist an eine durch *Candida* bedingte Soor-Ösophagitis zu denken (die Soor-Ösophagitis stellt die häufigste infektionsbedingte Ösophagitis dar). Eine systemische Kortisontherapie spielt in der Behandlung der EO keine Rolle. Als Alternative für die Erhaltungstherapie steht nun Dupilumab, eine Anti-Interleukin-4/-13-Antikörpertherapie zur Verfügung.

Tab. 8.1 Erkrankungen, charakterisiert durch ösophageale Eosinophilie

Gastro-ösophageale Refluxerkrankung
Medikamente (*pill esophagitis*)
Hauterkrankungen, wie z. B. Pemphigus
Eosinophile Gastritis/Gastroenteritis/Kolitis mit Ösophagusbeteiligung
Hypereosinophiles Syndrom
Autoimmunerkrankungen
Achalasie
Morbus Crohn mit Ösophagusbeteiligung
Vaskulitis
Infektionen (Pilz, viral)

Die EO kann zur ösophagealen Ringbildung und Strikturen führen, die eine endoskopische Therapie benötigen (Dilatation). Viele Patienten brauchen neben einer lokalen Kortisontherapie begleitend eine PPI-Therapie, da EO und GERD gemeinsam auftreten können und saurer Reflux zur Aktivität einer EO beitragen kann.

Diät Falls Allergien identifiziert wurden, ist eine Allergenkarenz vor allem in der Pädiatrie gut untersucht und wirksam. Zunehmend sind auch Daten bei Erwachsenen vorhanden. Eine „**6-food elimination diet**" kann als Erhaltungstherapie angewendet werden. Diese verbessert Beschwerden und die entzündliche Infiltration und erlaubt Rückschlüsse auf das verursachende Allergen. Eine „**4-oder 2-food diet**" ist weniger wirksam. Die Adhärenz bei Eliminationsdiät ist allerdings limitiert.

Prognose

Bei adäquater Therapie ist die Prognose gut; ein erhöhtes Tumorrisiko ist nicht nachgewiesen. Zahlreiche neue Therapien sind aktuell in klinischer Erprobung und in den nächsten Jahren ist mit neuen Therapien zu rechnen.

Zusammenfassung

- Die EO stellt die Allergie des Ösophagus dar.
- Es handelt sich damit vorwiegend um eine allergische Inflammation.
- Diese Erkrankung nimmt zu und ist unterdiagnostiziert und damit ist „Wachsamkeit" breit in der Medizin angebracht.
- EO und GERD treten gemeinsam auf und daher spielen PPIs in der Behandlung vor allem initial eine wichtige Rolle.
- Die Behandlung der EO hat sich in den letzten Jahren verbessert: die topische Kortisontherapie spielt in der Akuttherapie eine wichtige Rolle und kann in schweren Fällen auch als Erhaltungstherapie angewendet werden. Dupilumab stellt eine neue Langzeittherapie dar. Eliminationsdiät kann vor allem in der Erhaltungstherapie in Betracht gezogen werden.

9 Achalasie

Definition

Bei der Achalasie kommt es zu einer progressiven Degeneration von Ganglienzellen im Plexus myentericus in der unteren Ösophaguswand. Dies resultiert in einer fehlenden Relaxation des unteren Ösophagussphinkters (*lower esophageal sphincter,* „LES") und Peristaltikverlust des unteren Ösophagus.

Epidemiologie

Inzidenz von 1 Fall pro 100.000 Einwohner pro Jahr. Die Prävalenz liegt bei 10 auf 100.000 Einwohner. Betroffene sind meist zwischen 20 und 60 Jahre alt. Männer und Frauen sind gleich häufig betroffen.

Ätiologie

Die Ursache der primären Achalasie ist unbekannt, vermutlich ist sie immunmediiert.

Klinik

Leitsymptome sind eine Schluckstörung (Dysphagie) bei fester und flüssiger Nahrung und die Regurgitation unverdauter Nahrung („nicht sauer"). Häufig kommen Sodbrennen, Thoraxschmerzen und die Unfähigkeit zu „rülpsen" hinzu.
Weiteres finden sich bei der Ösophagogastroduodenoskopie (ÖGD) meist Nahrungsreste im Ösophagus bzw. ist die Passage des Endoskops erschwert (→ Abb. 9.1).

Dysphagie als Leitsymptom

> Dysphagie beschreibt die Schwierigkeit zu schlucken, während bei der Odynophagie der Schmerz beim Schlucken im Vordergrund steht.

- Falls die Dysphagie akut auftritt, ist meist ein Fremdkörper die Ursache.
- Eine Dysphagie kann sich oropharyngeal fokussieren oder ösophageal. Letztere tritt meist einige Sekunden nach Schlucken auf.
- Die **ösophageale Dysphagie** sollte klinisch exakt beschrieben werden: Auftreten bei fester/flüssiger Kost? Nach wie vielen Sekunden? Beginn der Störung und weiterer Verlauf?

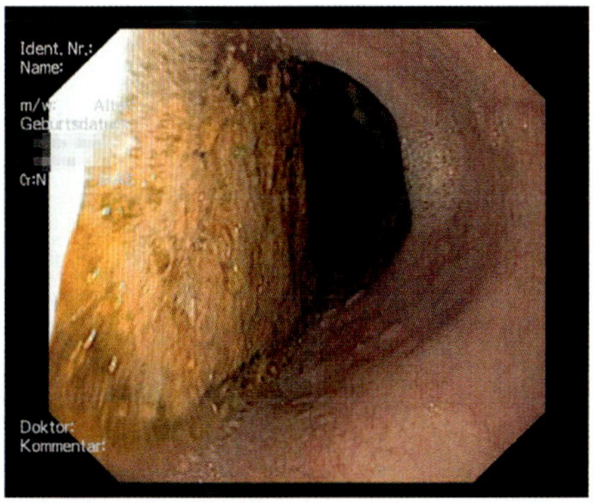

Abb. 9.1 Nahrungsmittelreste im Ösophagus sind typisch bei einer Achalasie. [T824]

Diagnostik

Diagnostisch entscheidend für die Diagnose Achalasie ist eine **Ösophagusmanometrie** mit typischen Befunden, zusätzlich ist immer eine ÖGD notwendig (Ausschluss sekundärer Achalasie). Bei Verdacht auf Letztere wird zusätzlich eine Endosonografie mit Feinnadelpunktion erforderlich. Ein Bariumschluckröntgen liefert oft gute Hinweise zur Entleerung des Ösophagus und kann bei typischer Klinik auch als erste Untersuchung erfolgen (→ Abb. 9.2).

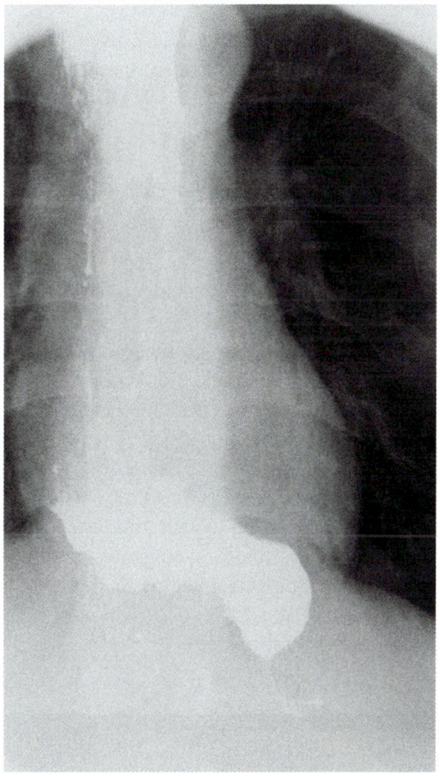

Abb. 9.2 Bariumkontraströntgen mit ausgeweitetem Ösophagus. Das Kontrastmittel steht am unteren Sphinkter mit spitzer Kontur und gelangt kaum in den Magen. [T824]

Differenzialdiagnosen

Die sekundäre Achalasie entsteht durch andere Erkrankungen, die den LES beeinträchtigen, z. B. Malignome, Sarkoidose, Amyloidose, eosinophile Ösophagitis, Sklerodermie oder Neurofibromatose. Klinische Aspekte, die eher ein Malignom vermuten lassen, sind ein Alter > 60 Jahre, eine kurze Anamnese (< 6 Monate) und ein rascher Gewichtsverlust.

Therapie

Therapeutisch verwenden wir die pneumatische Dilatation, chirurgische Myotomie (Heller´sche Myotomie) oder perorale endoskopische Myotomie, POEM oder eine Botulinumtoxin-Injektion.
Die **pneumatische Dilatation** und die **chirurgische Myotomie** sind ähnlich erfolgreich und können jeweils als Therapie der 1. Wahl angewendet werden. Nach 10 Jahren benötigen allerdings 30–50 % der Patienten eine erneute Behandlung. Eine große Studie hat die Gleichwertigkeit der peroralen endoskopischen Myotomie (POEM) zur chirurgischen Myotomie gezeigt. Die Botulinumtoxin-Injektion ist ebenfalls wirksam, zeigt aber ein deutlich höheres Rezidivrisiko. Die Nitrattherapie ist wenig wirksam.

Komplikationen

Es besteht ein leicht erhöhtes Risiko für ein Ösophaguskarzinom im Vergleich zur Normalbevölkerung. Eine Surveillance-Endoskopie wird nicht empfohlen. Bei inadäquater Therapie kann sich ein Megaösophagus (Durchmesser > 6 cm) entwickeln, der dann eine Ösophagektomie nötig macht.

Zusammenfassung

- Die Achalasie ist eine seltene Erkrankung des unteren Ösophagussphinkters mit ösophagealer Dysphagie als Leitsymptom.
- Eine sekundäre Achalasie ist immer auszuschließen (Cave: Malignom am gastroösophagealen Übergang!).
- Mechanische Therapien, wie pneumatische Dilatation, chirurgische Myotomie und POEM, sind die Behandlungsformen der 1. Wahl. Die lokale Expertise sollte über das zuerst verwendete Therapieverfahren entscheiden.
- Botulinumtoxin-Injektion eher bei älteren Patienten und Multimorbidität geeignet.
- Die Achalasie hat eine gute Langzeitprognose.

Benigne Läsionen des Ösophagus

Ösophagusläsionen lassen sich prinzipiell in erhabene, flache und zystische Läsionen einteilen. Viele dieser Läsionen stellen **Zufallsbefunde** im Rahmen einer endoskopischen Untersuchung dar, diese Erkrankungen sind also häufig asymptomatisch. Mögliche Symptome sind Halsschmerzen, Globusgefühl, Dysphagie und/oder Blutverlust. Einzelne dieser Läsionen sind häufig und damit praxisrelevant.

Erhabene Läsionen

Zahlreiche verschiedene gutartige Tumoren können sich im Ösophagus etablieren. Dazu zählen: Schwannom, Lymphangiom, Hämangiom, fibrovaskuläre Polypen, Granularzelltumoren, Papillom. Als seltene maligne Erkrankungen können gastrointestinale Stromazelltumoren oder Leiomyosarkome auftreten.
Die **Diagnosestellung** erfolgt über die Histologie.
Die **Therapie** besteht häufig in der chirurgischen bzw. endoskopischen Enukleation oder der operativen Entfernung.

Flache Läsionen

Heterotope Magenschleimhautinseln (*inlet patch*) Diese meist lachsfarbenen Magenschleimhautinseln (bis zu 4,5 cm Durchmesser) finden sich vor allem im oberen Ösophagus. Sie treten bei bis zu 12 % der Bevölkerung auf und sind meist asymptomatisch. Vereinzelt verursachen sie Beschwerden wie Globussensationen, chronischen Husten und Halsschmerzen. Dieser Aspekt ist klinisch relevant, da solche Patienten oft einen langen Leidensweg ohne Diagnose hinter sich haben. In solchen Fällen kann eine Argonlasertherapie zu Besserung führen.
Glykogenakanthose des Ösophagus Ebenfalls häufig und bei bis zu 15 % der Bevölkerung auftretend. Es handelt sich um multiple (bis zu 10 mm große) weißliche Erhabenheiten unklarer Pathogenese. Sie sind asymptomatisch und treten häufiger bei Männern auf. Keine klinische Konsequenz. Diagnostisch wegweisend ist die Färbung mit Lugol-Lösung. (→ Abb. 10.1).

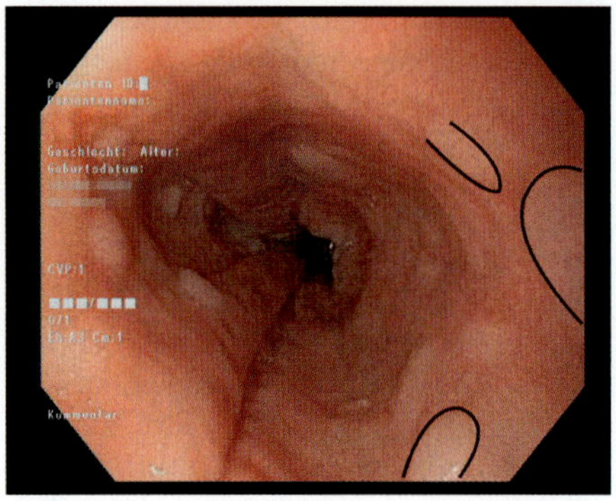

Abb. 10.1 Glykogenakanthose des Ösophagus: häufiger „Normalbefund" [T824]

Zystische Läsionen

Sie entstehen meist aus mediastinalen Strukturen (bronchogen, enterogen) und imponieren als submukosale Masse. Die Diagnose erfolgt endosonografisch.

Soor-Ösophagitis

Diese Erkrankung ist häufig, meist durch *Candida albicans* bedingt und tritt vor allem bei immunsupprimierten Patienten auf (Risikofaktoren: HIV-Infektion, Organtransplantation, Malignome mit Chemotherapie, lokale Kortisontherapie). Die **Diagnose** wird über eine Endoskopie, fakultativ eine Biopsie gestellt (→ Abb. 10.2).
Die **Therapie** erfolgt mit Fluconazol. Begonnen wird mit einer Loading-Dosis von 400 mg, dann werden täglich mindestens 200 mg oral für 2 Wochen eingenommen. Falls sich die Soor-Ösophagitis als therapierefraktär erweist, wird Voriconazol oder Posaconazol verabreicht.

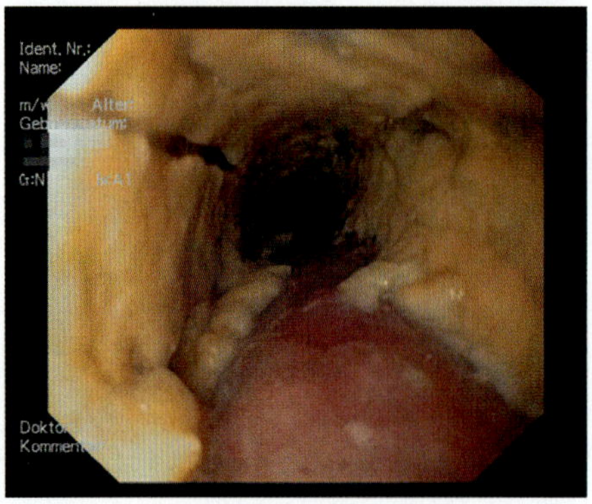

Abb. 10.2 Soor-Ösophagitis [T824]

Ösophaguskarzinom

Definition

Während gutartige Ösophagustumoren über alle Lebensdekaden verteilt auftreten, ist das Ösophaguskarzinom eine Erkrankung des älteren Menschen mit einem Gipfel zwischen 60. und 70. Lebensjahr. Es handelt sich vor allem um das Plattenepithel- (eher lokalisiert im oberen/mittleren Ösophagus) und das Adenokarzinom (eher lokalisiert im unteren Ösophagus). Andere Malignome sind sehr selten (Leiomyosarkom, gastrointestinale Stromazelltumoren, Lymphome, Sarkome).

Epidemiologie

Das Plattenepithelkarzinom war in den letzten Jahren abnehmend, das Adenokarzinom zunehmend. In unseren Breiten erkranken ca. 6–8/100.000 Einwohner daran, in vielen asiatischen Ländern sind diese Erkrankungen wesentlich häufiger. Männer sind öfter betroffen und das Durchschnittsalter beträgt ca. 70 Jahre. Das Plattenepithelkarzinom tritt mindestens 2-mal häufiger auf als das Adenokarzinom.

Ätiologie

Rauchen gilt als Risikofaktor für beide Karzinomformen, während Alkohol vor allem das Risiko von Plattenepithelkarzinomen fördert. Auch die Achalasie kann langfristig beide Krebsformen vermehrt mitbedingen (→ Abb. 10.3).

Klassifikation

Die Stadieneinteilung der Ösophaguskarzinome erfolgt nach der aktuellen WHO- bzw. TNM-Klassifikation der UICC (→ Tab. 10.1 und → Tab. 10.2).

Tab. 10.1 TNM-Klassifikation des Ösophaguskarzinoms [G924]

TNM-Stadium	Befall
T1	Infiltration der Lamina propria und Submukosa
T2	Infiltration der Muscularis propria
T3	Infiltration der Adventitia
T4	Ausbreitung auf Nachbarstrukturen
N1	Regionäre Lymphknoten
M1	Fernmetastasen

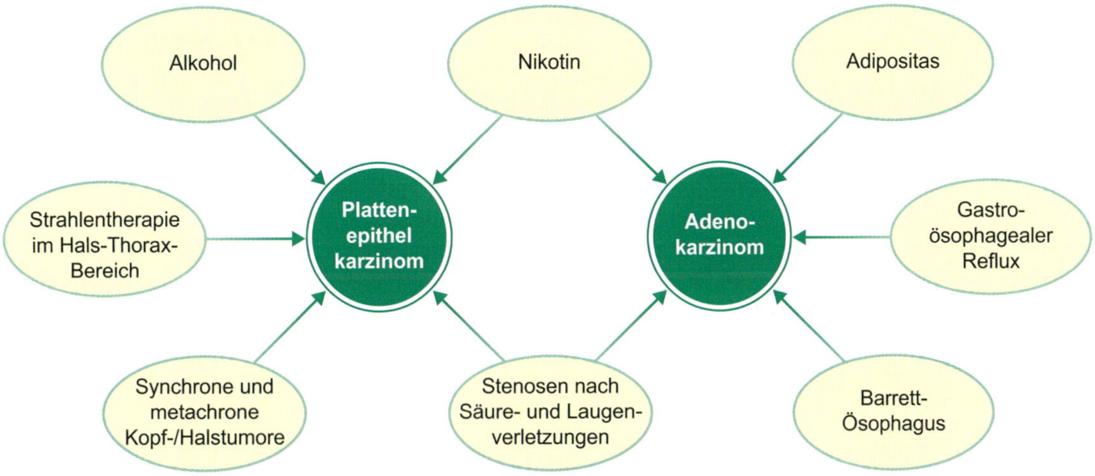

Abb. 10.3 Risikofaktoren für Ösophaguskarzinome [L234]

Tab. 10.2 TNM/UICC-Klassifikation des Ösophaguskarzinoms [G924]

UICC-Stadium	TNM
IA	T1 N0
IB	T2 N0
IIA	T3 N0
IIB	T1–2 N1
IIIA	T1–2 N2, T4b jedes N, jedes T N3
IIIB	T3 N2
IIIC	T4a N1–2, T4b jedes N, jedes T N3
IV	Fernmetastasen

Zusätzlich spielen die Histopathologie und die Lokalisation eine wichtige Rolle. Die Diagnose Plattenepithel- versus Adenokarzinom erfolgt histologisch, Ersteres macht zwei Drittel aller Ösophaguskarzinome aus. Bei Fehlen von Fernmetastasen ist die Einteilung in zervikal, supra- und infrabifurkal notwendig. Zervikale Tumoren haben meist eine schlechte Prognose. Neben der Lokalisation (oberer, mittlerer, unterer Ösophagus) sind allerdings vor allem Tumoren im unteren Ösophagus (Adenokarzinome des gastroösophagealen Übergangs = AEG) oft schwer von der Kardia abzutrennen und werden daher gemeinsam betrachtet bzw. eingeteilt **nach Siewert:**

- AEG Typ 1: Karzinome des distalen Ösophagus
- AEG Typ 2: Karzinome der Kardia
- AEG Typ 3: subkardiale Magenkarzinome

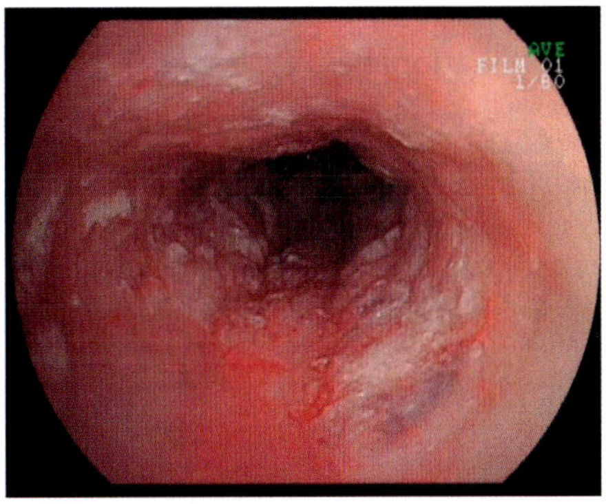

Abb. 10.4 Plattenepithelkarzinom des Ösophagus [P774]

Klinik

Leider verursachen Ösophaguskarzinome häufig erst sehr späte Symptome wie Dysphagie. Andere Symptome sind chronischer Husten oder Singultus. Vor allem die Gewichtsabnahme zwingt zur raschen Diagnostik. Patienten mit Barrett-Ösophagus sollten einem entsprechenden Screening unterzogen werden (je nach Ausmaß der Barrettläsion alle 3–5 Jahre mittels ÖGD).

Diagnostik

Alle Patienten mit neu aufgetretener Dysphagie, wiederholtem Erbrechen, Dyspepsie, gastrointestinaler Blutung und/oder Gewichtsverlust sollten einer endoskopischen Untersuchung (ÖGD) unterzogen werden (→ Abb. 10.4). Alle suspekten Läsionen müssen ausreichend biopsiert werden. Histologie und Molekularpathologie spielen in der Diagnostik eine zentrale Rolle. Adenokarzinome exprimieren in bis zu 20 % HER-2 und damit ist eine zielgerichtete Therapie möglich. Eine Chromoendoskopie mit Lugol-Lösung ist bei vielen Fragestellungen zur Verbesserung der Diagnostik sinnvoll. Eine Endosonografie wird vor allem in kurativen Situationen zum Tumorstaging benötigt. Röntgenbreischluck und Tumormarker spielen in der Diagnostik keine Rolle. Die Untersuchung wird komplettiert mit einer Ganzkörper-CT, evtl. MR und PET-CT, je nach Fragestellung und falls ein kurativer Ansatz besteht. 27

Differenzialdiagnosen

Endoskopie und Histologie erlauben üblicherweise eine klare Diagnosestellung. Bei einer sehr schweren entzündlichen Erkrankung (v. a. Refluxösophagitis) kann ein Malignom nicht immer ausgeschlossen werden und die ÖGD ist nach entsprechender Behandlung zu wiederholen. Gutartige Ösophagustumoren, wie vorher diskutiert stellen, entsprechende Differenzialdiagnosen dar.

Therapie

Die Therapie erfolgt stadienabhängig (→ Tab. 10.3).

Tab. 10.3 Stadienabhängige Therapieansätze beim Ösophaguskarzinom

Tumorstadium nach AJCC (American Joint Committee on Cancer)	Therapeutische Maßnahmen
I, IIa	Operative Therapie
IIb, III	Neoadjuvante Chemo- oder Radiochemotherapie, gefolgt von Resektion
IV	Palliative Therapie

Im Frühstadium ist mittlerweile die **endoskopische Resektion** Therapie der Wahl, da sie eine deutlich niedrigere Morbidität und Mortalität im Vergleich zur chirurgischen Resektion aufweist. Generell ist die **operative Tumorentfernung** der einzig kurative Ansatz, allerdings nur bei einem Viertel aller Betroffenen möglich. Die operative Versorgung benötigt an einem Zentrum entsprechende Erfahrung bzw. Fallzahlen. Bei präoperativem Nachweis einer Fernmetastasierung soll keine Operation erfolgen. Ein **neoadjuvantes Therapiekonzept,** d.h. Chemo- bzw. Radiotherapie vor einer chirurgischen Resektion, spielt in bestimmten Situationen, vor allem beim Plattenepithelkarzinom, eine Rolle.
In der **palliativen Situation** spielen neben einer Chemotherapie vor allem endoskopische Verfahren und Ernährungstherapie eine zentrale Rolle. Bei HER2-überexprimierenden Tumoren zeigt eine Antikörpertherapie mit Trastuzumab, kombiniert mit Cisplatin/Fluoropyrimidinen, einen Überlebensvorteil. Die Immuntherapie spielt mittlerweile auch in der Behandlung des Ösophaguskarzinoms (Plattenepithel- und Adenokarzinom) eine immer wichtigere Rolle (Doki Y. New Engl J Med 2022; 386: 449).

Die **kontinuierliche ernährungsmedizinische Versorgung** dieser Patienten ist ein sehr wichtiger Bestandteil einer umfassenden onkologischen Versorgung. Regelmäßige Verlaufskontrollen des Ernährungsstatus inklusive Diätberatung sind nach durchgeführten Therapien zu empfehlen, wie auch die Supplementierung von kalorienreichen Trinklösungen. Patienten sollten je nach Möglichkeit zu körperlicher Aktivität und Bewegungstraining motiviert werden. Eine **psychoonkologische Begleitung** ist integraler Bestandteil der Versorgung dieser Patienten.

Prophylaxe

Es existiert keine medikamentöse Prophylaxe. Reichlich Obst und Gemüse können das Karzinomrisiko senken.

Komplikationen

Die wichtigsten Komplikationen sind: Ösophagusobstruktion, Tumorblutungen, ösophagotracheale Fisteln und Rekurrensparese. Endoskopisch-interventionelle Techniken spielen hier in der Palliation eine sehr wichtige Rolle (Dilatation, Endoprothesen).

Tab. 10.4 Stadienabhängige 5-Jahres-Überlebensrate

Stadium	5-JÜR
0	>95 %
I	50–80 %
IIa	30–40 %
IIb	10–30 %
III	10–15 %
IV	≤2 %

Prognose

Die Prognose hängt entscheidend vom Stadium ab (→ Tab. 10.4). Plattenepithelkarzinome haben eine schlechte Prognose und wie erwähnt beeinflusst auch die Lokalisation die Prognose. Die 5-Jahres-Überlebensraten an spezialisierten Zentren sind besser. Vor allem im neoadjuvanten und endoskopischen Bereich wurden zuletzt Fortschritte erzielt. Die zusätzliche Immuntherapie (z. B. mit Nivolumab, bindet an den PD-1-Rezeptor auf T Lymphozyten) hat in ausgewählten Situationen zu einer Verbesserung des Überlebens geführt.

Zusammenfassung

- Das Ösophaguskarzinom macht 1% aller malignen Erkrankungen in unseren Breiten aus. Das Plattenepithelkarzinom dominiert und kommt vor allem im oberen und mittleren Ösophagus vor, während das Adenokarzinom häufiger wird und im unteren Ösophagus lokalisiert ist.
- Hauptrisikofaktoren sind Rauchen und Alkohol.
- Die klinische Symptomatik tritt meist zu spät auf, Dysphagie ist das Leitsymptom.
- In Frühstadien spielt heute die interventionelle Endoskopie eine herausragende Rolle.
- Die individuelle Behandlung inkludiert je nach Stadium Radiochemotherapie, Chemotherapie, Immuntherapie, Schmerz- und Ernährungstherapie.
- Eine operative Sanierung ist nur bei ca. 25 % der Betroffenen möglich.

11 Gastritis

Definition

Die Diagnose „Gastritis“ wird in der Medizin, vor allem aber in der Bevölkerung, häufig für unspezifische Oberbauchbeschwerden wie epigastrischer Schmerz oder Übelkeit verwendet. Streng genommen, kann diese Diagnose allerdings nur histologisch nach durchgeführter Endoskopie gestellt werden. Eine akute/chronische Gastritis ist von der **Gastropathie** zu differenzieren, die eine toxische Schleimhautschädigung z. B. durch Gallereflux darstellt und keine bzw. wenig Entzündung aufweist (→ Tab. 11.1). Bei einer **erosiven Gastritis** tritt ein oberflächlicher Schleimhautdefekt auf (+/– Blutungen = hämorrhagische Gastritis).

Tab. 11.1 Klassifikation der Gastritis bzw. Gastropathie (nach Rugge M. Gut 2024; 73: 407)

Gastritis	Infektiös (auch B-Gastritis)	Helicobacter, Mykobakterien, Syphilis, Candida, Herpesviren und andere
	Autoimmungastritis (A-Gastritis)	Parietalzell-Antikörper-positiv, Vitamin-B_{12}-Mangel; A-Gastritis gehäuft auftretend, falls andere Autoimmunerkrankungen vorliegen
	Granulomatös	Morbus Crohn, Sarkoidose
	Andere Ätiologie	Lymphozytär, kollagen, eosinophile Gastritis/Gastroenteritis, Z. n. Strahlentherapie, allergisch, Graft-versus-Host Erkrankung
Gastropathie	Reaktiv (auch C-Gastritis)	Bedingt durch Gallereflux, Alkohol, NSAR, Eisen, und viele andere Medikamente
	Vaskulär	Bei Leberzirrhose und portaler Hypertension („kongestive Gastropathie“)
	Ischämisch	Trauma, Sepsis, Hypovolämie

Epidemiologie

Die Häufigkeit einer histologisch gesicherten Gastritis in der Bevölkerung ist unklar. Die Endoskopie allein ist nicht geeignet, die Diagnose einer Gastritis zu stellen.

Ätiologie

Eine Gastritis entsteht meist als Folge einer Infektion oder autoimmunbedingt. Bei vielen Betroffenen, vor allem bei chronischer Gastritis, bleibt die Ätiologie unklar.

Klassifikation

Verschiedene histologische Klassifikationen wurden bisher angewendet und erscheinen alle unvollständig (→ Tab. 11.1). Am ehesten kann histologisch eine akute von einer chronischen Gastritis unterschieden werden. Eine A-Gastritis tritt als chronisch-atrophe Gastritis in ca. 3–6 % auf, eine B-Gastritis macht die Mehrzahl aus (> 80 %), wird aber seltener und eine C-Gastritis wird in 7–15 % der Fälle diagnostiziert. Eine B-Gastritis entwickelt in 5 % ein Ulcus duodeni und in 1 % ein Ulcus ventriculi. Im Magen existiert auch eine gastrale Mikrobiota, deren Rolle auch bei Gastritis zunehmend diskutiert wird.

Klinik

Die Beschwerden sind unspezifisch und reichen von epigastrischen Schmerzen (nüchtern, nicht-nüchtern) bis zu Übelkeit und Gewichtsabnahme.

Diagnostik

Die Biopsie im Rahmen einer ÖGD stellt den Goldstandard dar (2–4 Biopsien aus Corpus bzw. Antrum; läsional/nichtläsional). Für die Diagnose einer Autoimmungastritis sind Parietalzell-Antikörper-Nachweis, Vitamin-B_{12}-Spiegel (erniedrigt) und Gastrinspiegel hilfreich. Bei der autoimmunen Gastritis findet sich endoskopisch häufig eine atrophe Magenschleimhaut (→ Abb. 11.1).

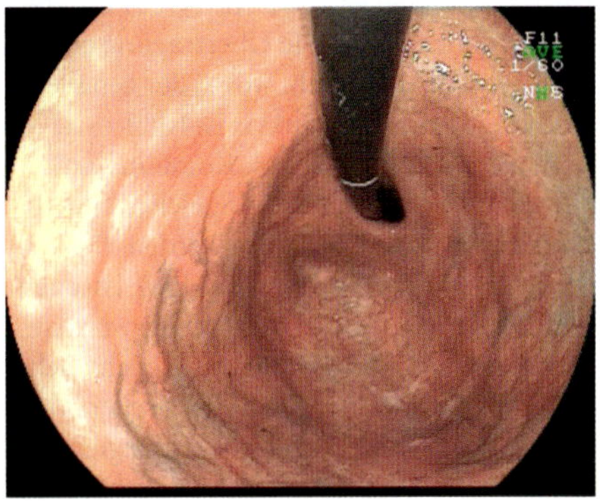

Abb. 11.1 Atropher Magen, wie er infolge einer autoimmunen Gastritis zu sehen ist [P774]

Therapie

Behandelt wird mit einer Säuresuppression (PPI) über 4–6 Wochen bzw. kausaler Therapie bzw. Behandlung der Grunderkrankung (z. B. bei Morbus Crohn oder eosinophiler Gastroenteritis). Bezüglich *Helicobacter* → Kap. 12. Bei autoimmuner Gastritis erfolgen eine Vitamin-B_{12}-Substitution und endoskopische Verlaufskontrollen (alle 3–5 Jahre), da ein erhöhtes Risiko für neuroendokrine Tumoren besteht (→ Kap. 37).

Komplikationen

Entwicklung eines Ulkus mit Blutung.

Zusammenfassung

- „Gastritis“ wird im Sprachgebrauch (auch in der Medizin) fälschlich für Oberbauchprobleme verwendet.
- Die Diagnose einer Gastritis ist nur nach histologischer Sicherung möglich.
- Die Gastritis wird damit im klinischen Alltag oft überdiagnostiziert.
- Die Therapie hängt von der Ätiologie ab.
- *Helicobacter pylori* spielt unverändert eine zentrale Rolle bei chronischen Gastritiden.

Definition

Helicobacter pylori (HP) ist eine häufige Ursache der Infektion des Magens, die üblicherweise **lebenslang** besteht. Die Entdeckung dieses Bakteriums als Hauptursache unter anderem für die Entstehung von Ulzera im Magen und Duodenum, des Magenkarzinoms und des MALT-Lymphoms hat das Management dieser Erkrankungen revolutioniert.

Epidemiologie

Die Prävalenz der HP-Infektion beträgt bei Erwachsenen in Europa ca. 30–50 % und bei Kindern ca. 3–7 %. Die Häufigkeit einer HP-Infektion bei Erwachsenen ist in unseren Breiten abnehmend. Die Übertragung erfolgt von Mensch zu Mensch, wobei der genaue Übertragungsmodus unklar ist (oral-oral, gastral-oral, fäkal-oral bzw. Kombination). Dieses Bakterium kann aus Speichel, Erbrochenem und Stuhl kultiviert werden. Der enge Kontakt von Kindern mit Erwachsenen stellt einen wichtigen Übertragungsweg dar. Die Rezidivinfektion bei Erwachsenen nach erfolgreicher Behandlung ist sehr selten.
Es existieren keine Präventionsstrategien und eine Impfung steht ebenfalls nicht zur Verfügung.

Ätiologie

Es handelt sich um ein gramnegatives Stäbchenbakterium, das vor allem im Magenkorpus, aber auch Magenantrum in der Mukosaschicht kolonialisiert und bei einem gewissen Prozentsatz der Betroffenen zu verschiedenen Erkrankungen führen kann.

Klinik

Die meisten mit HP infizierten Betroffenen sind asymptomatisch. Eine HP-Infektion ist mit verschiedenen klinischen Bildern assoziiert (s. Indikationen für eine HP-Eradikationstherapie). Epigastrische Schmerzen, Übelkeit und Inappetenz stellen typische Symptome dar.

Diagnostik

Folgende Methoden sind zum Nachweis von HP validiert und können angewendet werden:

- Invasive Methoden im Rahmen einer Endoskopie (→ Abb. 12.1): Histologie (→ Abb. 12.2), Urease-Schnelltest, Kultur, PCR (Biopsie für Histologie: 2-mal aus Antrum 2–3 cm vor dem Pylorus, 2-mal aus dem mittleren Korpus)
- Nichtinvasive Methoden: C13-Harnstoff-Atemtest, Stuhl-Antigentest
- Serologie (IgG-Antikörpernachweis): ist nach abgelaufener Infektion positiv. Damit ist der IgG-Antikörpernachweis klinisch kaum brauchbar (positiver Antikörpernachweis über Jahre!).

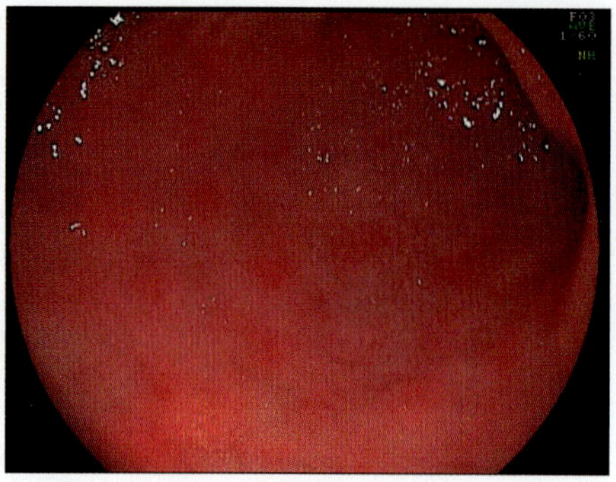

Abb. 12.1 Endoskopische Präsentation einer *Helicobacter-pylori*-assoziierten Gastritis (Antrum) [P774]

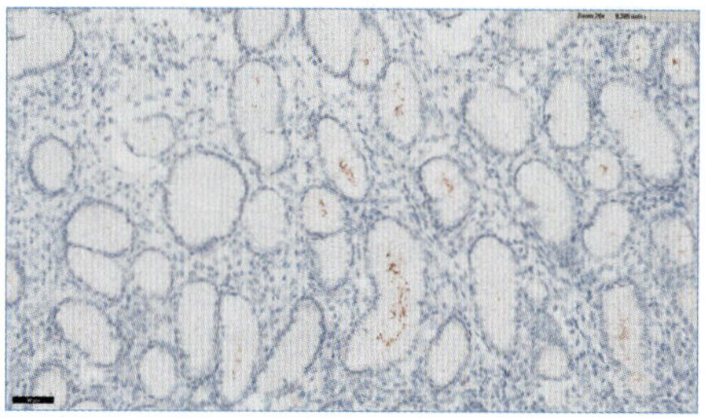

Abb. 12.2 Immunhistochemischer Nachweis von *Helicobacter pylori* im Magen (*Helicobacter pylori* braungefärbt) [P774]

> PPI- und H2-Blockertherapien sollten vor jeglicher Diagnostik (bis auf Serologie) für 2 Wochen abgesetzt werden, Antibiotika 4 Wochen.

Bei negativem Ergebnis eines der oben genannten Verfahren trotz klinischem Verdacht wird ein zweiter Test benötigt.

Differenzialdiagnosen

Andere Ursachen einer Gastritis bzw. einer Ulkuserkrankung sind auszuschließen (→ Kap. 11, → Kap. 29). Hier spielt vor allem eine sog. **C-Gastritis** (chemisch-toxische Schädigung der Magenschleimhaut unter anderem auch durch verschiedene Medikamente wie ASS oder NSAR, → Tab. 11.1) eine Rolle, die sich endoskopisch ähnlich präsentieren kann. Auch chronisch entzündliche Darmerkrankungen wie Morbus Crohn können verschiedene endoskopische Manifestationen inklusive Ulzerationen im Magen und Duodenum verursachen. Zudem bedingen andere schwere Erkrankungen, wie Sepsis, ARDS, Polytrauma, Schleimhautschädigungen im Magen mit unterschiedlicher Präsentation.

Therapie

Die **HP-Eradikationstherapie** hat sich in den letzten Jahren aufgrund vermehrter Resistenzen gewandelt und benötigt prinzipiell im Gegensatz zu früher eine längere Therapiedauer (10–14 Tage). Wichtiger Bestandteil der HP-Eradikationstherapie ist eine optimale Säuresuppression, d. h. die Gabe eines PPI volldosiert, 2-mal täglich. Nach einer erfolglosen Therapie sollte eine Resistenzbestimmung erfolgen.
Prinzipiell ist festzustellen, dass vor allem die **Clarithromycinresistenz** länderspezifisch unterschiedlich ist (falls > 15 %: Meiden von Clarithromycin). Die neuen internationalen Leitlinien empfehlen daher als Erstlinientherapie eine Bismuth-haltige Quadrupeltherapie oder eine kombinierte („konkomittierende") Vierfachtherapie. Bei niedrigen Clarithromycinresistenzen kann noch eine Standard-Triple-Eradikationstherapie als Erstlinie zum Einsatz kommen. Die Therapie und das Management einer HP-Infektion orientieren sich an den Maastricht-V-Florenz-Konsensus-Kriterien. In → Tab. 12.1 sind einige gängige Eradikationsschemata angeführt.
Eine Eradikationstherapie sollte nur bei Patienten mit positiver Testung angeboten werden.

Indikationen zur HP-Eradikationstherapie

Gesichert (essenziell):

- Ulcus pepticum (ventriculi oder duodeni) (auch falls anamnestisch gesichert und nicht vorbehandelt)
- Atrophe Gastritis und intestinale Metaplasie
- MALT-Lymphom des Magens
- Magenresektion bei Karzinom mit Restmagen
- Erstgradig Verwandte von Patienten mit Magenkarzinom

Empfohlen bei:

- Therapie mit NSAR, ASS und/oder Antikoagulanzien bzw. eine Blutung unter diesen Therapeutika
- Dyspepsie (Reizmagen)
- PPI-Langzeittherapie
- Idiopathisch thrombozytopenische Purpura
- Eisenmangelanämie
- Vitamin-B_{12}-Mangel
- IgA Vaskulitis
- Lymphozytäre Gastritis
- Morbus Ménétrier
- Asymptomatische HP-Infektion mit histologisch nachgewiesener Gastritis

Eine zusätzliche **Probiotikatherapie** kann zur verbesserten Toleranz der Antibiotikatherapie beitragen, ein günstiger Einfluss auf

Tab. 12.1 Protokolle zur Therapie der HP-Infektion bei Erwachsenen

Name	Erst-/Zweitlinie	Schema	Dosierung	Therapiedauer
Bismuth-haltige Vierfach-Therapie	Erstlinie und erste Wahl (vor allem, falls Clarithromycinresistenz > 15 %)	PPI (volldosiert)	1-0-1	10 Tage
		Bismuth-Kalium-Salz 140 mg	1-1-1-1	
		Tetrazyklin 125 mg	1-1-1-1	
		Metronidazol 125 mg	1-1-1-1	
Kombinierte Vierfach-Therapie	Erstlinie (alternativ zu Bismuth-haltiger Vierfach-Therapie)	PPI (volldosiert)	1-0-1	14 Tage
		Clarithromycin 500 mg	1-0-1	
		Amoxicillin 1.000 mg	1-0-1	
		Metronidazol 500 mg	1-0-1	
Standard-Triple	Zweitlinie (Erstlinie nur, falls Clarithromycinresistenz < 15 %)	PPI (volldosiert)	1-0-1	14 Tage
		Clarithromycin 500 mg	1-0-1	
		Metronidazol 500 mg	1-0-1	
Standard-Triple	Zweitlinie (Erstlinie nur, falls Clarithromycinresistenz < 15 %)	PPI (volldosiert)	1-0-1	14 Tage
		Clarithromycin 500 mg	1-0-1	
		Amoxicillin 1.000 mg	1-0-1	
Fluorochinolon-Triple-Therapie	Zweitlinie (nach Therapieversagen mit Erstlinie)	PPI (volldosiert)	1-0-1	14 Tage
		Levofloxacin 500 mg	1-0-0	
		Amoxicillin 1.000 mg	1-0-1	

Tab. 12.2 Praktisches Vorgehen bei geplanter HP-Eradikationstherapie

Erstlinientherapie bei HP-Eradikation:	Bismuth-haltige Quadrupeltherapie für 10 Tage
Zweitlinientherapie:	Therapie, basierend auf Resistenztestung
Drittlinientherapie:	Therapie durch Spezialistin/-en

den Eradikationserfolg von verschiedenen Probiotika ist bis heute nicht gesichert. Refluxsymptome bzw. das Vorliegen einer Refluxösophagitis per se stellen keine Indikationen für eine Eradikationstherapie dar, schließen eine solche Therapie aber auch nicht aus. Der Eradikationserfolg sollte immer aber frühestens 4 Wochen nach durchgeführter Therapie mittels C13-Harnstoff-Atemtest oder Stuhlantigentest erfolgen (PPI-Pause für mindestens 2 Wochen vor Testung!). Bei Ulcus ventriculi/duodeni und MALT-Lymphom erfolgt die Eradikationskontrolle mittels Endoskopie.

Spezielle Situationen
Bei der HP-assoziierten Blutung sollte die Eradikationstherapie möglichst rasch begonnen werden i. e. nach Nahrungsaufnahme. Auch der Nachweis eines Ulcus ventriculi/duodeni erfordert eine sofortige Eradikationstherapie.

Komplikationen

Wesentliche Komplikationen einer HP-Infektion sind: Ulcus ventriculi/duodeni mit oder ohne Blutung, Magenkarzinom (Gruppe-1-Karzinogen nach WHO), MALT-Lymphom (*mucosa-associated tissue lymphoma*) (auch MALTom). Frühe Stadien (Typ I oder II) eines MALToms können erfolgreich über eine HP-Eradikationstherapie behandelt werden.

Zusammenfassung

- HP-Infektionen sind unverändert häufig und stellen damit in der klinischen Praxis ein relevantes Problem dar.
- Die HP-Infektion verursacht immer eine Gastritis, daher ist in den allermeisten Situationen bei positivem Nachweis eine Eradikationstherapie indiziert.
- Die HP-Infektion ist mit substanzieller Morbidität und auch Mortalität assoziiert.
- Die Wahl der richtigen Eradikationstherapie ist für den Patienten kritisch. Darunter sind Eradikationsraten bei > 80–90 % erzielbar.
- Das klinische Spektrum der HP-Infektion ist breit und reicht über den Gastrointestinaltrakt hinaus.
- Komorbiditäten, die Einnahme von ASS und die Therapie mit NASR als zusätzliche Risikofaktoren erfordern die Suche nach und Therapie einer begleitenden HP-Infektion.

Definition

Die Dyspepsie stellt neben der Refluxerkrankung eine der **häufigsten gastrointestinalen Erkrankungen** des Menschen dar. Klinisch ist sie charakterisiert durch wiederholte Schmerzen bzw. Brennen im Oberbauch, postprandiales Völlegefühl, rasches Sättigungsgefühl und seltener Übelkeit. Bei 25 % findet sich eine organische Ursache, bei den anderen 75 % spricht man von **„funktioneller Dyspepsie"**. Die Dyspepsie beeinflusst bei vielen Betroffenen die Lebensqualität substanziell. Häufig wechseln sich symptomatische mit weniger symptomatischen Phasen ab.

Epidemiologie

Es handelt sich um eine sehr häufige Erkrankung; die genaue Prävalenz ist unklar, 10–20 % der Bevölkerung sind betroffen. Häufig verläuft die Erkrankungsmanifestation mild und damit wird ärztlicher Rat oft nicht eingeholt. Der häufig verwendete Begriff „Gastritis" (= histologische Diagnose) ist für dieses Beschwerdebild nicht geeignet und wird damit oft fälschlicherweise verwendet.

Ätiologie

Die Ätiologie/Pathophysiologie ist unklar und involviert neben einer gestörten Motilität eine viszerale Hypersensitivität/Schmerzwahrnehmung, eine HP-Infektion, eine Störung des gastroduodenalen Mikrobioms und psychosoziale Aspekte. Bei dieser Erkrankung werden pathophysiologisch auch eine gestörte „Darm-Hirn-Achse" und eine Störung des mukosalen Immunsystems im oberen Verdauungstrakt diskutiert. Eine Beeinträchtigung der Magenentleerung findet sich bei 30–80 % aller Betroffenen. Ein wichtiger Aspekt in der Pathophysiologie der Dyspepsie könnte ähnlich wie beim Reizdarmsyndrom eine postentzündliche/postinfektiöse Ursache sein, z. B. Auftreten nach durchgemachter Gastroenteritis.

Klinik

Typische Symptome sind: epigastrischer Schmerz/Brennen, rasches Sättigungsgefühl, Völlegefühl. Ähnlich wie beim Reizdarmsyndrom wurden auch für die funktionelle Dyspepsie klinische Kriterien entwickelt, die auch in der klinischen Praxis zur Definition herangezogen werden können.
Erbrechen ist bei funktioneller Dyspepsie selten und sollte von Regurgitation (Symptom einer Refluxerkrankung) und Rumination unterschieden werden:

- **Erbrechen** = häufig vorher Übelkeit und oraler Speichelfluss (meist > 100 ml Erbrochenes, Mageninhalt „sauer")
- **Regurgitation** = wenig sauer, postprandial, 1- bis 2-mal pro Tag, auch abends im Bett (< 100 ml)
- **Rumination** = Regurgitation kleinster Speisemengen postprandial (15–30 min nach dem Essen), entsteht durch Kontraktion der Bauchmuskulatur, „neutraler" Geschmack, spricht auf Physiotherapie an.

Diagnostik

Die Diagnose **funktionelle Dyspepsie** wird nach Ausschluss einer organischen Erkrankung gestellt: Dazu sind eine Ösophagogastroduodenoskopie (ÖGD, → Abb. 13.1) eine abdominelle Sonografie und ein Basislabor, inklusive der Bestimmung von Transglutaminaseantikörpern zum Ausschluss einer Zöliakie, notwendig. Eine HP-Infektion sollte immer ausgeschlossen werden. Die funktionelle Dyspepsie ist in einem größeren Prozentsatz von psychischer Komorbidität (Angststörung, Somatisierung etc.) begleitet.
Folgende Definition wird aktuell zur Diagnosestellung einer funktionellen Dyspepsie verwendet:

- Symptome über 3 Monate (nicht konsekutiv, mindestens 3-mal wöchentlich) in den letzten 6 Monaten
- Persistierende oder wiederholte Schmerzen/Brennen im Oberbauch und Ausschluss einer organischen Erkrankung
- Zusätzliche Symptome wie rasches Sättigungsgefühl, Völlegefühl, Meteorismus und seltener Übelkeit
- Kein Hinweis, dass sich die Beschwerden nach Defäkation bessern oder mit einer Änderung des Stuhlverhaltens assoziiert sind (d. h. Vorliegen eines Reizdarmsyndroms; Dyspepsie und Reizdarm treten allerdings in bis zu 40 % parallel auf)

Differenzialdiagnosen

Die Dyspepsie reflektiert eine funktionelle Erkrankung des oberen Gastrointestinaltrakts. Auch wenn die Dyspepsie die häufigste Magenerkrankung darstellt, sind entsprechende Differenzialdiagnosen zu berücksichtigen. Zur Orientierung dienen vorwiegend Alarmsymptome und vor allem auch nächtliche Symptome (treten bei Dyspepsie und funktionellen Erkrankungen selten auf). Prospektive Studien haben gezeigt, dass bei Vorliegen von Alarmsymptomen in 5–10 % eine organische Ursache identifiziert werden kann. Die Abgrenzung zu anderen funktionellen Erkrankungen wie funktioneller Herzschmerz, funktioneller Thoraxschmerz oder dem „Cyclic-Vomiting-Syndrom" (intermittierendes Erbrechen, Dauer bis zu 1 Woche) stellt eine klinische Herausforderung dar.
Wichtige **Differenzialdiagnosen** sind:

- **Ulcus pepticum**
- **Refluxerkrankung**
- **Magen-/Ösophaguskarzinom**
- **Cholezystolithiasis**
- **Pankreatitis/Pankreaskarzinom**
- **Reizdarmsyndrom**
- **Gastroparese**
- **Kohlenhydratmalabsorption**
- **Morbus Crohn mit oberer GI-Beteiligung**
- **Medikamenten-induzierte Dyspepsie** (wie nach Anwendung von nicht-steroidalen Antirheumatika, Metronidazol, Kalziumkanalblockern, Bisphosphonaten, oral verabreichtem Kalium, Eisenpräparaten, Colchicin, Kortikosteroiden, Östrogenen,

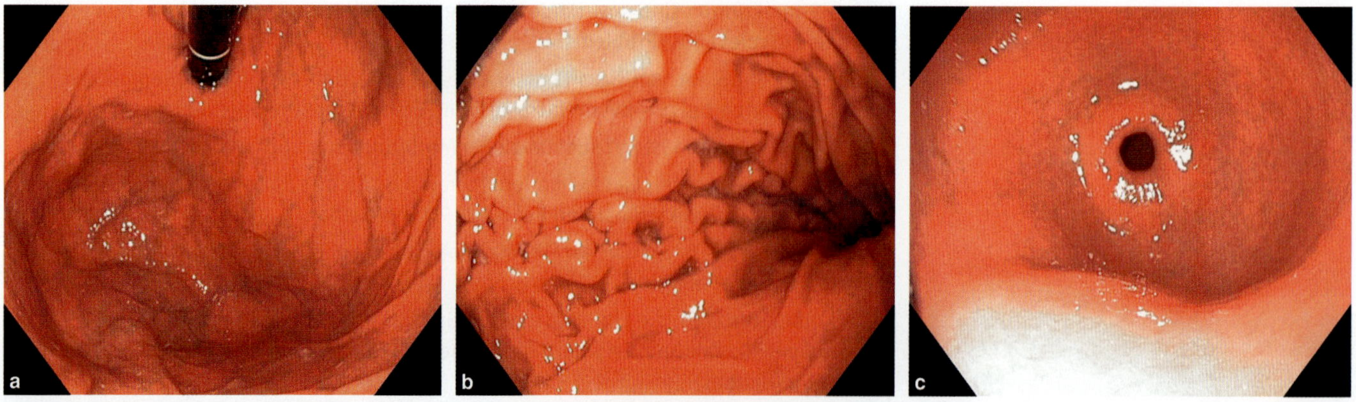

Abb. 13.1 Bei Dyspepsie zeigt sich meistens eine unauffällige Endoskopie des Magens: a) Fundus, b) Korpus, c) Antrum. [T774]

Levodopa, verschiedenen Antibiotika, NOAKs etc.).

Therapie

Die Behandlung der Dyspepsie ist eine klinische Herausforderung und oft nicht sehr erfolgreich. Ziel ist es damit, dem Patienten einen besseren Umgang mit seinen Symptomen zu ermöglichen und nicht, ihn symptomfrei zu bekommen. Man sollte sich bezüglich der Auswahl der geeigneten Therapie am dominanten Symptom orientieren. Ehe eine medikamentöse Therapie begonnen wird, sind Lebensumstände und „Lifestyle-Faktoren" anamnestisch genau zu erfragen. Auch sind Essgewohnheiten zu ermitteln und eine entsprechende Umstellung inklusive Portionsgrößen etc. zu empfehlen.

Insgesamt ist ähnlich wie bei Reizdarmpatienten vorzugehen:

- Das ärztliche Gespräch mit Aufklärung über die Natur der Erkrankung steht im Vordergrund.
- Ganz wesentlich erscheint die Tatsache, dem Patienten seine Diagnose möglichst verständlich zu erklären. Selbiges hilft vielen Patienten und gibt ihnen vor allem das Gefühl, dass ihre Beschwerden ernst genommen werden.
- Patienten mit Dyspepsie suchen oft verschiedene Ärzte auf, letztlich auch ihre Unzufriedenheit und Frustration mit diesem Krankheitsbild reflektierend.

In den meisten klinischen Studien bei funktioneller Dyspepsie findet sich eine enorm hohe Placeborate (bis zu 70 %), was die Etablierung einer wirksamen Therapie limitiert. Jegliche Therapie kann nur symptomorientiert und nicht kausal sein. Folgende therapeutischen Konzepte werden verfolgt:

- Säuresuppressive Therapien (Protonenpumpenhemmer, H2-Blocker): PPI zeigen eine *number-needed-to-treat* (NNT) von 11, d. h., bei vielen Patienten wirkt diese Therapie nicht. Wenn nach 8-wöchiger Therapie keine Besserung eintritt, sollte sie abgesetzt werden.
- HP-Eradikationstherapie, falls der HP-Nachweis positiv ausfällt (NNT 7)
- Trizyklische Antidepressiva (TCA): NNT 6 (z. B. Amitriptylin 10–25 mg tgl.); Indikation: Versagen eines PPI. Start mit 10 mg abends, die Wirkung tritt meist erst nach 4–6 Wochen ein.
- Prokinetika (z. B. Metoclopramid): aufgrund des Nebenwirkungsprofils und der nur kurzzeitig erlaubten Verwendung (< 12 Wochen) limitierte Anwendung
- Phytotherapeutika: Vor allem Pfefferminze und Kümmel zeigen eine gewisse Wirksamkeit.
- Bauchhypnose: sehr vielversprechend und zu wenig angewendet

Komplikationen

Wichtig ist die Beachtung von Alarmsymptomen und dann eine sofortige und adäquate Abklärung (→ Tab. 13.1 und → Tab. 13.2).

Prognose

Die Dyspepsie ist häufig eine chronische Erkrankung. In Studien wurde gezeigt, dass bei 60–90 % aller Patienten nach 2–3 Jahren die Beschwerden ähnlich sind. Eine exakte Diagnosestellung und Aufklärung führen zu signifikanter Besserung bei vielen Betroffenen und unterstreichen das „Potenzial des ärztlichen Gesprächs". Die Rolle von Ernährung/Diät ist bei Dyspepsie unklar, aber wahrscheinlich relevant. Das Führen eines Symptomtagebuchs ist wichtig. Fettreiche Nahrung kann Symptome provozieren. Eine begleitende diätologische Betreuung ist sinnvoll.

Tab. 13.1 Alarmsymptome bei Dyspepsie und damit endoskopische/bildgebende Abklärung unbedingt erforderlich

Gewichtsverlust
Persistierendes Erbrechen
Anämie
Dysphagie
Hämatemesis
Tastbare abdominelle Resistenz
Lymphknotenvergrößerung
Positive Familienanamnese für Magenkarzinom
Frühere Magenoperation

Tab. 13.2 Häufige Fehler im Management der Dyspepsie

Überuntersuchung (*choosing wisely*): „viele Endoskopien, aber keine Diagnose"
Fehlen einer psychologischen/psychiatrischen Anamnese
Übersehen von Essstörungen
Fehlinterpretation von Erbrechen als Regurgitation/Rumination
Dauer-PPI-Therapie
Nichterkennen von Medikamentenunverträglichkeiten
Zu häufige Zuweisung zur Operation (vor allem Cholezystektomie)
Nicht rechtzeitige endoskopische Untersuchung bei Alarmsymptomen

Zusammenfassung

- Die Dyspepsie stellt eine häufige, aber gutartige Erkrankung dar.
- Exakte Diagnosestellung und gute Patientenaufklärung sind die Eckpfeiler im Management.
- Die Pharmakotherapie ist zwar oft unbefriedigend, ungeachtet dessen stellen PPIs und H2-Blocker die am besten untersuchten Therapien dar.
- Eine HP-Eradikationstherapie führt klinisch in einem gewissen Prozentsatz zu einer Besserung.
- Trizyklische Antidepressiva können helfen.
- Pflanzliche Präparate stellen für viele Patienten eine attraktive, aber nicht sehr wirksame Alternative dar (auch Nebenwirkungen!).
- Eine Bauchhypnose ist wirksam und sollte allen Patienten angeboten werden.

14 Gastroparese

Definition
Syndrom mit objektivierbarer verzögerter Magenentleerung ohne mechanisches Hindernis. Klinisch ist die Gastroparese durch Übelkeit, Erbrechen, rasches Sättigungsgefühl, Meteorismus und/oder Bauchschmerzen gekennzeichnet.

Epidemiologie
Es liegen keine gesicherten Daten vor.

> Tatsache ist aber, dass die Gastroparese häufig nicht diagnostiziert wird!

Ätiologie
Häufig idiopathisch. Andere wichtige Ursachen können sein: diabetische Gastroparese (prädominant bei Typ-1-Diabetes), postoperativ (Fundoplikation, Magen-OP, bariatrische OP, Ösophagektomie), paraneoplastisch bzw. im Rahmen von Malignomen sowie systemische Erkrankungen (z. B. Parkinson, systemische Sklerose, Amyloidose) und Medikamente (Opiate).
Die **Malignom-assoziierte Gastroparese** wird häufig nicht erkannt. Ursachen sind vielseitig: paraneoplastisch, direkte Tumorinfiltration, postoperativ oder therapiebedingt (Chemotherapie, Radiotherapie).

Klinik
Bauchschmerzen sind häufig, aber selten das Leitsymptom. Kardinalsymptome: Übelkeit und Erbrechen, häufig kommt es zu Gewichtsverlust. Dyspeptische Symptome können optional vorliegen (rasches Sättigungsgefühl, postprandiales Völlegefühl, epigastrischer Schmerz, Meteorismus).

Diagnostik
Bei obigen Symptomen ist als erste Untersuchung eine ÖGD durchzuführen. Es schließen sich eine Computertomografie des Abdomens bzw. eine MR-Enterografie zum Ausschluss einer Dünndarmobstruktion an. Die Diagnosestellung erfolgt dann über eine Szintigrafie (Magenentleerungsszintigrafie unter Verwendung einer Testmahlzeit, angereichert mit ^{99m}Technetium). Eine **Magenentleerungsstörung** ist szintigrafisch definiert, falls die Magenretention > 10 % nach 4 h bzw. > 60 % nach 2 h beträgt. Der objektive Nachweis einer Magenentleerungsstörung ist für die Diagnose Gastroparese essenziell. Weiters sind entsprechende Laboruntersuchungen nötig, vor allem bei der idiopathischen Form (u. a. Ausschluss von Autoimmunerkrankungen etc.). Falls lokale Expertise vorhanden ist, kann eine gastroduodenale Manometrie durchgeführt werden.

Klassifikation
- Milde Gastroparese: Retention nach 4 h: 10–15 %
- Moderate Gastroparese: Retention nach 4 h: 15–35 %
- Schwere Gastroparese: Retention nach 4 h: > 35 %

Differenzialdiagnosen
Wie bereits vorher bei der Dyspepsie diskutiert, sind zahlreiche andere Erkrankungen vor allem des Oberbauchs auszuschließen.

Therapie
Im Vordergrund und in einem ersten Schritt sollte der Patient diätologische Maßnahmen durchführen: kleine, häufige Mahlzeiten, fettarme Ernährung und nur mit löslichen Faserbestandteilen, z. T. ist eher flüssige, pürierte Nahrung notwendig. *Slow particle diet:* alles, was mit einer Gabel zerdrückt werden kann. Optimierung der Diabetestherapie.
Nächster Schritt:
- Flüssiges Metoclopramid (10–15 min vor Mahlzeiten; als Tablette 3–4 × 10 mg täglich) (keine Langzeitzulassung) oder Domperidon (10–20 mg 3 × täglich)
- 5-HT_3-Rezeptor-Agonisten: Ondansetron oder Granisetron (Pflaster)
- Neurokinin-Antagonist: Aprepitant 125 mg p. o., 1 × täglich
- Dopamin (D2)-Rezeptor-Antagonist: Itopride 3 × 50 mg (Zulassung: funktionelle Dyspepsie)
- Kein Erythromycin: erhöhter Fundustonus, Tachyphylaxie und QTc-Zeit Verlängerung
- Prucalopride (5-HT_4-Rezeptor-Agonist): off-label: 1 mg täglich, Steigerung bis 4 mg möglich
- Neu ist eine interventionelle Therapieoption: Die gastrale perorale endoskopische Myotomie (G-POEM) gilt als vielversprechend.
- Magensonde in Akutsituation (Erbrechen, Bauchschmerzen)
- Jejunalsonde, falls enterale Ernährung notwendig oder bei refraktären Symptomen
- Ultima Ratio: Magenschrittmacher (nur in wenigen spezialisierten Zentren möglich)

Komplikationen
Kachexie mit allen möglichen Komplikationen. Zum Teil besteht ein sehr großer Leidensdruck und die Lebensqualität ist extrem eingeschränkt.

Zusammenfassung
- Die Gastroparese ist ein unterdiagnostiziertes Krankheitsbild. Hohe Morbidität und verkürzte Lebensdauer.
- Sie tritt häufig idiopathisch auf bzw. ist diabetesbedingt. **Cave:** Malignome!
- Übelkeit und Erbrechen sind die Leitsymptome.
- Diagnostik: Die Szintigrafie gilt als Methode der Wahl.
- Die Therapiemaßnahmen sind vielseitig und komplex: diätologische Maßnahmen, Antiemetika, G-POEM, Jejunalsonde.

15 Ulcus pepticum

Definition

Es handelt sich um einen Wanddefekt im Magen bzw. oberen Duodenum, der über die Muscularis mucosae bis in die Submukosa reicht. Der Begriff **„peptisch"** beschreibt, dass hier der Einfluss von Magensäure und Faktoren wie Pepsin eine zentrale Rolle spielt. Eine verbindliche Definition, ab welcher Größe eine „Erosion" als Ulkus definiert wird, existiert nicht, meist ist es über 5 mm groß.

Epidemiologie

Die jährliche Inzidenz beträgt 0,1–0,3 %. Bei *H.-pylori*-Infizierten steigt diese Rate auf 1 %, d. h., HP-Infizierte entwickeln 6- bis 8-mal häufiger ein Ulkus als Nichtinfizierte. Die Ulkusprävalenz nimmt mit dem Alter zu. Generell sinken Prävalenz und Mortalität des Ulcus pepticum in der westlichen Welt, bedingt durch die Abnahme der *H.-pylori*-Infektion.

Pathogenese

> Die Entstehung eines Ulkus setzt eine entzündliche Gewebsschädigung voraus. Damit existiert häufig die Sequenz: Gastritis – erosive Gastritis (nicht bis in die Submukosa reichend) – Ulkus.

Wie häufig aus einer Gastritis ein Ulkus entsteht, ist nicht bekannt. Eine ausgeprägte Antrumgastritis korreliert eher mit Ulcus duodeni (Bulbus), während eine Corpusgastritis (+/– Atrophie) mit einem Ulcus ventriculi assoziiert ist. Ulcera ventriculi sind eher größer als Ulcera duodeni.

Ätiologie

Hauptursache für ein Ulcus ventriculi bleibt eine **H.-pylori-Infektion** (beim Ulcus duodeni spielt die HP-Infektion eine noch wichtigere Rolle als beim Ulcus ventriculi, → Abb. 15.1). Es folgen NSAR- bzw. ASS-induzierte Ulzera (→ Abb. 15.2). In zahlreichen Fällen kann keine Ursache etabliert werden, unverändert dürften Faktoren wie Stress eine wichtige Rolle einnehmen. Ein NSAR-induziertes Ulkus wird wahrscheinlicher bei gleichzeitiger *H.-pylori*-Infektion, Alter, Komorbidität, zusätzlichen Medikamenten wie Kortikosteroide, Antikoagulantien oder Bisphosphonate. Eine Kortisontherapie alleine hat nur ein moderat erhöhtes Ulkusrisiko.
Stressulzera spielen vor allem beim Intensivpatienten bzw. schwer Erkrankten eine wichtige Rolle. Weiters sind seltenere Erkrankungen wie das Zollinger-Ellison-Syndrom mit rezidivierenden multiplen Ulzera assoziiert. Auch Nikotinkonsum ist zu beachten.

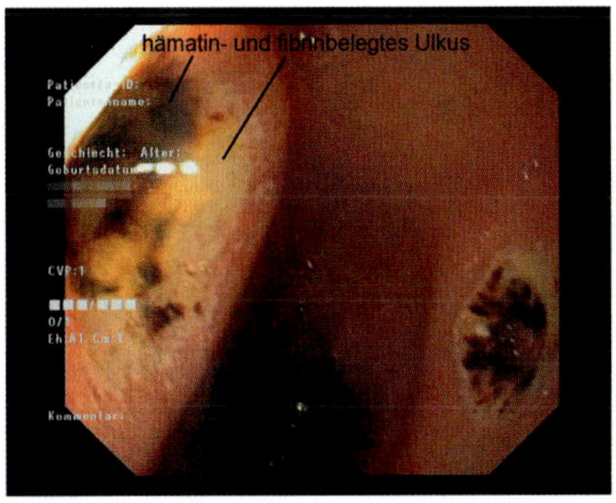

Abb. 15.1 Ulcus duodeni (Bulbus) bei *H.-pylori*-Infektion [T824]

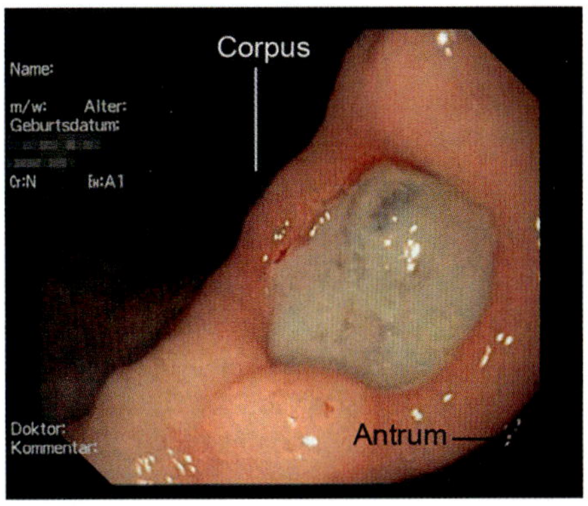

Abb. 15.2 Ulcus ventriculi bei NSAR-Abusus [T824]

Klassifikation bzw. Lokalisation

Das Ulcus pepticum entsteht einzeln oder an mehreren Stellen im Magen bzw. Duodenum. Typischerweise liegen die Ulzera an der kleinen Kurvatur bzw. im Bulbus duodeni.

Klinik

Es existiert kein typisches Symptom bzw. viele Patienten sind auch beschwerdefrei (vor allem, falls das Ulkus NSAR-/ASS-induziert ist). Beim Ulcus ventriculi kommt es eher postprandial zu Schmerzen, während beim Ulcus duodeni größtenteils ein Nüchternschmerz vorliegt. Weiters bestehen Völlegefühl, rasches Sättigungsgefühl und Übelkeit.

Diagnostik

State-of-the-Art-Diagnostik ist die ÖGD, in der sich typischerweise ein glatter, regulärer, runder Randwall mit einem flachen Ulkus zeigt. Bei Verdacht auf HP-Infektion sollten leitliniengemäß mindestens 8 Biopsien aus Ulkusgrund und Ulkusrand entnommen werden. Ein Ulcus ventriculi sollte immer biopsiert werden, insbesondere falls das Risiko einer Malignität als hoch erachtet wird (nicht jedoch das Ulkus aus dem Bulbus duodeni). Als klinische Alarmzeichen für ein Malignom gelten: Gewichtsverlust, Dysphagie, Eisenmangelanämie, persistierendes Erbrechen, Lymphadenopathie.

> Eine *H.-pylori*-Diagnostik bei Ulcus pepticum ist essenziell.

Differenzialdiagnosen

Je nach Endoskopiebefund und Anamnese ist ein malignes Ulkus auszuschließen. Bei rezidivierenden Ulzera ist die Diagnostik zu intensivieren (**Cave:** falsch negative *H.-pylori*-Diagnostik) und seltene Ursachen, wie ein Gastrinom, sind auszuschließen.

Therapie

- **Bei H.-pylori-Infektion:** unbedingte *H.-pylori*-Eradikationstherapie, sobald der Patient in der Lage ist, orale Medikation zu sich zu nehmen. Beim unkomplizierten Ulcus pepticum erfolgt bis zum Absetzen der Antibiotikatherapie eine antisekretorische Therapie (PPI). Die Eradikation wird nach 4–6 Wochen mittels ÖGD kontrolliert (→ Kap. 12). Nikotin und Alkohol sollen vermieden werden, es existiert keine spezielle Diät. PPI sind allen anderen Therapien überlegen (z. B. H2-Blocker, Sucralfat etc.).
- **Ulcus ventriculi, HP negativ:** PPI für 8–12 Wochen. Ein Absetzen ist nur nach einer durchgeführten Endoskopiekontrolle möglich.
- **Ulcus duodeni, HP negativ:** PPI 6 Wochen; endoskopische Kontrolle je nach klinischer Situation
- **NSAR-induzierte Ulzera:** PPI für mindestens 8 Wochen. Falls die Gabe der NSAR/ASS beibehalten werden muss, kann später zu einer Dauer-PPI-Therapie übergegangen werden.
- Ulkus > 2 cm, multiple Komorbidität, refraktär, d. h. fehlende Abheilung nach 12 Wochen; *H.-pylori*- und NSAR-negatives Ulkus: Erhaltungstherapie mit PPI

Komplikationen

Typische Komplikationen des Ulkus sind: Blutung, Perforation, Magenausgangsstenose und Organpenetration. Bei blutendem Ulkus sind PPI intravenös ausreichend dosiert zu verabreichen +/– endoskopische Therapie. Falls die endoskopische Therapie/konservative Therapie 2-mal gescheitert ist, ist ein chirurgisches Vorgehen indiziert. Bei Perforation wird eine nasogastrale Sonde gelegt, Flüssigkeit zugeführt bzw. Antibiotika gegeben und evtl. operativ therapiert.

> Bei akutem Abdomen erfolgt eine sofortige Operation.

Die Ulkus-bedingte Magenausgangsstenose ist selten, hier muss immer an ein Malignom gedacht werden.

Prophylaxe

Die wesentliche Prophylaxe ist eine *H.-pylori*-Eradikationstherapie. NSAR-induzierte Ulzera können durch Verwendung von PPI verhindert werden und damit ist je nach Risikoprofil (Alter > 65 Jahre, Komorbidität) ein NSAR immer mit einem PPI zu kombinieren. Bei einer Kortisontherapie wird nicht generell die Verwendung eines PPI empfohlen. PPI sind mit die am meisten verschriebenen Medikamente global und haben auch ein definiertes Nebenwirkungsprofil. Es wird vermutet, dass ca. 50 % der PPI-Verschreibungen nicht indiziert sind.

PPI-Prophylaxe bei NSAR und Acetylsalicylsäure (ASS)

Dies ist ein kritisches Thema in der Inneren Medizin, da einerseits Erkrankungen wie peptische Ulzera verhindert werden können, andererseits die Verwendung von PPI im letzten Jahrzehnt in der Medizin völlig ausgeufert ist.

Folgende Aspekte sind zu berücksichtigen:

- Die NSAR-induzierte GI-Toxizität tritt meist erst nach mehreren Wochen auf (evtl. auch nach wenigen Tagen oder Einzelgaben möglich).
- Die Toxizität ist dosisabhängig.
- Verwendete NSAR sollten so kurz und niedrig dosiert werden wie notwendig.
- Vor der Gabe von NSAR muss eine *H.-pylori*-Infektion ausgeschlossen bzw. behandelt werden (vor allem, falls in der Anamnese eine Gastritis bzw. ein Ulkus vorliegt).
- Die konsequente PPI-Gabe erfolgt parallel zur NSAR-Gabe, falls: Patient > 65 Jahre, Ulkus in der Anamnese, zusätzliche medikamentöse Therapie mit Antikoagulanzien, Kortikosteroiden, Aspirin.
- Für die Verwendung von Aspirin gelten ähnliche Grundsätze wie bei der Verwendung von NSAR.

Prognose bzw. refraktäres Ulkus

60 % der Ulzera heilen spontan, mit erfolgreicher *H.-pylori*-Eradikation > 90 %; 5–20 % rezidivieren im ersten Jahr. Zirka 5 % aller Ulzera sind refraktär auf die Therapie mit PPI.

„Refraktär" ist dabei definiert als ein Ulkus > 5 mm nach 12-wöchiger Therapie. Eine persistierende *H.-pylori*-Infektion und der NSAR-Gebrauch sind als Hauptgründe zu sehen. Weiters müssen ein Malignom und ein Morbus Crohn ausgeschlossen werden. In der Folge müssen ein Zollinger-Ellison-Syndrom (Gastrinbestimmung nach Absetzen von PPI) und ein Hyperparathyreoidismus (Serumkalziumbestimmung) ausgeschlossen werden. Anschließend erfolgt eine Kontrollendoskopie nach 12 weiteren Wochen PPI-Therapie. Darauf wird 2-mal täglich auf die voll dosierte PPI-Therapie eskaliert. Eine Rescue-Magenoperation bei Ulcus pepticum ist heute in den seltensten Fällen notwendig.

Stressulkus und Komorbiditäten

- **Intensivpatienten:** Es ist sehr etabliert, dass besonders Intensivpatienten in 1,5–15 % Stressulzera im Magen entwickeln. Daher ist bei ihnen oft eine Stressulkusprophylaxe zu empfehlen.
- **Der komorbide komplexe Patient:** Auch außerhalb der Intensivmedizin ist bei multimorbiden Patienten ein erhöhtes Risiko für Stressulzera zu beobachten und damit eine medikamentöse Prophylaxe mit einem PPI zu überlegen.
- **Leberzirrhose:** Diese Patientengruppe zeigt ebenfalls ein höheres Risiko für peptische Ulzera. Eine längerdauernde PPI-Therapie ist in dieser Patientengruppe allerdings problematisch (vermehrt Infektionen).
- **Weitere Erkrankungen:** Ein erhöhtes Risiko für peptische Ulzera besteht auch bei zahlreichen anderen Erkrankungen, wie COPD, rheumatische Erkrankungen, Typ-2-Diabetes, nach Organtransplantation.

Seltene Ursachen einer peptischen Ulkuserkrankung

- **Medikamente:** Bisphosphonate, Kortikosteroide (Risiko eher nur beim multimorbiden Patienten erhöht), Paracetamol (in Dosen > 2 g), Clopidogrel, Sirolimus, Spironolacton, Serotonin-Wiederaufnahmehemmer, Chemotherapeutika. Viele dieser Medikamente führen auch zu einem erhöhten Blutungsrisiko im oberen Gastrointestinaltrakt. Ihr negativer Effekt wird durch NSAR verstärkt.
- Morbus Crohn, Sarkoidose
- Gastrinom (Zollinger-Ellison Syndrom): meist sporadische Tumoren, selten in Zusammenhang mit einem *multiple endocrine neoplasia syndrom type 1* (MEN1 i. e. Tumoren in Hypophyse, Parathyroidea und Pankreas). Häufig sind multiple Ulzera, auch tiefer im Duodenum. Es kommt zur Allgemeinsymptomatik wie Diarrhö, Gewichtsverlust. Gastrinbestimmung führt zur Diagnose.
- Systemische Mastozytose
- Karzinoidsyndrom
- Andere Infektionen: Herpes-simplex-Typ-1-Infektion, Zytomegalievirus-Infektion

Zusammenfassung

- Das Ulcus pepticum bleibt eine wichtige Erkrankung, die klinische Symptomatik ist variabel, manchmal tritt es asymptomatisch auf.
- Das *H.-pylori*-assoziierte Ulkus wird seltener, trotzdem ist eine exakte *H.-pylori*-Diagnostik bei Vorliegen von jedem Ulkus essenziell.
- Das Ulcus pepticum, bedingt durch Medikamente und komplexe Grunderkrankungen, nimmt an Häufigkeit zu.
- Protonenpumpenhemmer sind die Medikamente der Wahl. Dosierung und Therapiedauer richten sich nach der Entität.
- **Cave:** Eine PPI-Verordnung erfolgt generell in bis zu 50 % ohne gesicherte Indikation!

Definition
Im Magen kommen verschiedene gut- und bösartige Tumoren vor. Das Spektrum reicht von relativ harmlosen Polypen bis zum gastrointestinalen Stromazelltumor (GIST), über neuroendokrine Tumoren (NET) bis zum Magenkarzinom. Malignome des Epithels (i. e. Adenokarzinome) stellen mit > 95 % die Majorität dar.

Magenkarzinom

Epidemiologie
Männer sind ca. 2-mal häufiger betroffen als Frauen (15/100.000 versus 7/100.000 Neuerkrankungen pro Jahr). Generell nimmt das „klassische" Magenkarzinom (mittleres/distales Magendrittel) ab, während Karzinome am gastro-ösophagealen Übergang zunehmen. In bestimmten Weltregionen (wie Asien) sind Magenkarzinome viel häufiger und damit ist das Magenkarzinom global das zweithäufigste Malignom. Die Mortalität dieser Erkrankung bleibt hoch obwohl zuletzt hochinnovative Therapien entwickelt wurden, da die Diagnosestellung häufig spät erfolgt.

Ätiologie
Eine *Helicobacter-pylori*-Infektion ist ein wesentlicher Risikofaktor für das Magenkarzinom. Eine „präventive" HP-Eradikationstherapie ist besonders zu empfehlen, falls eine Corpus-dominante Gastritis, eine Pangastritis bzw. eine multifokale Atrophie vorliegen. Während die Refluxerkrankung vor allem für das Kardiakarzinom einen Risikofaktor darstellt, sind Faktoren wie Nikotin, Alkohol, Alter, familiäre Belastung, frühere Magenoperationen, niedriger sozio-ökonomischer Status, Perniziosa (autoimmune Gastritis) und vor allem auch Umwelt- und Ernährungsfaktoren prädisponierend für das Nicht-Kardiakarzinom. In ca. 10 % tritt ein Magenkarzinom familiär gehäuft auf.

Präkanzerosen
Chronisch-intestinale Metaplasie Hier wird die Magenschleimhaut (nur Antrum oder Corpus oder extensiv [Antrum und Corpus]) durch intestinales Epithel ersetzt. Sie wird als komplett definiert, falls auch Becher-Zellen, ein Bürstensaum und eosinophile Enterozyten vorliegen. Sie gilt als Präkanzerose, d. h. 2,5 Magenkarzinome auf 1.000 Personenjahre. Letztere Situation sollte alle 2–3 Jahre endoskopisch kontrolliert werden. Bei positivem Ergebnis muss unbedingt eine *Helicobacter*-Eradikation erfolgen. Die Patienten sind meist asymptomatisch.
Chronisch-atrophe Gastritis Meist autoimmunbedingt (Perniziosa: Autoantikörper gegen Parietalzellen bzw. positiver Intrinsic-Faktor). Die Patienten entwickeln eine Vitamin-B_{12}-Mangelanämie (perniziöse Anämie). Es besteht ein leicht erhöhtes Risiko für neuroendokrine Tumoren und ein Adenokarzinom des Magens. Dennoch ist die Rolle der Überwachungsgastroskopie unklar, sie sollte alle 2–3 Jahre erfolgen. Die Diagnose einer atrophen Gastritis erfolgt histologisch.

Klassifikation
Das Magenkarzinom breitet sich infiltrativ in die Magenwand, in die Serosa und ins Peritoneum bzw. in Lymphknoten aus bzw. metastasiert in andere Organe. Beim Krukenberg-Tumor von Frauen handelt es sich um Abtropfmetastasen auf die Ovarien. Alle Tumoren am gastro-ösophagealen Übergang, die mehr als 2 cm in den Magen hineinreichen, werden als Magenkarzinom klassifiziert nach der Union for International Cancer Control (UICC). Die Stadieneinteilung erfolgt nach der TNM-Klassifikation (→ Tab. 16.1). Die histologische Klassifikation erfolgt ebenfalls nach UICC. Es existieren mehrere histologische Klassifizierungen, unter anderem nach WHO (tubuläre, papilläre, muzinöse, siegelringzellige Adenokarzinome) und nach Lauren (intestinaler versus diffuser Typ bzw. Mischtyp).

Klinik
Gewichtsverslust und Bauchschmerzen stellen die Kardinalsymptome dar. Ein Gewichtsverlust ist häufig bedingt durch unzureichende Kalorienzufuhr wegen Anorexie, Inappetenz, eines raschen Sättigungsgefühls oder Bauchschmerzen. Bei Tumoren nahe zum gastro-ösophagealen Übergang tritt vor allem auch eine Dysphagie auf. Bei dieser Lokalisation kann es auch durch Infiltration des Plexus Auerbachii zu einem Pseudo-Achalasiesyndrom kommen. Zudem kommt es zu Meläna, okkultem gastrointestinalem Blutverlust und einer Eisenmangelanämie. Klinisch findet sich immer wieder ein palpabler epigastrischer Tumor, je nach Krankheitsstadium.

Tab. 16.1 TNM-Klassifikation bei Magenkarzinom [G924]

TNM	Erläuterung
T1	Lamina propia (T1a), Submukosa (T1b)
T2	Muscularis propria
T3	Subserosa
T4	Perforation der Serosa, Nachbarstrukturen
N1	1–2 Lymphknoten
N2	3–6 Lymphknoten
N3a	7–15 Lymphknoten
N3b	≥ 16 Lymphknoten
M0	Keine Metastasen
M1	Fernmetastasen

> **Cave:** 25 % aller Patienten haben in der Anamnese ein Ulcus ventriculi, d. h., bei jedem Ulcus ventriculi sind Verlaufskontrolle und Malignomausschluss essenziell!

Diagnostik
Bei Symptomen wie Dysphagie, gastrointestinalem Blutverlust, Inappetenz, rezidivierendem Erbrechen, Gewichtsverlust und unklarer Eisenmangelanämie stellt die ÖGD mit reichlicher Biopsieentnahme (8–10 Biopsien aus suspekten Arealen und 2 jeweils aus Antrum und Korpus) die Diagnostik der Wahl dar. Die Molekularpathologe spielt heute eine überragende Bedeutung im Management des Magenkarzinoms d. h. unter anderem Testung des Gewebes auf HER-2 Expression, Expression von Programmed-death ligand 1 (PD-L1) und Claudin 18.2 sowie Mikrosatelliteninstabilität (alles Marker für nun vorhandene neue Therapieprinzipien). Eine Chromoendoskopie kann die Diagnose eines Magenfrühkarzinoms erleichtern. Bei Vorliegen einer intraepithelialen Neoplasie (IEN) (früher Dysplasie) erfolgt die Einteilung nach WHO in Low und High Grade. Falls makroskopisch ein Tumorverdacht besteht, die Histologie aber die Diagnosesicherung nicht erlaubt, ist eine Endosonografie zu empfehlen (→ Abb. 16.1). Im kurativen Setting ist diese immer durchzuführen. Eine Fernmetastasierung soll mittels Sonografie und CT-Thorax/Abdomen/Becken ausgeschlossen werden. Eine Routine PET-CT-Untersuchung ist nicht als Standard definiert. Es existieren keine brauchbaren Tumormarker.

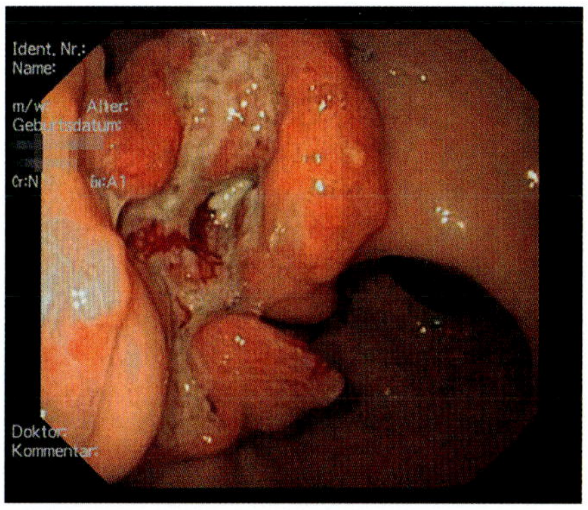

Abb. 16.1 Magenkarzinom, Antrum [T824]

Differenzialdiagnosen

Andere Tumoren wie Lymphome, GIST oder NET und sehr selten Sarkome sind differenzialdiagnostisch zu berücksichtigen.

Therapie

Intraepitheliale Neoplasien (früher Dysplasie) jeglicher Größe und Magenfrühkarzinome (Definition: Tumor limitiert auf Mukosa und Submukosa, unabhängig von Lymphknotenbefall) sollen **endoskopisch en bloc reseziert** werden, falls der Durchmesser < 2 cm ist, keine Ulzeration vorliegt, es sich um ein Mukosakarzinom und einen histologisch intestinalen Typ handelt sowie der histologische Differenzierungsgrad gut oder mäßig (G1/G2) ist. Dies darf nur an Zentren mit entsprechender Erfahrung erfolgen.

> Magenfrühkarzinome zeigen bei rechtzeitiger Diagnose ein exzellentes 5-Jahres-Überleben (ca. 90 %). Diese Diagnose wird in Europa zu selten gestellt, da gerade Magenfrühkarzinome übersehen werden!

Die **chirurgische Resektion** ist die Methode der Wahl und Standardtherapie für alle potenziell resektablen Magenkarzinome. Ziele der kurativen Resektion sind die komplette Tumorentfernung und die Resektion der regionären Lymphknoten (mit histologischer Bestätigung). Verschiedene chirurgische Therapien wie subtotale Gastrektomie oder totale Gastrektomie kommen zum Einsatz. Bei der **Roux-Y-Rekonstruktion** wird eine End-zu-Seit Anastomose zwischen blindendendem Duodenalstumpf und Jejunum hergestellt (Duodenum = kurzer Arm, Jejunum langer Arm einer Y-ähnlichen Konfiguration). In einer Palliativsituation und falls das Karzinom asymptomatisch und nicht blutend ist, sollte keine Operation erfolgen.

Bei Inoperabilität und bestehendem Adenokarzinom (gastro-ösophagealer Übergang und Magen) kann eine **Radiochemotherapie** durchgeführt werden.

Bei lokalisiertem Adenokarzinom des Magens oder des gastro-ösophagealen Übergangs erfolgt eine **perioperative Chemotherapie** (meist 3 Zyklen vor der Operation und 3 Zyklen anschließend).

Eine **palliative Chemotherapie** soll abhängig vom Allgemeinzustand allen Patienten angeboten werden, auch altersunabhängig. Ziele sind eine Erhaltung bzw. Verbesserung der Lebensqualität und eine Lebensverlängerung. Eine klinische Re-Evaluierung erfolgt alle 6–12 Wochen, um einen Tumorprogress rechtzeitig zu erkennen und damit unnötige Therapien zu vermeiden. Es stehen auch mehrere Zweitlinientherapien zur Verfügung. In der Behandlung des Magenkarzinoms gab es zuletzt substanzielle Fortschritte nicht nur im palliativen Setting (Immuntherapie, Anti-Angiogenesetherapien wie der VEGF-Rezeptor2-Antikörper Ramucirumab, Zolbetuximab bei Claudin-18.2-Expression, Trastuzumab bei HER-2-Expression). Die Dauer einer palliativen Chemotherapie wird von verschiedenen Faktoren beeinflusst und richtet sich vor allem auch nach dem Patientenwunsch.

> Vor Therapiebeginn ist daher eine sorgfältige Molekularpathologie notwendig, um die Sinnhaftigkeit und den Einsatz zahlreicher neuerer Therapien abzuschätzen.

Weitere mögliche Palliativmaßnahmen: Stentimplantation, Anlage einer Gastroenterostomie, jejunale Ernährungsfistel, palliative Radiatio. Ein Chemotherapie-refraktärer Aszites wird mittel Parazentese behandelt. Eine Immuntherapie ist bei nachgewiesener Mikrosatelliten-Instabilität zu diskutieren.

Eine **Ernährungstherapie** ist abhängig vom Ernährungsstatus frühzeitig einzuleiten. Daher ist bei Diagnosestellung und jeder ambulanten/stationären Therapie der Ernährungszustand zu erfassen. Bei Bedarf ist auch präoperativ der Ernährungszustand zu verbessern, auch wenn dadurch die Operation verschoben werden muss.

Nachsorge nach Operation: Vitamin-B_{12}-Substitution lebenslang nach Gastrektomie (**cave** Osteoporoseentwicklung), Pankreasenzymsubstitution nach Roux-Y-Rekonstruktion und bei Fettstühlen; Rehabilitation.

Allen Patienten soll eine **psychoonkologische Betreuung** angeboten werden.

Komplikationen

Eine wesentliche Komplikation ist die **Tumorblutung.** Eine Tumorblutung wird endoskopisch oder über eine angiografische Embolisation gestillt. Andere Komplikationen: Ileus, Aszites, Anämie.

Prophylaxe/Prävention

Patienten mit fortgeschrittener Atrophie und intestinaler Metaplasie (jeglicher Ätiologie) sollte ein Screening mittels ÖGD angeboten werden. Das Risiko für ein Magenkarzinom ist bei ausgeprägter Atrophie und/oder intestinaler Metaplasie gesteigert. Die ÖGD als Vorsorgeuntersuchung für die gesamte Bevölkerung wird momentan nicht empfohlen. Eine Langzeittherapie mit PPI erhöht das Magenkarzinomrisiko nicht.

Prognose

Die 5-Jahres-Überlebensrate dieser Patienten ist abhängig vom Tumorstadium. Sie liegt bei kurativ therapierten Patienten zwischen 50–60 %. Falls der Tumor resektabel ist und die Lymphknoten frei von Metastasen sind, beträgt das 5-Jahres-Überleben 31 %, bei Lymphknotenbefall 6 %.

Andere Magentumoren

Magenpolypen

Sie sind asymptomatisch und damit meist Zufallsbefunde. Am häufigsten treten hyperplastische Polypen, seltener Adenome (Therapie: Polypektomie) auf. Am häufigsten findet man sog. Drüsenkörperzysten (*fundic gland polyps*) als Nebenwirkung einer PPI-Therapie (→ Abb. 16.2): Sie finden sich nur im Fundus und Korpus. Die Drüsenkörperzysten sind oft multipel und bei der Biopsie sehr weich. Bei einer Größe > 1 cm sollten die PPI abgesetzt werden und größere Polypen evtl. reseziert werden. NET-Tumoren werden in → Kap. 37 besprochen.

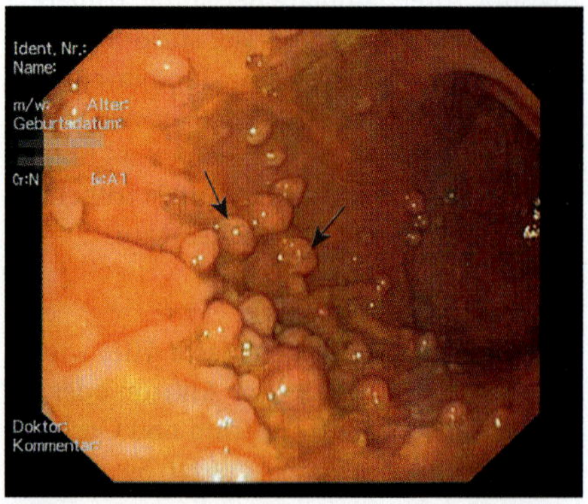

Abb. 16.2 Drüsenkörperzysten: häufiger harmloser Befund im Rahmen einer Endoskopie, oft assoziiert mit Verwendung einer längeren Protonenpumpenhemmer-Therapie [T824]

Magenlymphom

Es handelt sich um das häufigste Lymphom des Gastrointestinaltrakts (ca. 70 %). Ein Großteil dieser Lymphome ist entweder vom *Mucosa-associated lymphoid tissue*-Typ (MALT-Lymphom) oder es handelt sich um großzellige B-Zell-Lymphome. Das MALT-Lymphom ist oft *Helicobacter-pylori*-assoziiert und Frühformen können erfolgreich mit einer Eradikationstherapie behandelt werden. Weitere Therapiemöglichkeiten sind: Chemotherapie, Rituximab, evtl. Radiotherapie.

Gastrointestinaler Stromazelltumor (GIST)

Häufigster mesenchymaler Tumor des Magens (→ Abb. 16.3). Ursache ist eine Mutation im KIT-Protoonkogen. Wenn möglich, wird endoskopisch bzw. chirurgisch reseziert, da eine maligne Entartung möglich ist. Tyrosinkinase-Inhibitoren gelten als medikamentöse Therapie der Wahl (Imatinib erste Wahl; bei Krankheitsprogression Sunitinib, Regorafenib).

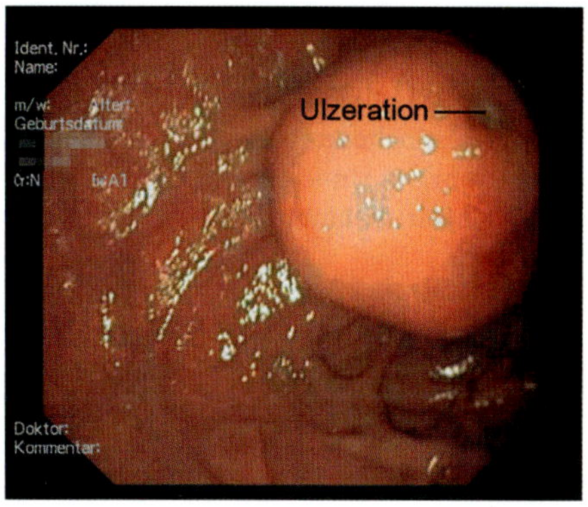

Abb. 16.3 Gastrointestinaler Stromatumor (GIST) mit zentraler Ulzeration [T824]

Zusammenfassung

- Das Adenokarzinom des Magens ist mit > 95 % das häufigste Malignom des Magens.
- Die klinische Präsentation ist unspezifisch und damit handelt es sich um eine häufig späte Diagnosestellung.
- Das TNM-Stadium entscheidet über die Prognose.
- *Helicobacter pylori* ist ein wichtiges Karzinogen.
- Das Magenfrühkarzinom eignet sich ideal für die endoskopische Resektion, wird aber endoskopisch oft übersehen.
- In der medikamentösen Therapie des Magenkarzinoms gab es zuletzt substanzielle Fortschritte.

17 Obere gastrointestinale Blutung

Definition

Es handelt sich meist um einen akuten Blutverlust aus einer Läsion des oberen Gastrointestinaltrakts (Ösophagus, Magen, Duodenum) im Sinne einer Varizen- (20 %) bzw. Nichtvarizenblutung (80 %).

Epidemiologie

Die obere gastrointestinale Blutung tritt in ca. 65/100.000 Individuen jährlich auf. Die Mortalität beträgt 2–10 % und diese ist vor allem durch Komorbiditäten bedingt.

Ätiologie

Ursachen je nach Häufigkeit:

- Ulkusblutung bzw. Blutung aus einer erosiven Gastritis (→ Abb. 17.1)
- Varizenblutung: entsteht meist im distalen Ösophagus oder proximalem Magen (Fundusvarizen) im Rahmen einer portalen Hypertension (meist Leberzirrhose).
- Erosive Ösophagitis: selten mit relevanter oberer GI-Blutung assoziiert
- Mallory-Weiss-Riss: entsteht am gastro-ösophagealen Übergang und tritt oft nach wiederholtem massivem Erbrechen auf.
- Seltene Ursachen: Dieulafoy-Ulkus (Gefäßanomalie), Angiodysplasie Thrombozytenaggregationshemmer erhöhen das Risiko für eine gastrointestinale Blutung, eine duale Thrombozytenaggregationshemmung steigert das Risiko weiter. Vitamin-K-Antagonisten und NOAKs steigern ebenfalls das Blutungsrisiko aus dem gesamten Gastrointestinaltrakt.

Klassifikation

Einteilung in okkulte bzw. overte, d. h. offensichtliche GI-Blutung. Endoskopisch wird die obere GI-Blutung nach Forrest klassifiziert (→ Tab. 17.1).

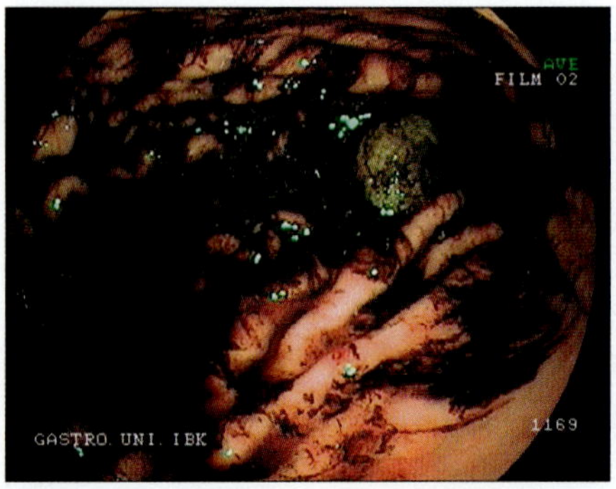

Abb. 17.1 Hämorrhagische Gastritis mit massiven Hämatinbelägen im gesamten Magen [P774]

Tab. 17.1 Forrest-Einteilung bei oberer GI-Blutung [F210-007]

Forrest I: Aktive Blutung	
Ia	Spritzende aktive Blutung (Rezidivblutung 85–100 %)
Ib	Sickerblutung (Rezidivblutung 25–55 %)
Forrest II: Inaktive Blutung	
IIa	Läsion mit sichtbarem Gefäßstumpf (Rezidivblutung 20–50 %)
IIb	Koagelbedeckte Läsion (Rezidivblutung 20–40 %)
IIc	Hämatinbelegte Läsion (Rezidivblutung 5–10 %)
Forrest III: Läsion ohne Blutungszeichen (Rezidivblutung 5 %)	

Klinik

> Entscheidend sind die genaue Anamnese, eine physikalische Untersuchung und die **sofortige Einschätzung der Kreislaufsituation.**

Folgende Aspekte sollen klinisch erfasst werden:

- Erfassen der Blutungsmanifestation: kaffeesatzartiges Erbrechen (verdautes Blut)? Hämatemesis (helles Blut oder Koagel)? Teerstuhl? Hämatochezie (Abgang von frischem hellem Blut)? Peranaler Abgang von Blutkoageln?
- Welche Begleitsymptome liegen vor? Orthostase? Synkope? Bewusstseinsveränderung?
- Blutverdünnende Medikamente? Thrombozytenaggregationshemmer? Duale Thromobozytenaggregationshemmung? Direkte orale Antikoagulanzien? Vitamin-K-Antagonisten? Heparine? Nichtsteroidale Antirheumatika?
- Begleit-/Vorerkrankungen: Leberzirrhose? Bekanntes Ulkusleiden? Malignom? Zustand nach rezenter Polypektomie? Myokardinfarkt?
- Das Auftreten begleitender Bauchschmerzen suggeriert eine Perforation und verlangt eine entsprechende Abklärung.

Klinisch ist es nicht möglich, zwischen einer Varizenblutung und Nichtvarizenblutung zu unterscheiden; die Anamnese und vor allem auch die klinische Untersuchung (Leberhautzeichen?) kann hier allerdings sehr hilfreich sein, inklusive Laborveränderungen, wie Thrombopenie und/oder eingeschränkte Prothrombinzeit.

Tachykardie (Pulsfrequenz > 100/min), Hypotension (systolischer RR < 100 mm Hg), > 60 Jahre und Komorbidität sind mit erhöhter Mortalität und einem erhöhten Rezidivblutungsrisiko assoziiert.

Diagnostik

- Labor: Bestimmung eines Blutbildes, Serumchemie, Leberwerte, Gerinnungsstatus und auch je nach Schweregrad der Erkrankung eine Laktatbestimmung
- Die Ultraschalluntersuchung des Abdomens kann wertvolle Zusatzinformationen wie Hinweise auf eine chronische Lebererkrankung/Leberzirrhose liefern.
- Viele Patienten benötigen in Folge eine stationäre Krankenhausaufnahme evtl. mit Intensivstation zur weiteren Evaluierung. Zur Einschätzung des Schweregrads der Erkrankung sind bestimmte Scores sinnvoll, z. B. der Glasgow-Blatchford-Score.
- Je nach klinischer Einschätzung ist rasch eine **Ösophagogastroduodenoskopie** zu planen (< 12–24 h) (Notfallendoskopie). Falls keine Blutungsquelle entdeckt werden kann, ist eine kontrastverstärkte Mehrzeilen-Computertomografie (CT-Angiografie) anzustreben. Falls sich weiterhin keine Blutungsquelle zeigt, ist abhängig vom klinischen Bild eine selektive Angiografie ± Embolisation notwendig.

Differenzialdiagnosen

Die häufigsten Ursachen einer oberen GI-Blutung sind in den Vordergrund zu stellen: Ulkusblutung, erosive Gastritis, Varizenblutung, Mallory-Weiss-Läsion.

Therapie

Das oberste Therapieziel ist das Erkennen der Ursache:

- Erster und wichtigster Schritt: Kreislaufstabilisierung inklusive Volumengabe (kristalloide Lösungen)
- Nahrungskarenz und gute venöse Zugänge
- Gabe von Protonenpumpenhemmern (z. B. Protonenpumpenhemmer wie Omeprazol, Esomeprazol oder Pantoprazol 80 mg i. v., Bolusgabe und in Folge kontinuierliche Therapie über 72 h), initial unabhängig davon, ob eine Varizen- oder eine Nichtvarizenblutung vorliegt
- Somatostatin/Terlipressin (Somatostatinanaloga) bei Verdacht auf Varizenblutung
- Je nach Verlauf außerdem Gabe von Erythrozytenkonzentraten (Zielhämoglobin: 7–9 g/dl). (Das Management der Varizenblutung wird im → Kap. 51 im Detail besprochen.)
- Die Gabe von Erythromycin (250 mg i. v. über 20–30 min 30–90 min vor der Endoskopie) kann die diagnostische Qualität verbessern.

- Bei Vorhofflimmern und Pausieren der Antikoagulation ist eine „Bridging-Therapie" in der Akutsituation nicht notwendig.
- Bei schwerer Blutung und Therapie mit Vitamin-K-Antagonisten oder bestimmten NOAKs kann eine antagonisierende Therapie eingesetzt werden.
- Über die Fortsetzung einer eventuell bestehenden Antikoagulanzientherapie ist in Folge individuell zu entscheiden.

Endoskopische Therapie Forrest Ia/b- und -IIa/b-Läsionen sollten endoskopisch therapiert werden (Injektionstherapie mit Adrenalin, Clips, Thermokoagulation, Hämostasespray; → Abb. 17.2) wegen der erhöhten Rate einer Rezidivblutung. Angiodysplasien werden thermisch koaguliert.

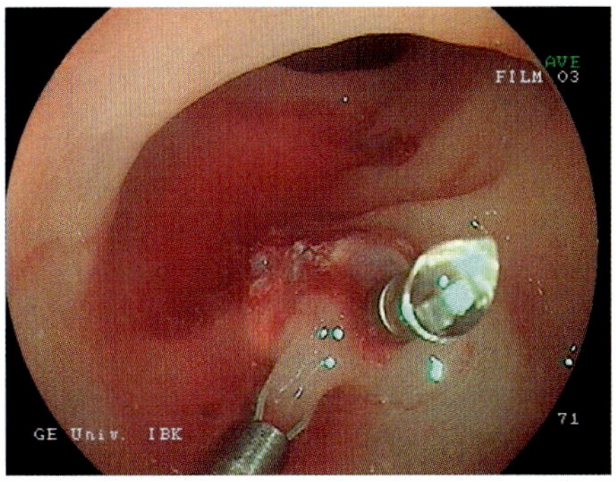

Abb. 17.2 Blutung aus dem Bulbus duodeni mit Blutstillung durch Clips [P774]

Komplikationen

Kreislaufversagen, orthostatischer Schock und Mortalität spielen hier die zentrale Rolle. Die obere GI-Blutung erfordert klinisch ein organisiertes und rasches Entscheiden, um diese Komplikationen zu verhindern.

Prophylaxe

Die Prophylaxe spielt eine sehr wichtige Rolle:

- Lege-artis-Therapie aller Ulcera ventriculi/-duodeni, HP-Eradikationstherapie
- PPI-Prophylaxe bei NSAR-Einnahme und Risikosituationen
- Sekundärprophylaxe nach Varizenblutung (→ Kap. 51)

Prognose

Die obere GI-Blutung ist in 80–90 % bedingt durch eine Blutungsursache im Magen und ist wesentlich komplikationsträchtiger als eine untere GI-Blutung. Sie hat unverändert eine Mortalität bis zu 10 % und das Rezidivrisiko ist substanziell (s. Forrest-Klassifikation).

Zusammenfassung

- Die häufigsten Ursachen einer oberen GI-Blutung sind Ulzera/eine erosive Gastritis, gastro-ösophageale Varizen und eine Mallory-Weiss-Blutung.
- Kreislaufstabilisierung ist die wichtigste und entscheidende Maßnahme, in Folge Akutendoskopie (innerhalb von 12–24 h).
- Ein endoskopisches Blutungsmanagement ist fundamental wichtig und sehr effizient.
- Bestimmte Risikofaktoren wie Tachykardie, Hypotension, Alter > 60 Jahre und Komorbiditäten beeinflussen die Prognose (Rezidivblutung, Mortalität).
- Die breite Verwendung von Antikoagulation/NOAKs vor allem auch beim alten Menschen hat zu einer Zunahme gastrointestinaler Blutungen geführt, auch im oberen Verdauungstrakt.

Definition

Zöliakie ist eine chronische, immunmediierte Enteropathie, die charakterisiert ist durch eine Gluten-getriggerte entzündliche Reaktion im Dünndarm. Als zentrales Autoantigen konnte die **Gewebstransglutaminase (tTG)** identifiziert werden.

Epidemiologie

Während diese Erkrankung primär bei Europäern und deren Nachkommen beschrieben wurde, wird sie zunehmend auch in anderen Kontinenten wie Nordafrika, im Mittleren Osten, Indien und Nordchina diagnostiziert. Damit kommt neben genetischen Aspekten vor allem auch dem steigenden globalen Weizenkonsum eine große Bedeutung zu. Die Inzidenz in Europa und USA beträgt > 20 pro 100.000 Patientenjahre. Global ist die Erkrankung häufiger bei Kindern (0,1–5,7 %) als bei Erwachsenen (0–1,9 %) und hat wie andere immunmediierte Erkrankungen in den letzten Jahrzehnten zugenommen. Zahlreiche Populationsstudien aus Europa suggerieren eine Prävalenz von ca. 1 % (in Schweden bis zu 3 %). Die Zöliakie tritt familiär gehäuft auf und damit ist bei Verwandten ersten Grades besonders an diese Erkrankung zu denken. Zöliakie tritt auch gehäuft assoziiert mit anderen Autoimmunerkrankungen auf wie Typ-1-Diabetes, autoimmune Thyreoiditis, Autoimmunhepatitis, Kollagenosen und bestimmten genetischen Syndromen (Down- und Turner-Syndrom).

Klinik

Die klinische Präsentation ist sehr vielseitig (**„Chamäleon der Inneren Medizin"**) und inkludiert zahlreiche intestinale und extraintestinale Symptome.

Die **klassische Manifestation** beinhaltet Zeichen der Malabsorption wie Diarrhö, Malnutrition und Wachstumsstörung im Kindesalter. **Extraintestinale Manifestationen** zeigen sich als Inappetenz, Müdigkeit, Leistungsknick, Eisenmangelanämie, Neuropathie, generell neurologische und psychiatrische Symptomatik, orale Aphthen/Ulzera oder Dermatitis herpetiformis. Viele Betroffene sind allerdings asymptomatisch und werden zufällig über Bluttestung entdeckt. Aufgrund dieser Tatsachen wird die Erkrankung häufig nicht oder nur spät diagnostiziert. Viele Studien haben gezeigt, dass der Weg vom Erstsymptom zur Diagnosestellung oft viele Jahre benötigt (bis zu 10–12 Jahre).

Diagnostik

Als erste Untersuchung wird die Bestimmung von Gewebs-Transglutaminase-Antikörpern Immunglobulin A (tTG-Ak) empfohlen (Sensitivität 90–98 %; Spezifität 95–97 %). Die Testung mittels endomysialer Antikörper (EMA) wird auch empfohlen, ist aber aufwendiger, weniger verfügbar und weniger sensitiv, aber sehr spezifisch. Bei Vorliegen eines IgA-Mangels, bei kleinen Kindern und falls die klinische Wahrscheinlichkeit sehr groß und tTg-Antikörper negativ ist, sollten deamidierte Gliadin-Peptid-Immunglobuline G (DGP) bestimmt werden (Sensitivität 92 %, Spezifität 100 %). Die Bestimmung von Gliadin-Antikörpern spielt in der Diagnostik heute keine Rolle mehr. Eine negative Zöliakieserologie liegt allerdings bei ca. 5 % der Zöliakiepatienten vor.

Der Goldstandard der Diagnostik ist eine **Ösophagogastroduodenoskopie (ÖGD)** mit Entnahme von Gewebsproben. Endoskopisch zeigt sich eine atrophe Mukosa mit Faltenverlust, Nodularität, Fissuren und vermehrter Gefäßzeichnung als Zeichen der Entzündung (→ Abb. 18.1). Die Sensitivität der Endoskopie alleine ist allerdings niedrig (59–94 %).

Biopsien sollten aus der Pars descendens duodeni (4–6 Biopsien) und aus dem Bulbus duodeni (mindestens 2 Biopsien) entnommen werden. Die Anzahl der intraepithelialen Lymphozyten (> 25 IEL pro 100 Enterozyten) und die Zotten- und Kryptenarchitektur fließen in die histopathologische Diagnose ein **(Marsh-Oberhuber-Klassifikation).** Die Biopsieentnahme aus dem Bulbus duodeni ist essenziell, da die Erkrankung sich manchmal auf den Bulbus duodeni beschränken kann.

Die Zöliakie entsteht immer auf genetischer Basis und ist mit dem Vorhandensein einer bestimmten **HLA-Konstellation (DQ2/DQ8) (DQ2 positiv in 95 %, DQ8 positiv in 5 %)** verknüpft. Falls der Patient HLADQ2/DQ8-negativ ist, ist eine Zöliakie ausgeschlossen. Daher ist bei unklaren Befundkonstellationen auch eine HLA-Typisierung zu empfehlen. Eine bereits durchgeführte glutenfreie Kost kann die Diagnosestellung erschweren.

Die **Diagnose einer Zöliakie** gilt als gesichert, wenn Folgendes vorliegt: histologisch vermehrt intraepitheliale Lymphozyten mit Kryptenhyperplasie (Marsh-Oberhuber-Typ 2) oder zusätzlich bereits eine Zottenatrophie (Marsh-Oberhuber-Typ 3, → Abb. 18.2) + eine positive Serologie (z. B. tTG-Antikörper) (→ Abb. 18.3). Eine Zottenatrophie kann allerdings „patchy" auftreten und ist auch bei anderen Erkrankungen zu sehen. Andere Autoren verlangen für die Diagnose Zöliakie histologische Veränderungen Marsh-Oberhuber-Typ 3, Typ 2 nicht ausreichend.

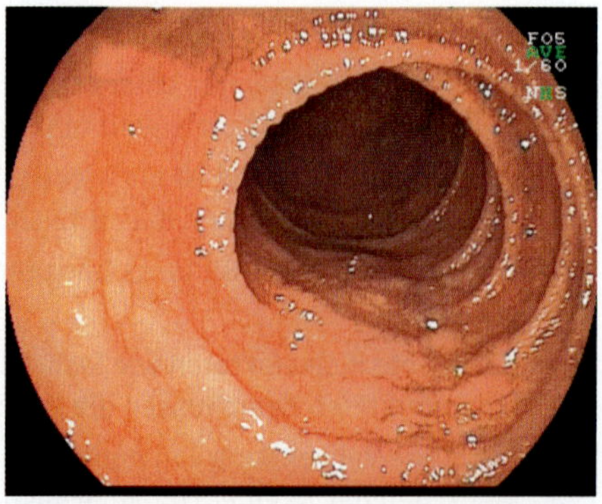

Abb. 18.1 Endoskopie, Pars descendens duodeni, Vollbild einer Zöliakie mit abgeflachter atropher Schleimhaut [P774]

Wer sollte serologisch getestet werden?

- Ein Populationsscreening wird derzeit nicht empfohlen.
- Patienten mit den folgenden Symptomen sollten serologisch (tTG-Antikörper) getestet werden: wiederholte Diarrhö oder Obstipation, Malabsorption, unerklärter Gewichtsverlust, chronische Bauchschmerzen, Blähsucht. Weiteres sollten Patienten mit Reizdarmsyndrom und refraktärer Laktoseintoleranz untersucht werden.
- Bei extraintestinalen Symptomen: unklare Eisenmangelanämie, unklare erhöhte Transaminasen, Folsäure- bzw. Vitamin-B_{12}-Mangel, Dermatitis herpetiformis, unklarer Kopfschmerz, wiederholte Fehlgeburten, eingeschränkte Fertilität, aphthöse Stomatitis, Zahnprobleme, unklare Osteoporose, Neuropathie oder zerebelläre Ataxie, Ödeme, Hämatome.
- Nichtdiagnostizierte Zöliakiepatienten sind in allen Fachrichtungen zu finden und damit ist die Zöliakie eine Erkrankung, mit der möglichst alle Ärzte vertraut sein sollten.

Potenzielle Zöliakie Hier zeigen sich positive tTG-Antikörper-Befunde (oder positive EMA) allerdings fehlt histologisch die

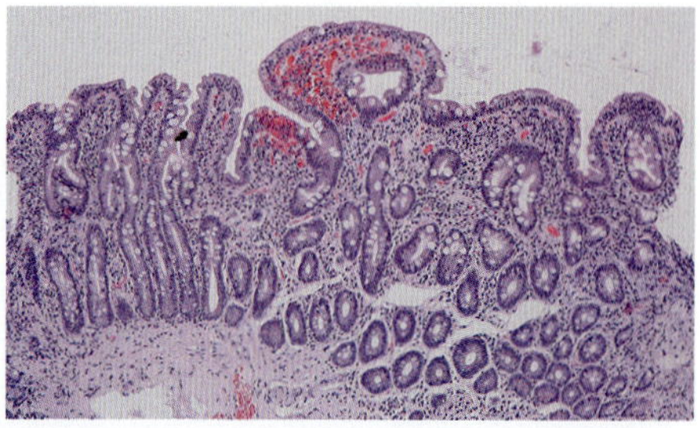

Abb. 18.2 Histologisches Vollbild einer Zöliakieläsion (Marsh 3c). Die Dünndarmzotten sind fast vollständig abgeflacht, die Krypten erscheinen verlängert. Im Epithel findet man signifikant vermehrt intraepitheliale Lymphozyten (Marsh-Oberhuber-Klassifikation). [P774]

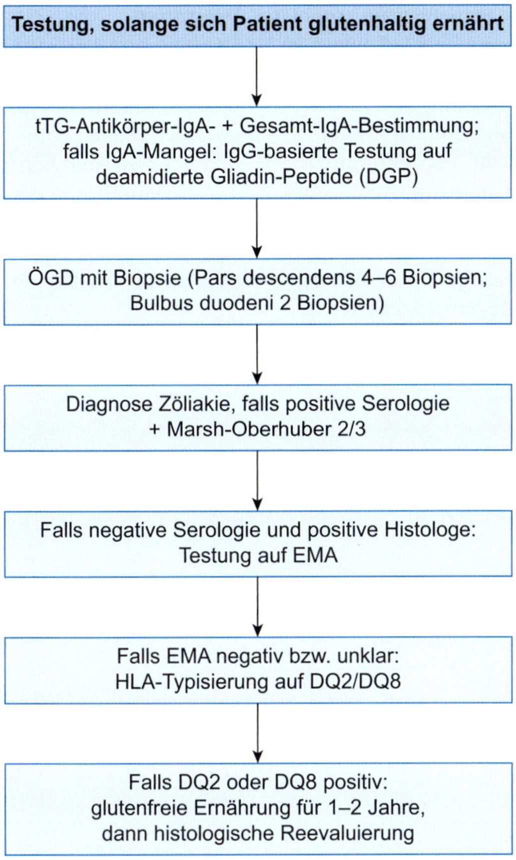

Abb. 18.3 Stufendiagnostik bei Verdacht auf Zöliakie [L231/P774]

Zottenatrophie (Marsh-Typ 0 oder 1). Eine Progression zum Vollbild einer Zöliakie tritt in 15–45 % dieser Patienten auf. Eine glutenfreie Ernährung wird nicht empfohlen (nur evtl. falls symptomatisch). Follow-up-Untersuchungen inkl. ÖGD sind sinnvoll.

Differenzialdiagnosen

Verschiedene Differenzialdiagnosen sind zu berücksichtigen. Eine auf den Bulbus beschränkte lymphozytäre Entzündung ist auch vereinzelt bei einer *Helicobacter-pylori*-Infektion zu beobachten. Auch können bestimmte Medikamente wie nichtsteroidale Antirheumatika oder Sartane (Antihypertensiva) entzündliche Veränderungen im Duodenum verursachen. Eine schwere bakterielle Fehlbesiedlung des Dünndarms (→ Kap. 19) verursacht auch entzündliche histologische Veränderungen wie auch systemische Autoimmunerkrankungen. Andere mögliche Differenzialdiagnosen sind Reizdarmsyndrom, Laktoseintoleranz, chronische Pankreatitis, mikroskopische Colitis und eine chronisch-entzündliche Darmerkrankung wie Morbus Crohn.

Nicht-Zöliakie-Glutenhypersensitivität (NCGS)

Dieser Zustand beschreibt Patienten mit gastrointestinalen und extraintestinalen Symptomen nach Weizenexposition mit negativer Zöliakieserologie und Histologie. Die Symptomatik ist breit und ähnelt in vielen Aspekten der Zöliakie. Ursächlich könnten Weizenbestandteile wie Amylase-Trypsin-Inhibitoren dafür zu verantworten sein. Eine glutenfreie Kost führt zu einer entsprechenden klinischen Besserung. Die Diagnose NCGS ist allerdings aktuell rein klinisch zu vermuten.

Weizenallergie

Hier kommt es zu einer IgE-vermittelten und/oder T-Zell-vermittelten Reaktion gegen verschiedene Weizenproteine. Die Symptome treten wie bei anderen Nahrungsmittelallergien intestinal und extraintestinal auf (Lunge, Haut). Eine klinische Unterscheidung von der Zöliakie ist oft schwierig. Diagnostisch ist die Bestimmung von IgE gegen Weizen und der Haut-Pricktest mit Weizen.

Therapie

Eine **lebenslange konsequente glutenfreie Ernährung** stellt den Eckpfeiler in der Behandlung dar. Dafür sind eine professionelle Begleitung und Diätberatung essenziell (bei Bedarf auch wiederholt). Unter einer glutenfreien Kost kommt es oft bereits rasch (innerhalb von wenigen Wochen) zu einer klinischen Besserung bzw. Beschwerdefreiheit. Nichtadhärenz bedingt, dass Patienten symptomatisch bleiben mit mehr Fatigue, Blähsucht und anderen Symptomen. Die Compliance von Erkrankten ist allerdings wie in zahlreichen Studien gezeigt oft inkomplett. Die hohen Kosten glutenfreier Nahrung sind ein wichtiger Grund für fehlende Compliance. Eine medikamentöse Therapie steht momentan für diese Erkrankung nicht zur Verfügung, auch wenn zahlreiche Therapieansätze momentan versucht werden. Unter anderem werden Gluten-degradierende Enzyme, aber vor allem spezifische Inhibitoren der Transglutaminase 2 bereits in fortgeschrittenen klinischen Studien untersucht. Wir können optimistisch sein, dass auch für die Zöliakie in einigen Jahren eine medikamentöse Therapie zur Verfügung stehen wird.

Nach 12–24 Monaten glutenfreier Ernährung empfiehlt es sich, die ÖGD zu wiederholen, um die mukosale Heilung nachzuweisen. Die positive Zöliakieserologie kann sich bereits innerhalb von Wochen normalisieren. Nach 6–12 Monaten auf glutenfreier Diät sind ca. 80 % serologisch negativ.

Zöliakiepatienten sollten abhängig vom Schweregrad der Erkrankung getestet werden auf: Vitamin A, D, E, B_{12}, Kupfer, Zink, Carotin, Folsäure, Ferritin und Eisen. Je nach Schweregrad kann auch ein Mangel an Thiamin, Vitamin B_6, Magnesium und Selen auftreten. Eine glutenfreie Kost ist oft auch arm an Ballaststoffen, was klinisch zu berücksichtigen ist.

Ernährung: was ist erlaubt? Was nicht?

- Nicht erlaubt: Weizen, Roggen, Gerste und Derivate (Mehl, Pasta, Weizenfleisch), Couscous, Dinkel, Einkorn, Zweikorn (= Emmer: Urgetreide ähnlich Dinkel), Triticale (Kreuzung aus Weizen und Roggen)
- Erlaubt: Reis, Mais, Buchweizen, Hirse, Zwerghirse, Amaranth, Quinoa, Hafer (von vielen Zöliakiepatienten toleriert)

Komplikationen

Ein kleiner Prozentsatz der Zöliakiepatienten entwickelt eine sog. **refraktäre Zöliakie** (Typ 1 und 2). Hier kommt es trotz einer glutenfreien Kost zu keiner Abheilung der Entzündungsreaktion im Dünndarm. Vor allem der Typ 2 ist mit einem erhöhten Auftreten von intestinalen T-Zell-Lymphomen assoziiert. Typ 1 und Typ 2 unterscheiden sich in der Expression des T-Zell-Rezeptors und assoziierter T-Zell-Korezeptoren von intraepithelialen Lymphozyten.

Zudem haben Zöliakiepatienten ein erhöhtes Risiko, andere Autoimmunerkrankungen zu entwickeln. Dazu zählt auch das Auftreten einer autoimmunen Hepatitis oder Colitis ulcerosa/Morbus Crohn. Auch tritt eine Osteoporose gehäuft auf, assoziiert mit einem sekundären Hyperparathyreoidismus, damit ist eine entsprechende Untersuchung der Knochendichte bei Diagnosestellung mittels DXA (Dual-Energy-X-Ray-Absorptiometrie) sinnvoll. Zudem wird auch eine Pneumokokkenimpfung empfohlen, da Hyposplenismus oft vorliegt.

Prognose

Die Prognose dieser Erkrankung ist bei entsprechender Diät gut und vergleichbar in vielen Studien mit gesunden Vergleichsgruppen. Die refraktäre Zöliakie ist selten und mit dem Auftreten von hochmalignen T-Zell-Lymphomen assoziiert. Wichtig ist, dass Patienten mit Zöliakie nach Diagnosestellung medizinisch professionell nachbetreut werden (→ Kap. 19).

Zusammenfassung

- Die Zöliakie wird auch als Chamäleon der Inneren Medizin bezeichnet, d. h. als eine Krankheit mit sehr vielen Gesichtern.
- In Europa ist die Zöliakie oft unterdiagnostiziert, d. h. daran denken! Zirka 1% der Bevölkerung ist betroffen.
- Die Transglutaminase-IgA Antikörper-Bestimmung und die Histologie aus dem Duodenum sind Eckpfeiler der Diagnostik.
- Eine lebenslange glutenfreie Diät ist notwendig, da aktuell keine medikamentöse Therapie existiert.
- „Und es bewegt sich doch“: viele neue Therapieansätze werden gerade z. T. schon in fortgeschrittenen klinischen Studien untersucht.

19 Malabsorptionssyndrom

Definition

- Malabsorption = gestörter Transport von Nahrungsbestandteilen durch die apikale Membran von Enterozyten
- Maldigestion = gestörte Verdauung von Nahrungsbestandteilen im Darmlumen

Das Malabsorptionssyndrom tritt bei verschiedenen Dünndarmerkrankungen auf und ist charakterisiert durch Gewichtsabnahme, Kachexie und typische Laborveränderungen wie Hypoproteinämie/-albuminämie und Hypocholesterinämie. Neben der Zöliakie, wie vorhin ausführlich diskutiert, sind zahlreiche andere Differenzialdiagnosen zu berücksichtigen.

Ätiologie

Unterschiedlichste Erkrankungen, die größere Dünndarmareale betreffen, führen zu diesem Syndrom (siehe Differenzialdiagnosen).

Klinik

Die Klinik wird definiert durch die entsprechende Mangelerscheinung. Eine Anämie findet sich sehr häufig.
Die Malabsorption verschiedener zentraler Nahrungsbestandteile führt zu unterschiedlichen klinischen Zuständen (→ Tab. 19.1).

Diagnostik

Genaue Anamnese und klinische Untersuchung sollten in Folge an eine Dünndarmerkrankung denken lassen. Die vorher beschriebenen Mangelzustände sollten je nach Krankheitsbild berücksichtigt und diagnostisch abgearbeitet werden.

Tab. 19.1 Malabsorptionssyndrome

Malabsorption von	Klinik	Laborveränderungen
Kalorien	Gewichtsverlust	
Fett	Steatorrhö, voluminöse Stühle	Fettexkretion im Stuhl > 6 %
Kohlenhydrate	Wässrige Diarrhö, Flatulenz	Erhöhter H_2-Atemtest (Laktose)
Vitamin B_{12}	Schwäche, Anämie, Parästhesie, Ataxie	Makrozytäre Anämie, erniedrigtes Vitamin B_{12} im Serum
Folsäure	Anämie	Makrozytäre Anämie, Serumfolat erniedrigt
Vitamin $B_{1,6}$	Cheilosis, Glossitis, Acrodermatitis	Erniedrigte Blutspiegel
Eisen	Glossitis, Anämie	Erniedrigtes Ferritin, niedrige Transferrinsättigung
Kalzium/Vitamin D	Parästhesie, Osteomalazie, Tetanie	Erniedrigtes Serumkalzium, Knochendichtebestimmung
Vitamin A	Nachtblindheit	Serumretinol vermindert
Vitamin K	Gerinnungsstörung	Erniedrigter Quickwert (PT)
Vitamin C	Skorbut, Schwäche	Serumspiegel erniedrigt

Differenzialdiagnose

Neben der Zöliakie sind zahlreiche andere Erkrankungen auszuschließen:

- Morbus Crohn mit primärem Dünndarmbefall (→ Kap. 28)
- Bakterielle Fehlbesiedlung (*small intestinal bacterial overgrowth,* SIBO): vor allem im Rahmen von funktionellen Erkrankungen/ Motilitätserkrankungen, Crohn-Stenosen, *blind loops* oder Divertikeln. Die Diagnose ist schwierig, am besten geeignet sind der Glukose- oder Laktulose-Atemtest.
- Morbus Whipple: imponiert wie chronische Erkrankung; Infektionserkrankung mit *Tropheryma whipplei,* auch extraintestinale Erkrankung. Die **Diagnosestellung** gelingt durch einen histologischen Nachweis des Bakteriums aus Dünndarmbiopsien. **Therapie:** Langzeitantibiose (mindestens 1 Jahr) mit Penicillin, Ampicillin, Tetrazyklin, Cotrimoxazol.
- Dünndarmlymphome (im Rahmen einer lang bestehenden Zöliakie oder unabhängig davon)
- Dünndarmtumoren (Karzinom, sehr selten)
- Kurzdarmsyndrom (→ Kap. 34)

Therapie

Die Therapie richtet sich ganz nach der in Folge diagnostizierten Grunderkrankung. Wesentliches Ziel ist es, die Mangelzustände zu erkennen und entsprechend auszugleichen. Spezifische Antibiotikatherapie (Breitbandantibiotika wie Amoxicillin/Clavulansäure) bei begleitender SIBO. Weiters Pankreasenzymsubstitution, Loperamid und Tinctura opii bei Diarrhö. Bei Steatorrhö Gabe von fettlöslichen Vitaminen, Kalzium und evtl. Magnesium (je nach Diarrhö und Verträglichkeit). Ersatz von Eisen, Folsäure, Vitamin B_{12} und Zink. Bei schweren Dünndarmerkrankungen kann es zu einem Vitamin-C-Mangel kommen.

Komplikationen

Ein Malabsorptionssyndrom wirkt immunsuppressiv und macht die Betroffenen anfällig für verschiedenste Infektionen, auch schwer verlaufende. Verschiedene Mangelzustände führen zu schwerwiegenden Konsequenzen, z. B. Osteoporose/Osteomalazie, und sind rechtzeitig zu erkennen und therapieren. Osteoporoseprophylaxe und Screening nach Frakturen sind daher sinnvoll.

Zusammenfassung

- Ein Malabsorptionssyndrom ist klinisch zu erkennen. Entsprechende Laborveränderungen unterstreichen die Diagnose.
- Es existieren zahlreiche Differenzialdiagnosen, meist chronisch entzündlicher, infektiöser oder maligner Natur.
- Das Erkennen der Diagnose erlaubt in vielen Fällen eine erfolgreiche Therapie.
- Essenziell ist eine gute symptomatische Therapie wie Behandlung der Diarrhö, von SIBO und breite Substitution von Vitaminen und Mineralien.

20 Mikrobiom

Definition

Die intestinale Mikrobiota beinhaltet alle Mikroorganismen, die den Verdauungstrakt besiedeln (Bakterien, Viren, Archaea) (→ Abb. 20.1). Die gesamte **genetische Information aller Bakterien** wird als **Mikrobiom** definiert. Es wird heute davon ausgegangen, dass ca. 100 Trillionen Keime den Verdauungstrakt besiedeln, was mengenmäßig ca. einem halben Kilogramm entspricht. Deren genetische Information ist immens und liegt 100-fach über dem menschlichen Genom. Es kann damit davon ausgegangen werden, dass hier ca. 300.000 Gene beheimatet sind.

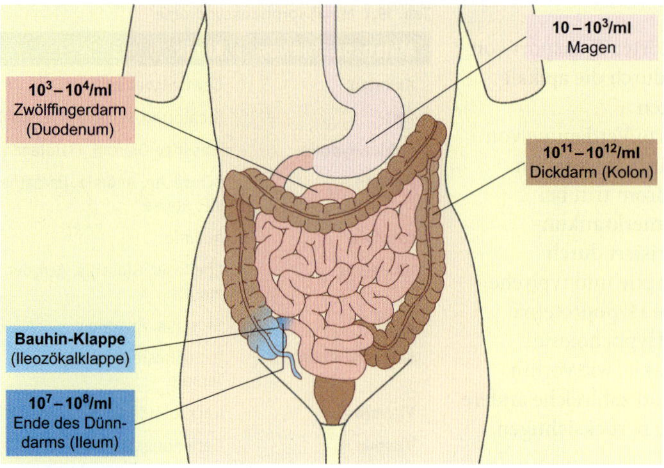

Abb. 20.1 Bakterielle Besiedelung der Darmflora [L234]

Wichtige Begriffe

Mikrobiom Genetische Information aller Kommensale (= Bakterien im Verdauungstrakt).

Metagenom Gesamte genetische Information = Wirt/Mensch + Keime.

Metabolom Alle Stoffwechselprodukte in einem System, inklusive bakterieller Bestandteile.

Proteom Vielfalt der vorhandenen Proteine in einem Ökosystem.

Pathobiont Keime im Ökosystem, die unter bestimmten Bedingungen pathogen werden können.

Präbiotika Nahrungsbestandteile, z. B. Fasern, die sich günstig auf das Wachstum bestimmter Keime auswirken und gesundheitsfördernd sind.

Probiotika Lebende Mikroben, die sich, falls verabreicht, gesundheitsfördernd auswirken.

Synbiotika Kombination aus Prä- und Probiotika.

Virom Alle viralen Bestandteile (vermutet ca. 1 % dieses Ökosystems). Das Virom benötigt eine andere Diagnostik als das Mikrobiom.

Klassifikation

Die Einteilung des Mikrobioms erfolgt nach der üblichen Klassifikation von Prokaryonten, die im Unterschied zu Eukaryonten über keinen Zellkern verfügen.

Als Überbegriff erfolgt die Einteilung in Phyla bzw. Stämme (ca. 30): Die häufigsten sind Firmicutes (60 %), Bacteroidetes (25 %), Actinobacteria (5 %), Proteobacteria, Fusobacteria, Verrucomicrobia.

Die kleinste Einheit sind dann die sog. Spezies, z. B. *Staphylococcus aureus.* Man geht momentan davon aus, dass beim Menschen intestinal 4.000–5.000 verschiedene Spezies existieren. Trotz modernster Sequenzierungsverfahren sind weiterhin auch molekular nicht alle Spezies charakterisiert. Insbesondere sind die biologischen Funktionen der meisten Keime weiterhin unklar.

Das gesunde menschliche Mikrobiom ist nach wie vor nicht ausreichend definiert, daher ist eine Analyse dieser Bakterien bei klinischen Situationen momentan sinnlos.

Diagnostik

Die Evolution neuer Technologien hat es erst in den letzten Jahren erlaubt, diese Welt molekular entsprechend zu erforschen und kennenzulernen. Ein Großteil der vermuteten, den Menschen besiedelnden Spezies kann weiterhin nicht kultiviert werden.

Folgende **Diagnostika** werden heute angewendet:

- DNA-basierte Analyse: meist Analyse der 16S-ribosomalen RNA: Sie ist spezifisch für Bakterien. Die dafür kodierende DNA beinhaltet sehr konservierte und 9 variable Bereiche (V1–9).
- RNA-basierte Diagnostik: Metatranscriptomics
- Protein-basierte Diagnostik: Metaproteomics
- Metabolite-basierte Diagnostik: Metabolomics

> Die bioinformatische Aufarbeitung der erhaltenen Information, z. B. aus Stuhlproben, stellt unverändert eine große technische Herausforderung dar und diese Wissenschaft unterliegt einem ständigen Wandel.

Beispiele von Erkrankungen, die mit einer **„Dysbiose“**, also Störung der Zusammensetzung der Mikrobiota, heute assoziiert werden:

- Malignome, wie Kolonkarzinom, Pankreaskarzinom
- Diabetes mellitus Typ 2
- Adipositas
- Lebererkrankungen, Leberzirrhose
- Atherosklerose
- Reizdarmsyndrom
- Chronisch entzündliche Darmerkrankungen
- Autoimmunerkrankungen unterschiedlicher Lokalisation
- Autismus
- Wirksamkeit von Immuntherapien bei onkologischen Erkrankungen: elegantes Beispiel über die Wichtigkeit der Mikrobiota (eine fäkale Mikrobiota Transplantation [FMT] kann die Wirksamkeit einer Immuntherapie verbessern)

Therapeutische Interventionen

Diese stehen noch in ihren Anfängen. Verschiedene Präbiotika wirken sich positiv auf Verdauungsfunktionen, wie die Regulierung des Stuhlgangs, oder auf Stoffwechselfunktionen aus. Probiotika verkürzen die Durchfallhäufigkeit bei Reisediarrhö und nach Antibiotikaeinnahme. Ihre Wirkung wurde allerdings kaum in großen kontrollierten Studien untersucht und eine breite Verwendung ist medizinisch nicht empfohlen (auch wenn breit beworben). Neue Studien mit bestimmten Keimen wie *Akkermansia muciniphila* zeigen günstige Effekte auf Adipositas und die Regulation des Glukosehaushalts.

Eine **FMT** zeigt sehr gute Wirksamkeit bei rezidivierender und auch bei schwerer *C.-difficile*-Infektion (→ Kap. 22). Alle anderen Indikationen sind zurzeit noch experimentell.

Zusammenfassung

- Die Mikrobiota sind eine faszinierende neue Welt, die Einsicht in die Entstehung von Krankheiten erlauben wird.
- Die Modulation der Mikrobiota hat großes therapeutisches Potenzial.
- Eine Analyse der Mikrobiota („Stuhlanalyse“) ist sehr teuer und im klinischen Setting unbrauchbar bzw. aktuell ohne Nutzen für den Patienten.
- Die Mikrobiomforschung ist momentan einer der intensivsten Forschungsbereiche in der Biomedizin.

Definition

Die infektiöse Gastroenteritis stellt global eine der häufigsten Erkrankungen des Menschen dar. Dies gilt unverändert auch für die westlichen Länder und damit unsere Zivilisation. In den meisten Fällen steckt hinter einer akuten Diarrhö eine Infektion, meist viral, aber insbesondere die schwere Diarrhö ist oft bakteriell bedingt (→ Tab. 21.1). Dieses Thema wurde zuletzt sehr ausführlich in den deutschen S2k-Leitlinien abgebildet.

Akute Diarrhö

Epidemiologie

Die Erkrankung ist auch in den europäischen Ländern sehr häufig. Ein Großteil unserer Bevölkerung hat einmal jährlich eine akute Durchfallepisode.

Tab. 21.1 Übersicht über die häufigsten infektiösen Erreger in unseren Ländern

Akute virale Gastroenteritis
Adenoviren
Rotaviren
Noroviren
Sapoviren
Cytomegalieviren
Bakterielle Gastroenteritis
Campylobacteri jejuni
Salmonella
Shigella
Shigatoxin produzierende *Escherichia coli* (STEC; Shigatoxin 2)
Escherichia coli (EC) (enterotoxinbildende EC, ETEC; enteroInvasive EC, EIEC; enterohämorrhagische EC, EHEC; enteropathogene, EPEC; Shigatoxin-bildende EC, STEC)
Clostridioides difficile
Yersinia enterocolitica
Yersinia pseudotuberculosis
Vibrio cholerae
Listerien
Verursacher einer Lebensmittelvergiftung (meist deren Toxin ursächlich)
Staphylococcus aureus
Bacillus cereus
Clostridioides perfringens
Protozoen
Giardiasis (*Giardia lamblia*)
Cryptosporidiose (*Cryptosporidium parvum*)
Entamoeba histolyticum
Helminthen (meist eher prolongierte Diarrhö)
Trichinellen
Plathelminthen
Strongyloides stercoralis

Ätiologie

Das Leitsymptom der infektiösen Gastroenteritis ist die akute Diarrhö. Die Ursache der akuten Diarrhö/infektiösen Gastroenteritis ist meist viral. Die Pathogene werden folgendermaßen eingeteilt:

- **Nichtinvasive Pathogene** (z. B. *Clostridioides difficile,* Norovirus oder Rotavirus, *Escherichia coli, Cryptosporidium, Giardia lamblia*) führen zu akuter wässriger Diarrhö.
- **Invasive Pathogene** (z. B. *Campylobacter,* hämorrhagische *E. coli, Shigella, Salmonella, C. diff.*) führen oft zu blutiger Diarrhö.

Eine Diarrhö, die länger als 2 Wochen dauert, ist oft durch Parasiten bedingt (z. B. *Giardia lamblia, Entamoeba histolytica*).

Klinik

Begleitend zur Diarrhö treten häufig Bauchschmerzen, Tenesmen, Flatulenz, Fieber, Erbrechen und Übelkeit auf. Vor allem virale Ursachen und bestimmte Toxine (z. B. *Staphylococcus-aureus*-Enterotoxin oder *Bacillus-cereus*-Toxin) zeigen oft dominant eine Beteiligung des oberen GI-Trakts (Erbrechen, Übelkeit). Auch bei chronischer Diarrhö lohnt sich die Suche nach Pathogenen.

> Das Ausmaß der Dehydratation muss klinisch festgestellt werden (Dunkler Harn? Stehende Hautfalten? Schleimhäute? Orthostatische Hypotension?).

Diagnostik

Die Notwendigkeit für eine Stuhldiagnostik mit Stuhlkulturen ist meist eine rein klinische Entscheidung. Eine singuläre Stuhlprobe ist ausreichend. Argumente für die Diagnostik sind:

- Ausbruch mit mehreren Beteiligten
- Schwer kranker Patient mit hohem Fieber
- Dauer über 1 Woche
- Immunsupprimierter Patient
- Schwangerschaft
- Älterer Patient

Blutig schleimige und niedrig voluminöse Stühle sind typisch für eine Kolonbeteiligung, wässrige hochvoluminöse Diarrhö für eine Beteiligung des Dünndarms. Falls der Patient zuletzt stationär war, Antibiotika eingenommen hat oder Bewohner eines Altenheims ist, sollte auf *Clostridioides* (früher *Clostridium) difficile* getestet werden. Bei massiv blutiger Diarrhö wird auf Shigatoxin-produzierende *E. coli* (STEC) getestet. Falls die Diarrhö länger als 2 Wochen besteht, erfolgt eine Testung auf *Giardia lamblia* und *Cryptosporidium.*

Differenzialdiagnosen

Das Leitsymptom akute Diarrhö bedeutet in fast allen Fällen eine infektiöse Ursache. Seltene andere Ursachen sind akute Ischämie oder Nebenwirkung von Medikamenten.

Therapie

Die wichtigste und zentrale Maßnahme ist ein adäquater Flüssigkeitsersatz (im Bereich von mehreren Litern!), wenn möglich oral. Probiotika werden nicht empfohlen. → Tab. 21.2

> Das Ausmaß der Dehydratation wird klinisch häufig unterschätzt.

Die **„WHO-Lösung“** bietet optimalen Flüssigkeitsersatz und kann im Bedarfsfall leicht zubereitet werden (→ Tab. 21.3).

Symptomatische Therapie der Diarrhö? Falls die Diarrhö unblutig und der Patient fieberfrei ist, ist Loperamid erlaubt. Bei Fieber und blutiger Diarrhö sollte Loperamid nicht verwendet werden. Bei diesen Patienten kommt die Verwendung von Bismuth-Salicylat oder Racecadotril infrage.

Wann sollte ein Antibiotikum angewendet werden? Afebrile Patienten ohne blutige Diarrhö benötigen meist keine antibiotische Therapie. Die akute Diarrhö ist häufig eine selbstlimitierende Erkrankung.

Tab. 21.2 Kriterien für eine stationäre Aufnahme im Krankenhaus

Volumenmangel-Schock
Schwere Dehydratation (Gewichtsverlust 10 %)
Subileus/Ileus bzw. starke Bauchschmerzen
Extraintestinale Symptome z. B. neurologisch
Alter (> 70 Jahre)
Persistierende blutige Diarrhö und hohe Entzündungszeichen
Komorbididäten

Tab. 21.3 „WHO-Lösung“: „Wunderwaffe“ zur optimalen Rehydrierung bei infektbedingter Diarrhö [W798-024]

Entsprechende Granulate zur Herstellung der WHO-Trinklösung sind in Apotheken erhältlich. Basis der WHO-Lösung ist die optimale Zusammensetzung von Glukose, verschiedenen Elektrolyten und von Bikarbonat, um eine optimale intestinale Resorption der verschiedenen Komponenten zu ermöglichen.
Als Behelfsmöglichkeit und im Notfall kann folgende Lösung zubereitet werden: • 8 nicht gehäufte Teelöffel Zucker • ¾ Teelöffel Salz • 0,5 l Orangensaft (kaliumreich) • 0,5 l Mineralwasser (enthält bis 20 mmol HCO_3^-) → Konsum ca. 3 l pro Tag bei ca. 75 kg Körpergewicht

Antibiotika werden bei dieser Indikation zu häufig eingesetzt. **Cave:** Resistenzentwicklung, Risiko von *C. diff.*, Nebenwirkungen!

Hohes Fieber, schlechter Allgemeinzustand, hohes C-reaktives Protein und blutige Diarrhö stellen typischerweise eine Indikation für eine empirische Antibiotikatherapie dar. In unseren Breiten ist *Camplyobacter jejuni* die häufigste Ursache einer bakteriellen Diarrhö (→ Abb. 21.1), damit ist Azithromycin auch Mittel der Wahl (siehe unten). EHEC/STEC sollten nicht antibiotisch therapiert werden. Dies stellt eine klinische Herausforderung dar, da oft die Indikation je nach Klinik für eine Antibiotikatherapie akut gestellt werden muss, obwohl das Ergebnis der Stuhlkultur nicht vorliegt.

Weitere Tipps
Getränke wie Cola, Tee und Kohletabletten sind wirkungslos. Keine Diätempfehlung! Der Patient isst, was er kann/verträgt.

Komplikationen
Vor allem für den alten Menschen kann eine schwere Diarrhö lebensbedrohlich werden. Es kommt auch vermehrt zu thromboembolischen Komplikationen. Verschiedene bakterielle Infektionen verursachen eine schwere Erkrankung inklusive Mortalität.

Prophylaxe
Vor allem beim Ausbruch in Einrichtungen wie Altenheimen, Krankenhäusern, Kindergärten sind rasch entsprechende Präventivmaßnahmen zu ergreifen. Ein Großteil dieser Erkrankungen findet über die Kontamination von Nahrungsmitteln statt.

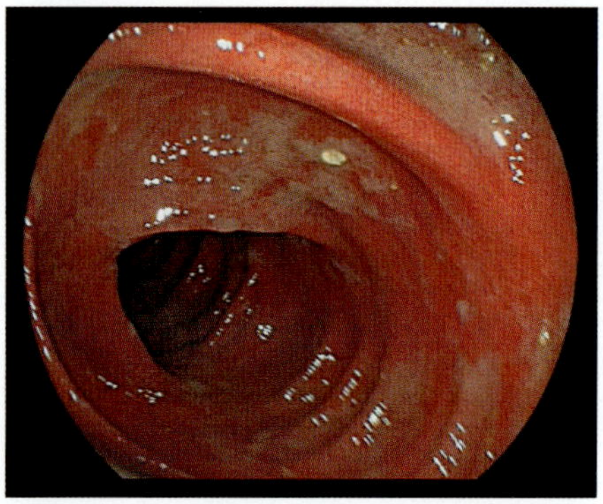

Abb. 21.1 Schwere *Campylobacter-jejuni*-bedingte Kolitis. (Endoskopisches Bild lässt sich oft nicht von einer chronisch-entzündlichen Darmerkrankung unterscheiden.) [P774]

Prognose
Die meisten Erkrankungen sind viral bedingt und selbstlimitierend. Bakterielle Erkrankungen verlaufen generell komplizierter, inklusive des Auftretens akuter Komplikationen und auch bestimmter Nacherkrankungen (z. B. Guillain-Barré-Syndrom nach *Campylobacter-jejuni*-Infektion).

Spezielle Aspekte einzelner Erreger

Akute virale Gastroenteritis
Häufigste Ursache einer akuten Diarrhö mit kurzer Inkubationszeit (24–60 h) und kurzer Krankheitsdauer (12–60 h).
Klinik Erbrechen als Leitsymptom, die Diarrhö kann massiv sein (wässrig).
Diagnostik Diagnosestellung erfolgt klinisch, Labor- und Stuhldiagnostik sind prinzipiell nicht notwendig.
Therapie Symptomatische Therapie (WHO-Lösung), Loperamid. Softdrinks und Fruchtsäfte (viel Zucker) sind als Flüssigkeitsersatz nicht geeignet. Die Flüssigkeitsgabe erfolgt intravenös, falls sie oral nicht möglich ist (Erbrechen); evtl. Antiemetika (Ondansetron). Meist ambulantes Management; eine stationäre Betreuung ist nur nötig, wenn Alarmsymptome vorliegen.

Norovirus
Häufigste Ursache von epidemischer Gastroenteritis bzw. Endemien. Die Norovirusinfektion tritt ganzjährig und global auf. Die Übertragung erfolgt fäkal-oral bzw. über Wasser und Nahrungsmittel. Noroviren sind hoch kontagiös (100 Viruspartikel ausreichend). Inkubationszeit 12–72 h.
Klinik Der klinische Beginn verläuft fulminant (schweres schwallartiges Erbrechen), die Symptome dauern 48–72 h an (Myalgien, Malaise, Kopfschmerzen, Fieber in 50 %). Schwerer Verlauf bei älteren Menschen und Immunsupprimierten. Asymptomatische Verläufe sind möglich.
Diagnostik Nachweis von Viren im Stuhl bis zu 4 Wochen nach Krankheit. Ein Virusnachweis ist nur bei Ausbrüchen sinnvoll.
Prävention Händewaschen mit Seife hilft (Alkohol-basierte Handreinigung wirkungslos). Keine Impfung vorhanden.

Campylobacter jejuni
In unseren Breiten häufigste Ursache einer bakteriellen Gastroenteritis, verursacht durch kontaminierte Nahrungsmittel (Geflügel, kontaminiertes Wasser). Inkubationszeit 1–7 Tage. Die *Campylobacter-jejuni*-Infektion gilt als potenzieller Kofaktor für die Entstehung einer Zöliakie und chronisch entzündlicher Darmerkrankungen.
Klinik Klinisch periumbilikaler Bauchschmerz und Diarrhö (in 15 % blutig), die Infektion kann sich auch als Pseudoappendizitis und Kolitis („Crohn-ähnlich") präsentieren (→ Abb. 21.1).
Diagnostik Die Diagnose erfolgt über die Stuhlkultur.
Therapie Symptomatische Therapie. Es handelt sich oft um eine selbstlimitierende Erkrankung, eine antibiotische Therapie ist nur in speziellen Situationen nötig (s. o.): Azithromycin 1.000 mg p. o. einmalig (alternativ Fluorchinolone, Ceftriaxon nicht geeignet). Makrolidresistenz < 5 %.
Frühestens nach 2–3 Wochen sind Nacherkrankungen möglich: reaktive Arthritis, Guillain-Barré-Syndrom.

Salmonella
Die Salmonellen-Infektion hat zuletzt in unseren Breiten an Häufigkeit abgenommen, bleibt aber eine wichtige Erkrankung. Sie wird über Nahrungsmittel (Ei, Geflügel, Fleisch, Fisch, Milch) vermittelt. Die Inkubationszeit beträgt 1–3 Tage.
Klinik Klinisch kommt es zur inflammatorischen Diarrhö, mitunter auch blutig. Der Verlauf ist selbstlimitierend.
Therapie Eine Antibiotikatherapie erfolgt nur nach strenger klinischer Indikation. Die großzügige Antibiotikaverwendung steigert eine Resistenzentwicklung und vor allem besteht dann ein höheres Risiko von Dauerausscheidern.
Bei Dauerausscheidern: Ciprofloxacin 750 mg 2 × täglich für 4–6 Wochen; evtl. Cholezystektomie (vor allem, wenn Steine vorliegend).

Shigatoxin-produzierende Escherichia coli (STEC)
Nur Shigatoxin-2-produzierende *E. coli* („high risk" STEC) verursachen eine schwere blutige Diarrhö mit hohem Risiko für ein hämolytisch-urämisches Syndrom (HUS). Fast alle *E.coli* 0157:H7 enthalten Shigatoxin 2.
Klinik Klinisch typischer Verlauf: Die Infektion beginnt mit afebriler Diarrhö, die nach 1–3 Tagen blutig wird. Begleitend treten Bauchschmerzen auf. Ein HUS kann sich nach 5–13 Tagen entwickeln.

Verdacht schöpfen bei blutiger Diarrhö ohne Fieber, aber mit Bauchschmerzen (manchmal auch obstipiert!)!

Diagnostik Die Stuhlkultur ist sehr wichtig (auch falls kein Stuhlgang und klinischer Verdacht, Rektumabstrich).

Therapie Intensive Volumengabe, kein Antibiotikum. Falls bereits eine Therapie mit Antibiotika begonnen wurde, ist diese nach einer positiven Stuhlkultur abzusetzen. Antibiotika steigern das Risiko eines HUS.

Escherichia coli

E. coli zählen zu den häufigsten Durchfallerregern, vor allem wenn sie bestimmte Toxine akquiriert haben. Verschiedene *E. coli*-Pathotypen verursachen unterschiedliche klinische Bilder. *E.coli* sind auch eine Hauptursache der Reisediarrhö.

Klinik Häufig selbstlimitierter Verlauf. Antibiotikatherapie nur nach strenger Indikationsstellung (Fluorchinolone).

- **Enterotoxigene** *E. coli* **(ETEC):** verursacht wässrige Diarrhö. Die Häufigkeit nimmt zu. Sie tritt vor allem bei Kindern auf und ist Ursache der Reisediarrhö. Die Therapie erfolgt je nach Schweregrad mit Rifaximin 3 × 200 mg für 3 Tage oder Ciprofloxacin 500 mg 2 × täglich für 3 Tage. Bei schwerer Erkrankung kann Azithromycin 1 g als „single shot" gegeben werden.
- **Enteropathogene** *E. coli* **(EPEC):** vor allem in Dritte-Welt-Ländern bei Kleinkindern
- **Enterohämorrhagische** *E. coli* **(EHEC):** können auch Shigatoxin produzieren; verursachen blutige Diarrhö und HUS und Mortalität.

> *E. coli*-assoziierte Diarrhöen benötigen selten eine antibiotische Therapie. Durch die Antibiotikatherapie kann der Verlauf verschlechtert werden (Paradebeispiel: STEC, EHEC).

Lambliasis

Die Lambliasis wird durch *Giardia lamblia* verursacht und kann auch in Europa vorkommen.

Diagnostik Die Diagnostik erfolgt aus dem Stuhl oder über eine Duodenalbiopsie.

Therapie Therapie mit Metronidazol 3 × 500 mg p. o. für 5–7 Tage.

Zusammenfassung

- Die infektiöse Gastroenteritis zählt zu den häufigsten Erkrankungen des Menschen.
- Ein adäquates Management von Flüssigkeits- und Elektrolytverlust ist entscheidend (WHO-Lösung).
- Die Indikation für eine antibiotische Therapie ist streng zu stellen (meist klinische Entscheidung).
- An Komplikationen bzw. Nacherkrankungen denken!
- Bei der viralen Gastroenteritis beim Erwachsenen ist Norovirus dominant.
- Die gute symptomatische Therapie ist der Eckpfeiler im Management dieser häufigen Erkrankungen.
- Der ältere Patient und der Immunsupprimierte benötigen besondere Sorgfalt in der Betreuung.
- Eine blutige Diarrhö erfordert eine intensive Erregersuche.
- Die Indikationsstellung bezüglich einer antibiotischen Therapie ist streng zu stellen: Sie kann auch schaden (s. STEC, EHEC)!

Definition

Die Infektion mit *Clostridioides difficile (C. diff.)* ist eine der wichtigsten und klinisch relevantesten nosokomialen Infektionen des Gastrointestinaltrakts. Diese Infektion zeigt verschiedene klinische Bilder, von asymptomatischen bis zu letalen Verläufen mit Ileus und Sepsis.

Epidemiologie

Diese Infektion nimmt seit 1–2 Jahrzehnten global zu. Die Zunahme geht proportional mit der klinischen Praxis einer immer aufwendigeren Medizin (invasiv, vermehrte Verwendung von Antibiotika und Immunsuppressiva, Intensivmedizin, Transplantation, ältere Patienten etc.). Im Jahr 2011 gab es in den USA ca. 500.000 Infizierte und 29.000 Todesfälle. Damit ist die *C. diff.*-induzierte Mortalität zu einem wesentlichen Faktor in der Sterblichkeit im Krankenhaus geworden.

Ätiologie

Clostridioides difficile kolonisiert den GI-Trakt, nachdem die normale Mikrobiota (Kommensale) durch Antibiotika verändert/gestört wurde. Die Pathophysiologie dieser Besiedelung wird zunehmend besser verstanden: Eine intakte Mikrobiota verhindert das *C. diff.*-Wachstum durch die Produktion von sekundären Gallensäuren. Die Depletion der Mikrobiota durch Antibiotika reduziert dramatisch den Pool von sekundären Gallensäuren, dadurch kommt es zur Sporenbildung und zum Wachstum von *C. diff.*

Risikofaktoren: Antibiotikatherapie (vor allem mit Clindamycin, Breitspektrumpenicillinen und Cephalosporinen, Fluorochinolonen), Hospitalisierung, Immunsuppression, Chemotherapie, Operationen, Intensivaufenthalt, Alter > 65 Jahre, schwere Grunderkrankung, gewisse Medikamente wie PPI.

Klassifikation

Man unterscheidet:

- Asymptomatische Träger
- *C. diff*-Infektion mit Diarrhö und ohne Kolitis
- *C. diff.*-Infektion mit Kolitis (u. a. mit Pseudomembranbildung; → Abb. 22.1)
- Schwere *C. diff.*-Infektion mit septischem Schock, erhöhtem Serumlaktat, Megakolon (Ileus!) und hoher Perforationsgefahr (lebensbedrohlich)
- Rezidivierende *C. diff.*-Infektion

Warum ein beträchtlicher Teil von *C. diff.*-Infizierten asymptomatisch bleibt, ist nicht ganz geklärt, vermutlich bedingt durch eine adäquate IgA-Antwort gegen *C. diff.*, also immunologisch bedingt.

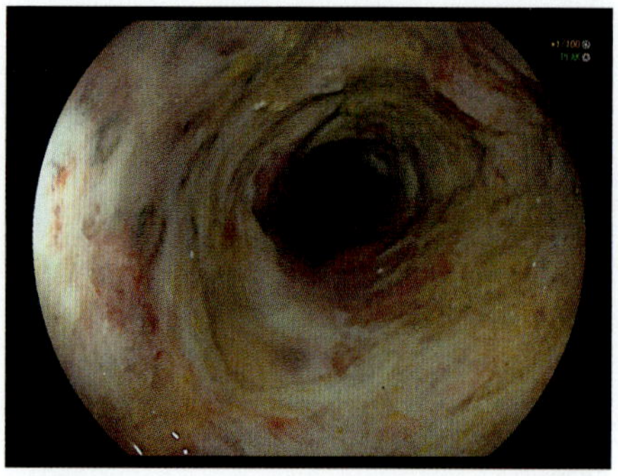

Abb. 22.1 Typisches Bild einer *C. diff.*-Kolitis mit Pseudomembranbildung [P774]

Klinik

Leitsymptom einer symptomatischen *C. diff*-Infektion ist eine hoch frequente Diarrhö, die blutig sein kann und vor allem auch nachts auftritt. Die Infektion kann bereits 1–2 Tage nach Beginn einer Antibiotikatherapie auftreten und kann prinzipiell nach jeder Antibiotikatherapie entstehen. Es findet sich häufig eine ausgeprägte Leukozytose (> 20.000/ml) und es besteht eine exsudative Enteropathie (Hypoalbuminämie < 3,0 g/dl). Nach dieser Infektion tritt deutlich gehäuft in Folge ein postinfektiöses Reizdarmsyndrom auf.

Diagnostik

Im Vordergrund der Diagnostik steht heute der **ELISA-Test** auf Toxine A/B bzw. die PCR. Goldstandard ist die anaerobe Kultur mit Toxintestung des Isolats (zeitaufwendig). Vor- und Nachteile der Diagnosemethoden zeigt → Tab. 22.1.

Differenzialdiagnosen

Die Hauptursache einer Antibiotika-assoziierten Diarrhö ist ein osmotischer Wirkmechanismus: Durch Änderung der Mikrobiota kommt es zur vermehrten Bildung osmotisch wirksamer Substanzen. Diese Form der Diarrhö ist meist nahrungsmittelabhängig und tritt eher untertags auf. Das heißt, eine heftige Diarrhö in der Nacht nach begonnener Antibiotikatherapie (inner- und außerhalb des Krankenhauses) ist meist *C. diff.*-bedingt.

Andere Differenzialdiagnosen sind: Reizdarm und chronisch entzündliche Darmerkrankungen.

Therapie

Die symptomatische Erkrankung ist sofort nach Diagnosestellung bzw. bei klinischem Verdacht und hoher Wahrscheinlichkeit zu behandeln:

- Vancomycin 4 × 125 mg p. o. für 10–14 Tage: wirkt nur oral, ist besser verträglich, weniger Rezidive als bei Metronidazol. Nach 1. Rezidiv orale Vancomycintherapie 4–8 Wochen (in ausschleichender Dosierung).
- Fidaxomicin 2 × 200 mg p. o. für 10 Tage: niedrigere Relapse-Rate als bei Metronidazol und Vancomycin
- Metronidazol 3 × 500 mg p. o. für 10–14 Tage: billig, wirksam. Nebenwirkung in 20 % Übelkeit, metallischer Geschmack. Sollte nur bei leichtem Krankheitsbild verwendet werden.

Bei rezidivierender *C. diff.*-Infektion gilt heute die **FMT** als wirksame Therapie. Die FMT ist anderen Therapeutika wie Vancomycin hier überlegen, d. h., die Heilungsraten sind höher und Rate an positiven Blutkulturen niedriger. Eine FMT kann auch bei schwerer *C. diff.*-Infektion die Mortalität und die Kolektomierate reduzieren und ist damit im Einzelfall zu überlegen (→ Abb. 22.2). Bei schwerer Erkrankung rasche chirurgische Vorstellung und Schnittbildgebung.

Bei schwerer *C. diff.*-Infektion, falls die FMT nicht verfügbar ist: Metronidazol i. v. + Vancomycin oral (**Cave:** Megakolon!), bei Megakolon rasche Kolektomie.

Komplikationen

Komplikationen einer *C. diff.*-Infektion können sein: Ileus, Megakolon, Sepsis, Tod.

> Um diese Komplikationen rechtzeitig zu erkennen, ist eine hohe klinische Wachsamkeit nötig, d. h. im Krankenhaus immer an *C. diff.* denken!
> Das rasche Erkennen von *C. diff.* ist lebensrettend! Probiotika werden nicht empfohlen.

Tab. 22.1 Diagnostik bei *C. diff.*-Infektion

Methode	Vorteile	Nachteile
ELISA-Toxin-Test	• Rasches Ergebnis • Gut verfügbar	• Niedrige Sensitivität und Spezifität, d. h. oft negative Testung trotz klinischem Verdacht
Realtime-PCR (Detektion Toxin-kodierender Gene)	• Rasches Ergebnis • Hohe Sensitivität und Spezifität	• **Cave:** Überdiagnostik!
Sigmoidoskopie	• Bei akuter Infektion	• Selten notwendig
Mehrphasen-CT	• Für die Diagnose von Ileus, Megakolon und Perforation	

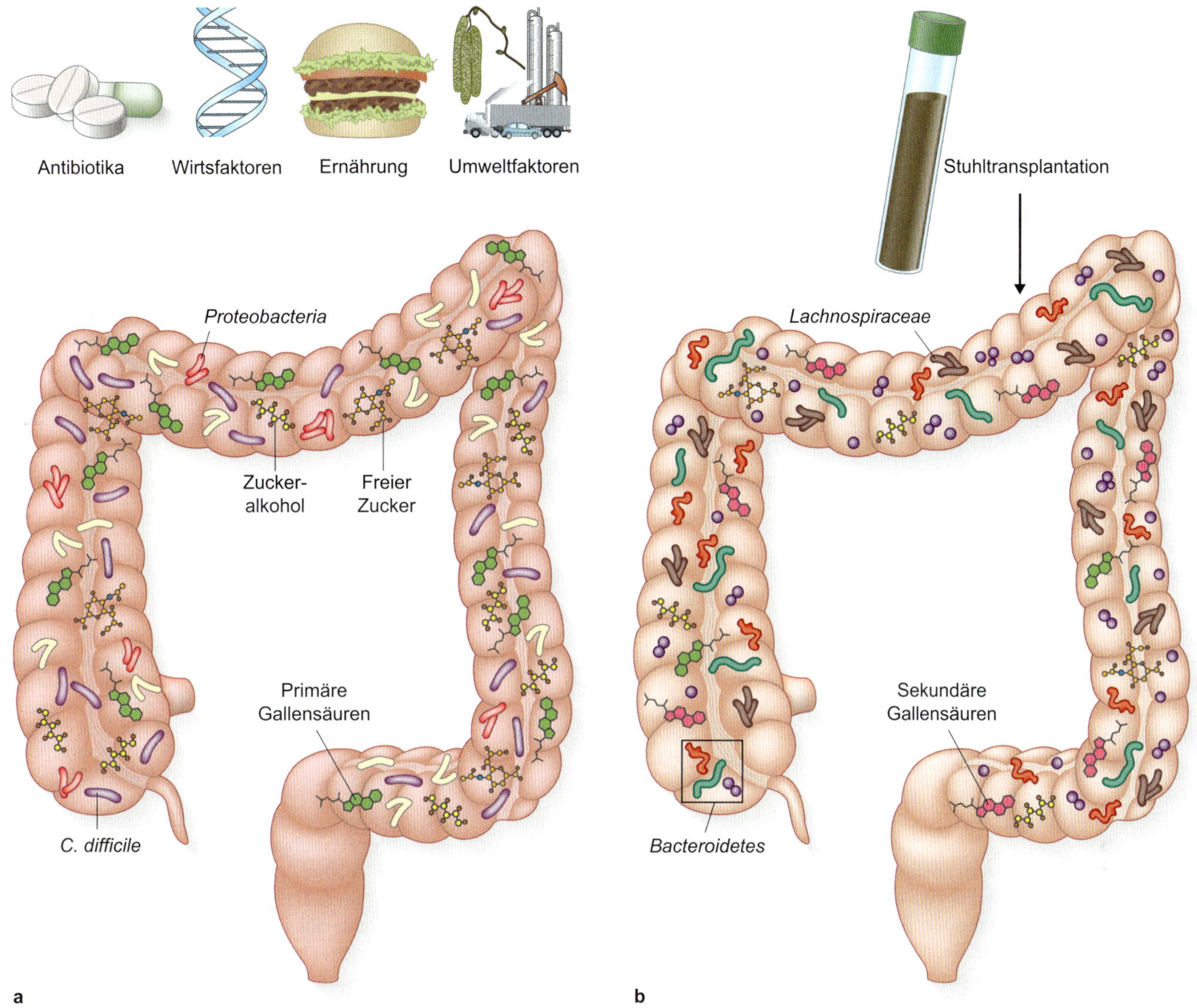

Abb. 22.2 Durchführung einer fäkalen Stuhltransplantation (FMT, *fecal microbiota transfer/transplantation*): a) *C.-diff.*-Infektion mit verminderter mikrobieller Diversität. b) Gesteigerte mikrobielle Diversität nach fäkaler Stuhltransplantation. [L234]

Prophylaxe

Es handelt sich um eine nosokomiale Infektion, d. h., medizinisches Personal ist ein wichtiger Überträger.
Zur Prävention werden eingesetzt:

- Händewaschen mit Seife (Alkohol tötet Sporen nicht ab)
- Tragen von Einweghandschuhen und Einmalschürzen bei Verdacht und Infektion
- Isolierung von infizierten Patienten, falls möglich

Cave: Übertragung im Krankenzimmer auf Nachbarpatienten innerhalb von 48 h → Flächendesinfektion mit sporozoiden Desinfektionsmitteln!

Prognose

Die Infektion mit *C. diff.* kann sich rasch zu einer schweren Erkrankung mit allen Konsequenzen entwickeln, daher ist hohe Wachsamkeit nötig. Die Mortalität aller Infizierten ist mit (1–3 %) substanziell. Auf chirurgischen Stationen erhöht eine *C. diff.*-Infektion deutlich die postoperative Mortalität.

Zusammenfassung

- Die Infektion mit *C. diff.* ist eine der häufigsten nosokomialen Erkrankungen/ Infektionen.
- Im klinischen Alltag ist eine hohe Wachsamkeit nötig.
- Die schwere Infektion hat eine beträchtliche Mortalität.
- Eine rasche Diagnose gelingt mit dem ELISA-Toxin-Test und PCR.
- Die rasche Antibiotikatherapie mit Vancomycin/Fidaxomicin/Metronidazol ist entscheidend.
- Eine FMT ist sehr wirksam bei rezidivierender *C.-diff.*-Infektion und in Einzelfällen bei schwerer Infektion.

23 Chronische Obstipation

Definition

Eine solche liegt vor, falls die Stuhlfrequenz seit mindestens 3 Monaten unter drei Stühle pro Woche beträgt oder es zu unbefriedigenden Stuhlgängen mit starkem Pressen, einem Gefühl der inkompletten Entleerung, klumpigem/hartem Stuhl kommt oder manuelle Hilfe nötig wird.

Epidemiologie

Zirka 5–15 % der Bevölkerung sind betroffen, Frauen (2-mal häufiger als Männer) und ältere Menschen häufiger.

Ätiologie

Das RDS ist eine der Ursachen einer chronischen Obstipation. Ätiologisch spielt wiederum eine reduzierte Motilität eine wesentliche Rolle. Zu geringe Flüssigkeitsaufnahme, mangelnde Bewegung und zu wenig konsumierte Fasern sind ätiologisch eher untergeordnet zu sehen. Es kommen aber auch strukturelle intestinale Passagehindernisse zum Tragen. Eine besonders wichtige Rolle spielen Medikamentennebenwirkungen, endokrinologische, systemische sowie neurologische Erkrankungen (z. B. Morbus Parkinson). Selten ist die Obstipation assoziiert mit enterischen Neuro- und Myopathien.

Klinik

Am ehesten orientiert man sich an der Stuhlfrequenz pro Woche. Bei **chronischer Obstipation** liegen oft auch unspezifische Symptome wie Müdigkeit vor. Bei zusätzlichen Bauchschmerzen ist an ein RDS zu denken.

Diagnostik

Im Vordergrund stehen eine genaue Anamnese, inklusive Stuhlbeschreibung, eine anale Inspektion und klinische Untersuchung inklusive rektal-digitaler Evaluierung. Weiters sollte auch die Frage nach Medikamenten und zugrunde liegenden Erkrankungen gestellt werden. Auch Stuhltagebücher können hilfreich sein (Bristol-Stuhl-Skala, → Abb. 23.1). Die Abklärung beinhaltet ein Basislabor und je nach Schweregrad der Erkrankung eine weitere Evaluierung mittels: Koloskopie, radiologische Kolontransitzeitbestimmung (normale oder Slow-transit-Obstipation), MR-Defäkografie (in refraktären Fällen sehr wichtig) und anorektale Manometrie.

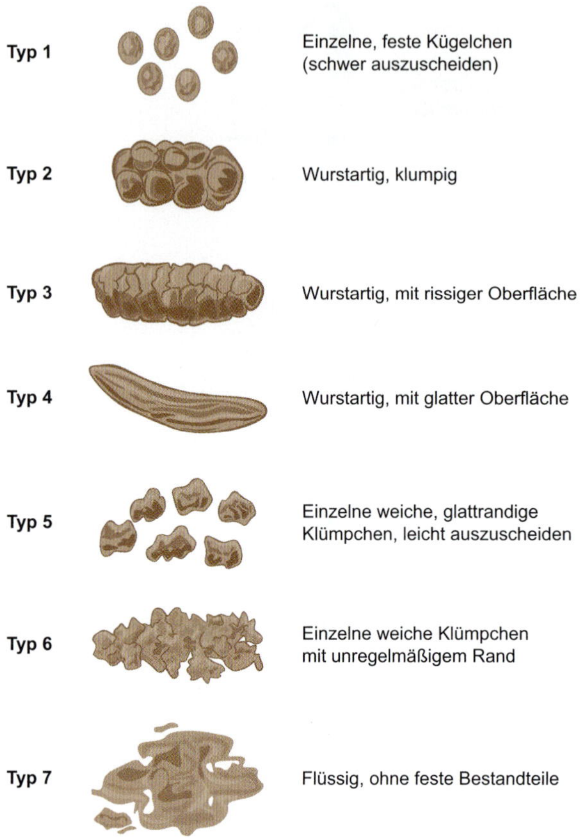

Abb. 23.1 Bristol-Stuhlformen-Skala (Bristol-Stool-Scale). Mit dieser Skala können Form und Stuhl des Stuhls klinisch eingeschätzt und beschrieben werden. [L141]

Differenzialdiagnosen

Bei jeder Obstipation ist prinzipiell auch an obstruierende Erkrankungen wie Tumorleiden zu denken.

Therapie

- **Stufe I:** Ballaststoffe (natürliche wie Weizenkleie und lösliche wie Flohsamenschalen); Psyllium, Methylzellulose; Trinkmenge von 1,5–2 l täglich; ausreichend körperliche Aktivität
- **Stufe II:** Polyethylenglykol (wirksamer und weniger Nebenwirkungen als Laktulose), Bisacodyl kann auch dauerhaft angewendet werden (oral oder als Zäpfchen), auch in der Schwangerschaft. Warmwassereinläufe > 70 Jahre.
- **Stufe III:** Prucaloprid, Linaclotid (vor allem, falls ein RDS vorliegt): Diese Medikamente finden heute einen breiten Einsatz und haben sich im klinischen Alltag bewährt.

Bei Opioid-induzierter Obstipation:

- Polyethylenglykol
- Bisacodyl (oral, Zäpfchen)
- Periphere Opioidrezeptor-Antagonisten: Naloxegol und Naldemedin (blockieren die intestinalen Opioidrezeptoren). Vor allem sinnvoll bei vielen onkologischen Patienten, die eine Opiat-basierte Schmerztherapie haben.

Zusammenfassung

- Die chronische Obstipation ist ein häufiges klinisches Problem (auch bei jungen Menschen), betrifft 5–15 % der Bevölkerung und beeinflusst massiv die Lebensqualität.
- Frauen und ältere Menschen sind deutlich häufiger betroffen.
- Dieses klinische Problem ist weiterhin stark tabuisiert.
- Die Therapie der Obstipation wird leider zu defensiv durchgeführt und damit werden vielen Patienten wirksame Therapien vorenthalten.
- Eine schwere Obstipation tritt häufig bei Morbus Parkinson und vielen Tumorpatienten oft therapiebedingt auf. Auch diese Patientengruppe ist im klinischen Alltag bezüglich Obstipation häufig unterversorgt.

Definition

Ein Reizdarmsyndrom (RDS) liegt vor, wenn die Beschwerden länger als 3 Monate bestehen: Im Vordergrund der Symptomatik steht der chronische Bauchschmerz, begleitet von einer Änderung der Stuhlhäufigkeit und Stuhlkonsistenz. Die Lebensqualität ist bei einem RDS oft massiv beeinträchtigt. Der Weg zur Diagnose ist für viele Betroffene ein weiter, nachdem diese Erkrankung in der Medizin nach wie vor häufig als „Befindlichkeit" gesehen wird.

Epidemiologie

Es handelt sich um weltweit häufige Erkrankungen (10–20 % der Bevölkerung), auch wenn Prävalenz und Inzidenz sehr variabel sind und zahlreiche Faktoren die Häufigkeit beeinflussen (z. B. postinfektiös/postentzündlich). Ein RDS ist bei Frauen häufiger.

Ätiologie

Die Pathophysiologie ist komplex und wird nur inkomplett verstanden. Im Vordergrund stehen eine gestörte Motilität und eine gesteigerte Schmerzwahrnehmung **(= viszerale Hypersensitivität).** Zusätzlich sind die intestinale Barriere, Mikrobiota und auch die Sekretion im Vergleich zu Gesunden gestört. In ca. 25 % der RDS-Fälle entwickelt sich diese Erkrankung postinfektiös, was suggeriert, dass Entzündungsmechanismen zu diesem Syndrom beitragen könnten. Diese Mikroinflammation (häufig im Bereich von Nervenendigungen, „nervale Inflammation") wird begleitet von einer vermehrten Infiltration durch bestimmte Immunzellen wie T-Lymphozyten oder Mastzellen. Es besteht eine genetische Prädisposition. Auch der Gallensäurenmetabolismus ist bei RDS oft gestört. In der Anamnese finden sich als Trigger vorangegangene Antibiotikatherapien. Das RDS ist eine sehr **Stress-sensitive Erkrankung,** d. h., Stressfaktoren lösen Schübe und vermehrt Beschwerden aus. Eine gestörte Darm-Hirn-Achse spielt bei dieser Erkrankung eine zentrale Rolle.

Klassifikation

Häufig wird das RDS eingeteilt in ein Diarrhö-dominantes, ein Obstipations-dominantes oder ein gemischtes RDS (Wechsel zwischen Obstipation und Diarrhö).

Klinik

Zur Diagnosestellung (es handelt sich um eine Ausschlussdiagnose) kann man sich heute beim Erwachsenen an den Rom-IV-Kriterien orientieren. Als Kardinalsymptom gilt der **chronische Bauchschmerz,** mindestens 1-mal wöchentlich auftretend innerhalb der letzten 3 Monate, d. h., ohne Bauchschmerzen kann diese Diagnose nicht gestellt werden! Begleitend besteht eine Änderung der Stuhlfrequenz und Stuhlkonsistenz. Als Nebenkriterien sind definiert: Meteorismus, imperativer Stuhldrang, Gefühl der inkompletten Stuhlentleerung, Schleim im Stuhl.

> **Wichtig in der Anamnese:** Beschwerden treten kaum/nicht nachts auf!

Das RDS ist die häufigste Ursache für chronische Bauchschmerzen.
Wichtig ist eine zeitnahe Diagnosestellung. Häufig werden diese Patienten leider wiederholt endoskopiert, aber es erfolgt keine Diagnosestellung. Je nach klinischer Symptomatik, insbesondere bei Vorliegen von Alarmsymptomen, sind verschiedenste Differenzialdiagnosen auszuschließen. Bei einem RDS treten gehäuft **somatiforme** (= extraintestinale) Beschwerden, wie z. B. Schwindel, und psychische Störungen auf.

Diagnostik

Es handelt sich um eine klinische Diagnose (Ausschlussdiagnose) und es existieren keine etablierten Biomarker bzw. Laborparameter zur Diagnosesicherung. Typischerweise sind alle Laboruntersuchungen unauffällig, inklusive normales Calprotectin aus dem Stuhl. Das Vorliegen eines Symptomtagebuchs unterstützt die klinische Diagnose. Eine Ultraschalluntersuchung kann zusätzlich zu Basislabor/Calprotectin durchgeführt werden. Endoskopische Untersuchungen sind prinzipiell bei Fehlen von Alarmsymptomen und Patienten < 45 Jahre nicht notwendig (→ Abb. 24.1). In der klinischen Realität werden sie allerdings oft von Patienten eingefordert, um „beunruhigende Krankheiten" auszuschließen. Eine Zöliakie sollte serologisch ausgeschlossen werden, wie auch vor allem bei massivem Meteorismus eine Kohlenhydratmalabsorption. In der Realität haben diese Patienten im Laufe ihrer Erkrankung viele (oft überflüssige) Untersuchungen inklusive endoskopische Untersuchungen hinter sich. Eine Mikrobiomuntersuchung wird nicht empfohlen.

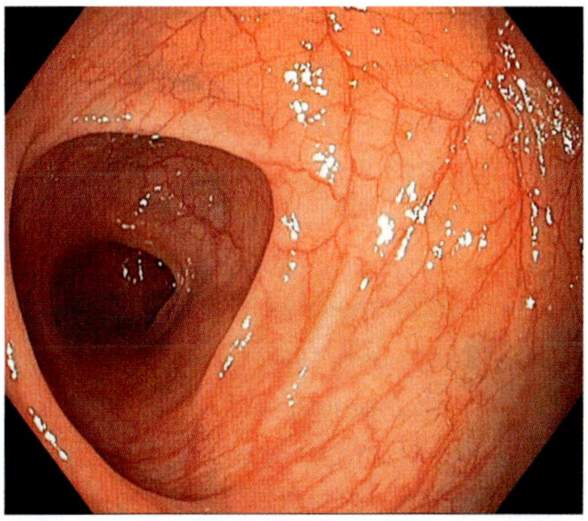

Abb. 24.1 Beim Reizdarmsyndrom zeigt sich in der Endoskopie ein „normales" Kolon. Allerdings ist die Endoskopie oft erschwert, bedingt durch ein spastisch/schlaffes Kolon, was die Motilitätsstörung dieser Erkrankung reflektiert. [P774]

Differenzialdiagnosen

Vor allem beim Vorliegen von Alarmsymptomen sind zahlreiche Differenzialdiagnosen je nach dominantem Symptom anzudenken (→ Tab. 24.1). Es darf betont werden, dass dies klinisch manchmal herausfordernd ist: Gewichtsabnahme, ein „typisches" Alarmsymptom, liegt bei RDS-Patienten auch oft bedingt durch eine Essensvermeidung vor (Patienten beobachten oft vermehrt Schmerzen postprandial). Schwere intestinale Motilitätsstörungen (wie auch Morbus Hirschsprung) präsentieren sich intermittierend mit Ileusepisoden und/oder Megakolon/Megarektum, Phänomene, die bei RDS nicht auftreten.

Tab. 24.1 Zahlreiche Differenzialdiagnosen sind bei RDS anzudenken

Leitsymptom	
Diarrhö	GI-Infektionen, Zöliakie, chronisch entzündliche Darmerkrankungen, mikroskopische Kolitis, Nahrungsmittelallergie, neuroendokrine Tumoren, Kolonkarzinom, chronische Pankreatitis, Medikamentennebenwirkung
Schmerz	Morbus Crohn, mesenteriale Ischämie, Porphyrie, Dünndarmstenosen, Ulcus pepticum, GI-Malignome
Obstipation	Medikamentennebenwirkung, Hypothyreose, Malignome, idiopathisch
Meteorismus	Kohlenhydratmalabsorption, bakterielle Fehlbesiedlung

Therapie

Wichtig ist es, den Patienten gut aufzuklären und zu versuchen, individuelle Krankheitstrigger zu definieren. Die medikamentöse Therapie orientiert sich am Leitsymptom. Eine Standardtherapie steht nicht zur Verfügung und damit ist immer eine probatorische Therapie zu initiieren. Sie sollte in Absprache mit dem Patienten je nach Wirksamkeit limitiert werden (z. B. nach 3 Monaten) (→ Tab. 24.2). Generell sind viele Therapeutika nicht sehr wirksam und in den Studien, die existieren, bestand häufig ein sehr großer Plazeboeffekt. Schmerzmittel, inklusive Opioide, sollten nicht verwendet werden. Hier empfiehlt sich die Verwendung von TZA, SSRI und Spasmolytika. Eine konsequente Therapie des Leitsymptoms (z. B. Diarrhö oder Obstipation) verbessert auch andere Beschwerden bei RDS, wie Meteorismus oder Bauchschmerz.

Tab. 24.2 Eckpfeiler der Therapie bei Reizdarmsyndrom

Bei Schmerzen: Opiate und NSAR nicht wirksam; eher Linaclotid (nicht bei Obstipation), Butylscopolamin, Amitryptilin (nicht bei Obstipation), Pregabalin
Lösliche Ballaststoffe, wie Flohsamenschalen (z. B. Psyllium): sowohl bei Obstipation als auch Diarrhö
Bei dominanter Diarrhö: Loperamid, Rifaximin, Polymethylsiloxan
Pfefferminzölpräparate (auch schmerzwirksam)
Osmotische Laxanzien (Polyethylenglykol), Spasmolytika (Dicylomin, Hyoscin)
Probiotika: oft versucht, aber nicht sehr wirksam
Phytotherapie (STW-5)
Gallensäurebindner wie Cholestyramin/Colesevelam (vor allem bei Diarrhö)
Trizyklische Antidepressiva (TZA) wie Amitryptilin (nicht bei dominanter Obstipation, aber bei Schmerzen)
Serotonin-Wiederaufnahmehemmer (SSRI) (eher bei Obstipation und nicht bei Meteorismus anzuwenden)
Linaclotid, Prucaloprid. Ein mögliches Therapieschema ist in → Abb. 24.2 zu finden.
Sport und körperliche Aktivität empfohlen

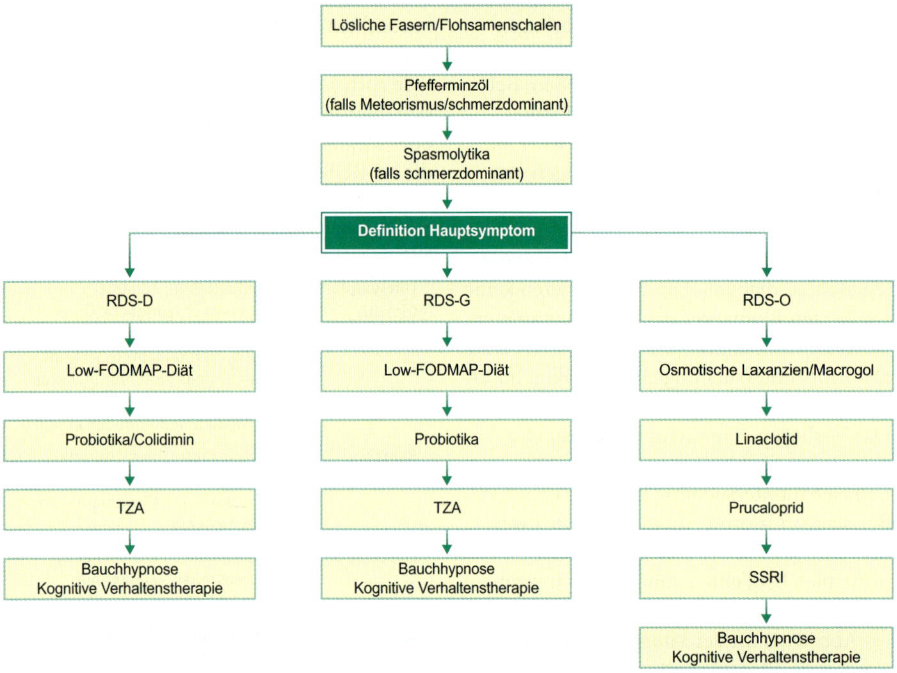

Abb. 24.2 Therapie des Reizdarmsyndroms. RSD-D = Diarrhö-dominantes RDS, RSD-G = gemischte Form, RSD-O = Obstipation-dominiertes RDS, TZA = trizyklische Antidepressiva, SSRI = Serotonin-Wiederaufnahmehemmer. [L234]

Lebensstilmodifikationen, inklusive Ernährung, spielen im Management heute eine wichtige Rolle. Hier ist vor allem der Stellenwert einer **Low-FODMAP (fermentierbare Oligo, Di- und Monosaccharide, Polyole)-Diät** zu erwähnen, die bei zahlreichen Patienten zu einer Besserung führt. Diese Maßnahme ist heute als „Therapie" der 1. Wahl bei RDS empfohlen (siehe auch → Kap. 38). Aber auch andere Diätformen zeigen eine gewisse klinische Wirksamkeit (z. B. häufige kleine Mahlzeiten, wenig Fett, wenig nichtlösliche Fasern, wenig Kaffee und wenige gasfördernde Nahrungsmittel wie Bohnen, Zwiebel, Kohl). Die Stuhltransplantation gilt in der Behandlung momentan noch als experimentell, auch wenn ein gestörtes Mikrobiom beim RDS eine zentrale Rolle spielt.

Eine möglichst gute Patienten-Arzt-Interaktion ist im Management dieser Erkrankung fundamental wichtig. Es ist essenziell, psychische Triggerfaktoren, Angst und Neigung zu Depression zu erheben.

Viele Patienten benötigen und profitieren von einer begleitenden psychotherapeutischen/psychiatrischen Behandlung und vor allem auch von Bauchhypnose, Yoga und anderen Verfahren.

Komplikationen

Entscheidend ist zu erkennen, welcher Patient eine umfassende Abklärung inklusive Endoskopie und Bildgebung benötigt. Die unspezifische Symptomatik bei RDS kann naturgemäß auch im Rahmen zahlreicher anderer Erkrankungen ähnlich auftreten.

Wichtig: Bei RDS werden über die Zeit **Mangelzustände** beobachtet (Kachexie, Vitaminmangel), die möglichst behoben werden sollten.

Prophylaxe

Es existieren leider keine ernährungsbezogenen Empfehlungen zur Prävention eines RDS, auch in Risikofamilien.

Prognose

Es handelt sich um eine chronische Erkrankung, die allerdings über die Jahre bei einem gewissen Prozentsatz zur klinischen Besserung führt. Patienten mit RDS haben kein erhöhtes Risiko für andere gastrointestinale Erkrankungen wie chronisch entzündliche Darmerkrankungen, aber ein erhöhtes Risiko bzw. eine erhöhte Prävalenz für psychiatrische Erkrankungen wie Depression.

Zusammenfassung

- Das RDS ist eine häufige Diagnose und stellt in der klinischen Praxis eine große Herausforderung dar.
- Die Zeit bis zur Diagnose ist bei vielen Patienten zu lange. Die Medizin nimmt diese Diagnose weiterhin zu wenig ernst.
- Die Rom-IV-Kriterien sind einfach und erlauben die klinische Diagnosestellung.
- Alarmsymptome sind genau zu erfassen.
- Zahlreiche therapeutische Ansätze existieren. Die Wahl der richtigen „personalisierten" Therapie bleibt eine hohe Kunst! Allerdings kann über diesen Ansatz vielen Betroffenen geholfen werden. Amitryptilin sollte mehr verwendet werden.
- Eine Low-FODMAP-basierte Diät sollte heute früh zur Anwendung kommen; „der Patient kann etwas für sich tun."

25 Divertikulose

Definition

Es handelt sich um erworbene Ausstülpungen der Mukosa und Submukosa durch Lücken der Kolonwand, die muskelschwach sind, bzw. dort, wo Gefäße durchtreten. Divertikel sind damit per definitionem eine „Schwachstelle", da keine ausreichende Muskelschicht mehr vorhanden ist.

Epidemiologie

Die Divertikulose ist eine Alterserkrankung und in höherem Alter sehr häufig. So haben über 50 % der über 60-Jährigen eine Divertikulose.

Ätiologie

Es kommt zu einer Veränderung der Zusammensetzung des Bindegewebes (Gehalt, Zusammensetzung) sowie einer Änderung im Metabolismus des Bindegewebes. Weiters werden proximale Hochdruckzonen für die Ausbildung von Divertikeln verantwortlich gemacht.

Relevante Faktoren in der Entstehung von Divertikeln:

- Motilitätsstörung und eine gestörte Darminnervation
- Umweltfaktoren, zurzeit nicht näher definiert
- Genetische Faktoren (intestinale neuromuskuläre Funktion)
- Die Rolle von Ballaststoffen bei der Entstehung ist unklar.
- Alkoholkonsum stellt einen Risikofaktor dar.
- Rauchen und männliches Geschlecht sind weitere Risikofaktoren.
- Die Divertikulose tritt global auf.

Letztlich sind die genauen Ursachen unklar, es dürfte jedoch eine komplexe Interaktion zahlreicher Faktoren dafür verantwortlich sein.

Klassifikation

Prädelektionsstelle ist das Sigma („Sigmadivertikulose"). Divertikulosen können jedoch im gesamten Kolon, auch rechtsseitig auftreten („Pandivertikulose").

Klinik

Eine Divertikulose ist in den meisten Fällen asymptomatisch. Von einer symptomatischen unkomplizierten **Divertikelerkrankung** spricht man, wenn wiederholt oder persistierende Symptome auftreten, z. B. Bauchschmerzen ohne Vorliegen einer Divertikulitis. Die Beschwerden sind häufig „reizdarmähnlich" und können naturgemäß von einem Reizdarmsyndrom, das häufig parallel vorliegt, nicht unterschieden werden.

Diagnostik

Üblicherweise erfolgt die Diagnosestellung heute durch eine Koloskopie, meist Zufallsbefund im Rahmen einer Screeningkoloskopie (→ Abb. 25.1).

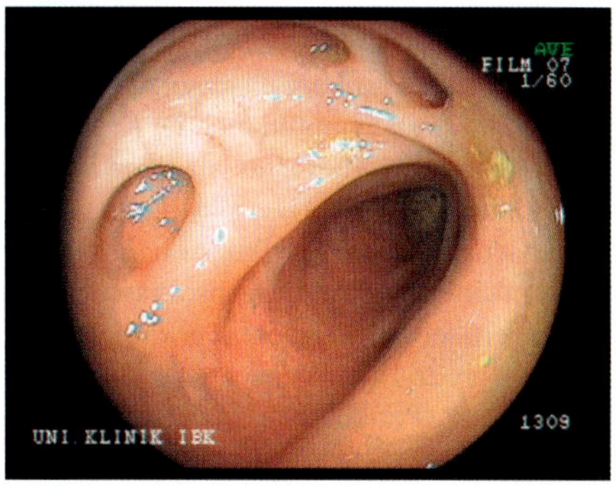

Abb. 25.1 Typisches endoskopisches Bild einer Divertikulose [P774]

Therapie

Die asymptomatische Divertikulose benötigt keine Therapie. Bei Obstipation kann der Stuhl z. B. mittels Macrogol reguliert werden.

Komplikationen

Die häufigste Komplikation ist eine Divertikulitis, am zweithäufigsten kommt es zu einer Divertikelblutung. Diese Komplikation wird detailliert in → Kap. 27 diskutiert. Es besteht kein erhöhtes Risiko für ein Kolonkarzinom bzw. für eine chronisch entzündliche Darmerkrankung.

Prophylaxe

Es existieren keine präventiven Maßnahmen, die das Fortschreiten einer Divertikelbildung verhindern. Eine ausgewogene Ernährung, Gewichtsmodulation und körperliche Betätigung werden in jedem Falle empfohlen.

Zusammenfassung

- Die Divertikulose ist extrem häufig und tritt in allen Kulturen auf.
- Die meisten Betroffenen sind asymptomatisch.
- Die Pathophysiologie der Entstehung ist komplex und vielseitig.
- Eine präventive „gesunde" Ernährung ist nicht bekannt.
- Hauptkomplikationen: Divertikulitis und Divertikelblutung

26 Divertikulitis

Definition

Eine Divertikelkrankheit liegt vor, wenn eine Divertikulose zu Symptomen oder Komplikationen führt. Hier sind vor allem die Divertikulitis und die Divertikelblutung zu erwähnen. Bei der Divertikulitis handelt es sich um einen **Entzündungsprozess,** der von der Divertikelwand ausgeht (Peridivertikulitis) (→ Abb. 26.1), die benachbarte Darmwand erfasst (Perikolitis) und verschiedene lokale Komplikationen zur Folge haben kann (Abszess, Fistelbildung, gedeckte Perforation, offene Perforation mit Peritonitis, Stenosebildung). Jede Divertikulitis stellt eine „Mikroperforation" dar.

Epidemiologie

Bei ca. einem Zehntel der Divertikelträger kommt es zum Auftreten einer Divertikulitis. Aufgrund der Häufigkeit einer Divertikulose stellt damit die Divertikulitis eine sehr praxisrelevante und auch häufige Erkrankung im Alltag dar, bedingt vor allem auch durch die Altersstruktur der Bevölkerung. Das mittlere Alter bei Divertikulitis beträgt 63 Jahre.

Ätiologie

Konsum von rotem Fleisch, fettreiche Ernährung, Nikotin und Alkohol begünstigen die Entstehung einer Divertikelerkrankung. Adipositas stellt einen weiteren Risikofaktor dar. Das Vorliegen verschiedener Grunderkrankungen, wie Diabetes mellitus, oder die Einnahme bestimmter Medikamente, wie Immunsuppressiva, NSAR oder Kortikosteroide, haben einen negativen Einfluss auf Schweregrad und Verlauf einer Divertikulitis. Immunsupprimierte Patienten sind anfälliger für eine Divertikulitis und sie zeigt bei ihnen einen komplikationsreicheren Verlauf. Die Pathophysiologie der Divertikulitis wird inkomplett verstanden, die Mikrobiota dürfte eine Rolle spielen.

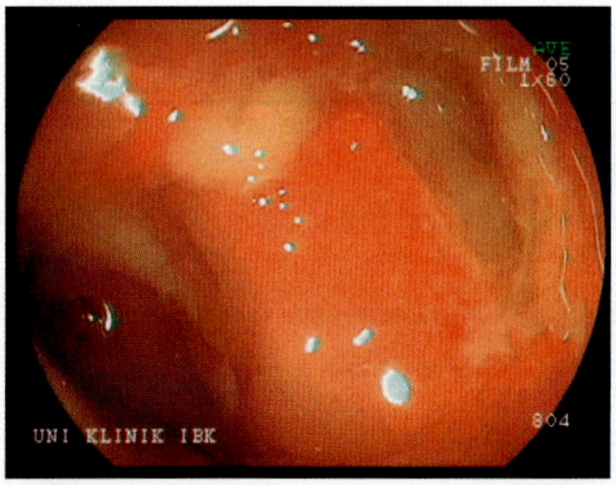

Abb. 26.1 Endoskopisches Bild einer Divertikulitis mit Fibrinbelägen im Divertikelbereich [P774]

Klassifikation

Die Divertikulitis tritt vorwiegend im Sigma auf, kann sich allerdings auch rechtsseitig präsentieren. Hier wird sie oft als Appendizitis fehlinterpretiert. Sie manifestiert sich als einfache (75 %) oder komplizierte Erkrankung (25 %). Die komplizierte akute Divertikulitis hat eine gewisse Letalität und betrifft vor allem Patienten mit verschiedenen Grunderkrankungen und unter einer immunsuppressiven Therapie.

> „Einfach" oder „kompliziert" impliziert nicht automatisch, dass ein chirurgisches Vorgehen nicht oder doch notwendig wird.

Klinik

Typische Symptome sind Bauchschmerzen, vor allem im linken Unterbauch, Fieber und ein allgemeines Krankheitsgefühl. Bei Bauchschmerzen ist in jedem Alter an eine Divertikulitis zu denken, auch bei rechtsseitigen und suprapubischen Schmerzen. In 85 % tritt die Divertikulitis linksseitig auf.

Diagnostik

Neben einer genauen Anamnese und klinischen Untersuchung (Palpation, Perkussion, Auskultation des Abdomens) steht an erster Stelle eine Laboruntersuchung (Blutbild, Entzündungszeichen wie CRP, Harnanalyse). Anschließend erfolgt je nach Verfügbarkeit idealerweise eine Abdomensonografie (→ Abb. 26.2). Ein Abdomen-CT ist je nach Schweregrad der Erkrankung bei vielen Patienten in Folge notwendig und sinnvoll. Ein Kontrasteinlauf in das Kolon sollte nicht mehr durchgeführt werden, die Koloskopie spielt in der Akutdiagnostik ebenfalls keine Rolle (eine Koloskopie ist allerdings 6–8 Wochen nach einer konservativ behandelten Divertikulitis zu empfehlen, falls sie nicht in den letzten 2–3 Jahren durchgeführt wurde). Bei Verdacht auf eine Blasenfistel kommt es oft zu Luftabgang über den Urin (Champagnerurin).

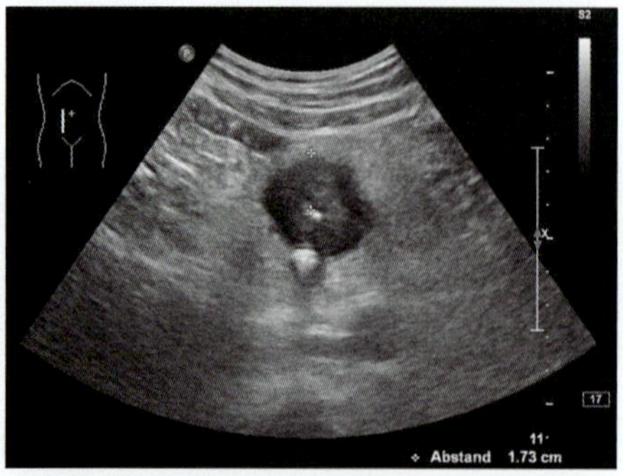

Abb. 26.2 Typisches sonografisches Bild einer Divertikulitis: ausgeprägte Wandverdickung, verwaschene Schichtung, Darstellung des Divertikels an der schallkopffernen Wand mit hyperechogenem (= hellem) Luftreflex im Divertikel, in dem Bereich ausgeprägter Druckschmerz bei der Ultraschalluntersuchung. [P774]

Differenzialdiagnosen

Zahlreiche andere abdominelle und systemische Erkrankungen, die als Leitsymptom Bauchschmerzen haben, sind zu berücksichtigen (z. B. Stenosen, bedingt durch Malignome oder andere entzündliche Erkrankungen wie Morbus Crohn, Ischämie etc.).

Therapie

Eine akute unkomplizierte Divertikulitis kann auch ohne Antibiotika und ambulant behandelt werden. Eine Stuhlregulierung, meist mittels Macrogol, erscheint sinnvoll. Die Indikation zur antibiotischen Therapie (oral: Chinolone + Metronidazol oder Amoxicillin-Clavulansäure; intravenös z. B. Ceftriaxon + Metronidazol) ist eine rein klinische Entscheidung. Eine Antibiotikatherapie ist insbesondere bei Patienten mit Komorbiditäten, immunsuppressiver Therapie oder Zeichen der Systemerkrankung notwendig. Flüssigkost ist empfohlen, solange Schmerzen auftreten. Meist kommt es nach 2–3 Tagen zur klinischen Besserung. Bei Nichtbesserung Reevaluierung des Patienten.

Eine komplizierte Divertikulitis (z. B. Abszess, Stenose, Perforation) erfordert eine stationäre Behandlung. Die Behandlung einer rechtsseitigen Divertikulitis erfolgt ident.

Begleitende sinnvolle Maßnahmen:

- Vorsichtige Stuhlregulierung, falls obstipiert
- Flüssigkeitsersatz auch intravenös
- Schmerztherapie
- Wenn klinisch vertretbar, orale Nahrungszufuhr, initial flüssig

Die chirurgische Resektion wird heute wesentlich zurückhaltender durchgeführt, meist nur nach Auftreten von Komplikationen (s. u.).

> Eine öfter auftretende unkomplizierte Divertikulitis rechtfertigt heute kein chirurgisches Vorgehen mehr.

Dies wurde auch durch klinische Studien bestätigt.

Komplikationen

Typische Komplikationen sind: Stenosierung, Fistelbildung (in die Blase und Vagina), Perforation und Peritonitis. Hier sind immer eine stationäre Therapie und chirurgische Vorstellung nötig. Eine Abszedierung wird, wenn möglich, initial radiologisch-interventionell drainiert. Kleine Abszesse (< 3–4 cm) können konservativ medikamentös therapiert werden. Verschiedene Komplikationen wie Stenose und Fistelbildung bzw. ein Abszess mit Perforation stellen unverändert eine Indikation für ein chirurgisches Vorgehen dar. Im Idealfall erfolgt die chirurgische Resektion im entzündungsarmen Intervall; bei Perforation mit Peritonitis/Sepsis ist eine Notoperation notwendig. Zirka 15–20 % aller Patienten mit einer akuten Divertikulitis benötigen sofort oder verzögert ein chirurgisches Vorgehen.

Prophylaxe

Eine faserreiche Kost kann eine Divertikulitis bzw. Rezidive eher verhindern. Es existieren keine weiteren gesicherten spezifischen Empfehlungen bezüglich der Ernährung. Nach durchgemachter Divertikulitis liegen keine Studiendaten für eine sinnvolle Sekundärprophylaxe mit Medikamenten vor (dies gilt u. a. auch für Mesalazin, Rifaximin und Probiotika). Eine Stuhlregulierung erfolgt bei Bedarf mittels Macrogolpräparaten. NSAR sollten vermieden werden. Körperliche Aktivität und Gewichtsabnahme bei Adipositas reduzieren das Rezidivrisiko.

Prognose

Nach einer durchgemachten Divertikulitis beträgt das Risiko für ein neuerliches Ereignis 10–35 %; ein Rezidiv verläuft klinisch meist ähnlich. Eine freie Perforation tritt eher bei einem Erstereignis auf.

Segmentale Kolitis, assoziiert mit Divertikulose (SCAD)

Hierbei handelt es sich um eine ätiologisch unklare segmentale Kolitis (Ausmaß über 10–20 cm) im Bereich von Divertikeln. Typisch ist eine kontinuierliche Entzündung, die makroskopisch sehr an eine Colitis ulcerosa erinnert. Die Ursache dieses Krankheitsbildes ist unklar. Klinisch bestehen linke Unterbauchschmerzen, chronische Diarrhö und Hämatochezie. Die Behandlung ist ähnlich wie bei Colitis ulcerosa und oft reicht eine Behandlung mit 5-Aminosalizylaten; initial können Antibiotika versucht werden.

Zusammenfassung

- Die Divertikulitis wird häufiger, parallel zur Zunahme von Adipositas.
- Zurzeit gibt es keine Hinweise darauf, dass bestimmte Nahrungsmittel etc. eine Divertikulitis verursachen können.
- Die einfache Divertikulitis benötigt keine Antibiotikatherapie.
- Chirurgisch wird heute sehr defensiv vorgegangen und meist nur bei Auftreten von Komplikationen (Perforation mit Peritonitis, Stenosierung, Fistelbildung).
- „What we thought we knew is no longer what we know“. Die Therapie dieser Erkrankung hat sich im letzten Jahrzehnt deutlich gewandelt.

Definition
Es handelt sich meist um eine Blutung aus dem Kolonbereich, selten im Dünndarm.

Epidemiologie
Eine untere GI-Blutung ist seltener im Vergleich zur oberen GI-Blutung und meist klinisch milder. Sie hat zudem eine niedrigere Mortalität im Vergleich zur oberen GI-Blutung.

Ätiologie
Zirka 20 % aller gastrointestinalen Blutungen erfolgen aus dem Kolon bzw. Rektum. Häufig kommt es zu einem spontanen Sistieren dieser unteren GI-Blutungen. Die Komplikationsrate ist bei älteren Patienten und Komorbiditäten höher. Ursache einer milden unteren GI-Blutung können Hämorrhoiden sein, dabei kommt es kaum oder gar nicht zur Kreislaufinstabilität. Weitere eher schwerer verlaufende Ursachen sind je nach Häufigkeit: Divertikelblutung, Ischämie, Blutung aus Kolon-Angiodysplasien, Postpolypektomieblutung oder Tumorblutung. In 15 % mit vermuteter unterer GI-Blutung ist die Ursache dann letztendlich im oberen GI-Trakt lokalisiert.

Klassifikation
Die Einteilung erfolgt wie bei der oberen GI-Blutung in okkulte und overte Blutung. Endoskopische Einteilungsscores existieren nicht.

Klinik
Das klinische Leitsymptom ist die plötzliche **Hämatochezie,** d. h. ein Abgang von kastanienbraunem oder rotem Stuhl:

- Blutung aus linkem Kolon: eher hellrotes Blut
- Rechtes Kolon: kastanienbraun mit Stuhl vermischt

Wie bei der oberen GI-Blutung ist das Einschätzen der Kreislaufsituation entscheidend. Eine exakte Anamnese (Medikation? Antikoagulanzientherapie? Grunderkrankungen?) ist essenziell.

Diagnostik
Je nach klinischer Situation/Dringlichkeit sollte bei unterer gastrointestinaler Blutung eine CT-Angiografie angestrebt werden. Bei hämorrhagischem Schock und nach Ausschluss einer oberen GI-Blutung durch eine Ösophagogastroduodenoskopie ist eine **Koloskopie** innerhalb von 24 h anzustreben (verkürzte und intensivierte Darmvorbereitung). Bei stabilen Kreislaufverhältnissen sollte selbige zeitversetzt nach entsprechender Vorbereitung durchgeführt werden. Mittels Koloskopie gelingt es in zwei Dritteln der Fälle, eine Diagnose zu stellen. Eine Angiografie (zur eventuellen Lokalisation der Blutungsquelle; am häufigsten im Sigmabereich) mit konsekutiver Embolisation kann bei schwerer Divertikelblutung notwendig werden (selten), da es endoskopisch häufig nicht gelingt, die Blutung zu stillen. Die chirurgische Versorgung gilt als letzte Option in therapierefraktären Situationen.

Differenzialdiagnosen
Am häufigsten neben Hämorrhoiden ist eine **Divertikelblutung** zu vermuten (→ Abb. 27.1). Es handelt sich dabei um eine arterielle Blutung, die direkt im Divertikel stattfindet und spontan in 75 % sistiert. Das Risiko für eine Divertikelblutung beträgt ca. 0,5 pro 1.000 Personenjahre. Die Blutung aus einer Angiodysplasie findet eher im rechten Kolon statt. Die Postpolypektomieblutung findet sofort, aber auch Tage und Wochen nachher statt. Andere Ursachen für eine untere GI-Blutung sind: ischämische Kolitis (zusätzlich Bauchschmerzen, Diarrhö neben Hämatochezie), chronisch entzündliche Darmerkrankungen und auch eine infektiöse Kolitis. Patienten mit kardialen Erkrankungen (Vitium, Kardiomyopathie) entwickeln vereinzelt eine erworbene Van-Willebrand-Erkrankung mit GI-Blutung. Damit ist das Erfassen einer Komorbidität wiederum von zentraler Bedeutung. Generell nehmen Divertikelbutungen aufgrund der breiten Verwendung von NOAKs bei älteren Patienten zu.

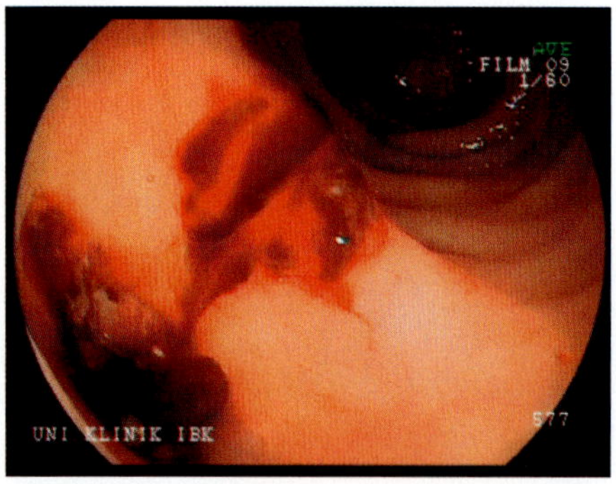

Abb. 27.1 Divertikelblutung. Eine endoskopische Therapie ist selten möglich bzw. notwendig (sistiert oft spontan). [P774]

Dünndarmblutung In dieser Situation kommt es häufig zur okkulten gastrointestinalen Blutung und instabilen Kreislaufsituation. Zirka 5–10 % aller GI-Blutungen treten zwischen Treitz-Band und der Ileozökalklappe auf. Ursachen können sein: Morbus Crohn, Meckel-Divertikel, Tumoren, Dieulafoy-Läsion, Polypose-Syndrome oder eine Antikoagulanzientherapie. Eine genaue klinische Untersuchung sollte auch auf Hautveränderungen ausgerichtet sein (Osler-Weber-Rendu-Syndrom mit Teleangiektasien). Die Kapselendoskopie ist bei stabilen Kreislaufverhältnissen die Untersuchungsmethode der Wahl, ein Blutungsquelle lässt sich meist nur bei aktiver Blutung definieren. Nur bei aktiver Blutung hilft eine CT-Angiografie weiter.

Therapie

> Die Kreislaufstabilisierung ist oberstes Gebot. Der Hämoglobinwert sollte bei 7–9 g/dl gehalten werden, bei Bedarf mittels Erythrozytenkonzentraten.

Eine Thrombozytenzahl $> 50 \times 10^9$/l ist anzustreben, bei Bedarf mittels Gabe von Thrombozytenkonzentraten.

Die endoskopische Therapie einer Divertikelblutung sollte, falls technisch möglich, mittels Injektion und/oder mechanischer Verfahren erfolgen. Bei relevanten Angiodysplasien im Dünndarm kann eine endoskopische Therapie mittels Argon Plasmakoagulation versucht werden.

Komplikationen

Das Rezidivrisiko bei Divertikelblutung beträgt 9–47 % bzw. bei Angiodysplasie 37–64 %. In diesen Situationen muss eine Antikoagulantientherapie in Folge sehr kritisch betrachtet werden.

Prophylaxe

Insbesondere bei Divertikelblutungen steht keine Prophylaxe zur Verfügung. Eine Divertikulose ist zu häufig, um sie als Kontraindikation für eine Antikoagluanzientherapie anzusehen. Auch bei Angiodysplasien gibt es keine entsprechende Prävention, um evtl. Blutungen zu verhindern.

Prognose

Die Prognose einer unteren GI-Blutung ist generell wesentlich günstiger als bei einer oberen GI-Blutung. Dennoch kann es auch hier zu lebensbedrohlichen Situationen kommen.

Zusammenfassung

- Die untere gastrointestinale Blutung präsentiert sich klinisch durch eine plötzliche Hämatochezie.
- Meist sistiert sie spontan und hat damit eine gute Prognose.
- Je nach Komorbididät und vor allem im Alter kann die Komplikationsrate ansteigen.
- In zwei Dritteln der Fälle kann eine Blutungsquelle via Koloskopie lokalisiert werden.
- Bei schweren Blutungen ist eine CT-gesteuerte Embolistation Methode der Wahl, die Chirurgie selten notwendig.

28 Morbus Crohn

Definition
Morbus Crohn ist eine chronisch entzündliche Darmerkrankung (CED), die eine transmurale Entzündung verursacht. Daraus resultierend entstehen Stenosen und Fistelbildungen. Hauptlokalisation ist der Ileozökalbereich, diese Erkrankung kann sich allerdings von Lippe bis Anus im gesamten Verdauungstrakt manifestieren.

Epidemiologie
In vielen Weltteilen ist diese Erkrankung weiterhin zunehmend und scheint mit der Etablierung eines „westlichen" Lebensstils zu korrelieren, was die Bedeutung solcher Faktoren unterstreicht. In der zweiten Lebensdekade findet man auch in Europa momentan eine steigende Inzidenz. Die Häufigkeit in Europa variiert zwischen 3–20 Fällen pro 100.000 Personenjahren, in einzelnen Regionen wie Nordeuropa sind bis zu 1 % der Bevölkerung betroffen. Der Altersgipfel findet sich bei 15–30 Jahren, auch wenn diese Erkrankung von sehr jung bis sehr alt auftreten kann. Manche Studien zeigen einen zweiten Gipfel bei 50–80 Jahren.

Ätiologie
Die Ursachen sind weiterhin unklar: genetische Faktoren (> 250 genetische Assoziationen bekannt) und Umweltfaktoren, nicht näher charakterisiert, spielen eine zentrale Rolle. Es handelt sich um eine Erkrankung des Immunsystems, wo vor allem die angeborene, aber auch die adaptive Immunität eine Rolle spielen. Man spricht heute von immunmediierten Erkrankungen. Risikofaktoren neben der Genetik sind: Nikotin, NSAR, Antibiotikakonsum, evtl. bestimmte gastrointestinale Infektionen wie eine *Campylobacter-jejuni*-Infektion. Die intestinale Mikrobiota spielt ebenfalls eine Schlüsselrolle und es existieren Hinweise, dass die Immuntoleranz gegenüber der körpereigenen Flora gestört ist.

Klassifikation
Verschiedene Klassifikationen wurden entwickelt, die aber vor allem für klinische Studien relevant sind und sich im klinischen Alltag nicht durchgesetzt haben. Es existieren auch verschiedene endoskopische Klassifikationen. Die häufigste betroffene Stelle ist die Ileozökalregion. Der zweithäufigste Phänotyp ist die Crohn-Kolitis, etwas seltener der reine Dünndarmbefall.
Der Verlauf ist in ca. 20 % mild und hier besteht wenig Therapiebedarf, 50–60 % zeigen einen chronisch rezidivierenden Verlauf mit wiederholten Schüben und Bedarf für eine wirksame Dauertherapie. In ca. 20 % handelt es sich um einen aggressiven chronisch aktiven Krankheitsverlauf, hier besteht intensiver Therapiebedarf (meist Kombinationstherapie).

Klinik

> Das klinische Bild ist vielseitig und oft **oligosymptomatisch.** Dies erklärt auch den oft langen Weg vom ersten Symptom bis zur Diagnosestellung.

Typische, aber nicht immer vorhandene Symptome sind: chronische Diarrhö, Bauchschmerzen, Gewichtsverlust, Leistungsknick, Fieber, Malabsorption. Zudem führen bestimmte Komplikationen dieser Erkrankung wie Stenosebildung (vor allem ileozökal) mit akuter intestinaler Obstruktion, intraabdomineller Abszessbildung oder Auftreten von vor allem perianalen Fisteln oft zur Diagnose. In ca. 20 % treten extraintestinale Symptome auf (Haut, Gelenke, Augen), Gallengangsbeteiligung oder Nierensteine. Der klinische Verlauf dieser Erkrankung ist sehr individuell, oft abwechselnd Schübe, gefolgt von Remission. Andererseits zeigen sich milde Verläufe mit wenig Krankheitsaktivität oder auch ein aggressiver, chronisch aktiver Krankheitsverlauf. Dies suggeriert, dass nur eine „personalisierte" individuelle Therapie zur Anwendung kommen sollte.

Diagnostik
- Die Diagnose erfolgt aus der Kombination von klinischer Präsentation, Laborveränderungen (erhöhtes CRP, Entzündungsanämie, erhöhtes Calprotectin aus dem Stuhl), Endoskopie (inkl. Histologie) und Bildgebung. Die **Ileokoloskopie** liefert oft typische Bilder (wie längliche Ulzerationen und häufig segmentaler Befall mit dazwischen normal imponierender Schleimhaut; → Abb. 28.1).
- Die **Histologie** ist nicht immer beweisend, aber oft zu dieser Erkrankung passend, z. B. bei Vorliegen von Granulomen.
- Die **Sonografie** in qualifizierten Händen spielt heute eine überragende Rolle, da sie rasch angewendet werden kann, wiederholt zur Anwendung kommt und den Patienten nicht belastet.

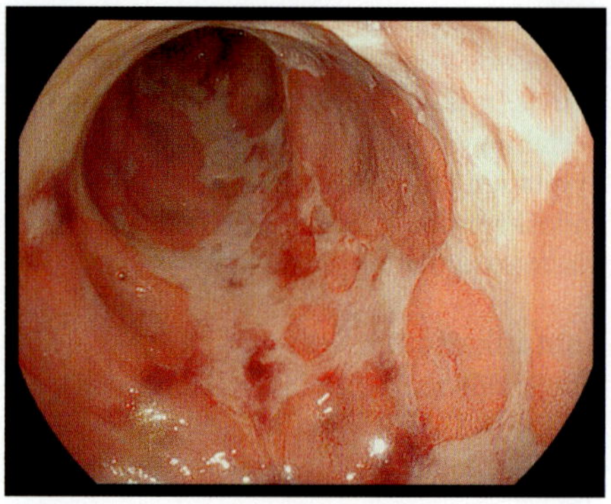

Abb. 28.1 Endoskopisches Bild eines Morbus Crohn im Kolon (typisches Pflastersteinrelief) [P774]

- **Computertomografieuntersuchungen** sollten möglichst gemieden werden (kumulative Strahlenbelastung).
- Zur **Initialdiagnostik** wird eine MR-Enterografie durchgeführt (insbeondere bei Auftreten von Bauchschmerzen).
- In Einzelfällen erfolgt die Diagnosestellung vor allem, falls eine „normale MR-Enterografie" vorliegt, über eine **Kapselendoskopie,** die dann typische Veränderungen wie Aphthen und kleine Ulzerationen zeigen kann.
- Verlässliche serologische Marker liegen nicht vor.

Differenzialdiagnosen
Hier sind vor allem verschiedene Infektionen anzudenken, die endoskopisch de facto idente Bilder liefern können, z. B. eine *Campylobacter-jejuni-* oder eine *Clostridioides-difficile*-Infektion oder intestinale Tuberkulose. Falls die Krankheitsdauer kurz ist, sind daher vor allem immer Infektionen auszuschließen. Nicht selten wird bei Appendizitisverdacht (Unterbauchschmerzen, Fieber, erhöhte Entzündungszeichen) und konsekutiver Operation die Diagnose ileozökaler Morbus Crohn gestellt.

Therapie
Medikamentöse Therapie
Die medikamentöse Therapie hat sich in den letzten Jahrzehnten deutlich verbessert und heute stehen mehrere Therapeutika zur Verfügung. Viele Erkrankte benötigen eine Langzeittherapie (mehrere Jahre) mit verschiedenen Medikamenten (Wirkungsverlust von Medikamenten häufig zu sehen). **Cave:** Eine latente Tuberkulose und eine chronische Hepatitis B sind bei allen CED-Patienten auszuschließen, da verschiedene Therapeutika insbesondere Anti-TNF-Antikörper zu einer (auch lebensbedrohlichen) Reaktivierung führen können.

5-Aminosalizylate Diese Therapeutika zeigen bei Morbus Crohn kaum Wirkung und werden heute bei dieser Erkrankung nicht mehr empfohlen. Dennoch gibt es noch genügend Crohn-Patienten, vor allem mit milder Manifestation, die auf diese Therapeutika eingestellt sind.
Nebenwirkungen (NW): selten Nierenschädigung.
Kortikosteroide Kortison spielt in der Akuttherapie des Morbus Crohn unverändert eine zentrale Rolle: Beginn mit 1 mg/kgKG Prednisolon täglich und Dosisreduktion je nach klinischem Ansprechen. Die Therapiedauer beträgt 8–12 Wochen. Eine Budesonidtherapie (9 mg täglich) kommt **nur** bei ileozökalem Crohn und eher milder Erkrankung zum Einsatz. Begleitend zu jeder Kortisontherapie sollte ein Kalzium-Vitamin-D-Präparat verabreicht werden.

Eine Kortison-Dauertherapie muss vermieden werden, es gibt Alternativen!

Nebenwirkungen: Vollmondgesicht, Striae, Unruhe, Schlafstörung, Ödeme, Akne (Budesonid zeigt wenig systemische Nebenwirkungen durch hohen First-Pass-Effekt in der Leber).
Azathioprin Diese Therapie ist bei Morbus Crohn nicht sehr wirksam und sie wird auch immer weniger angewendet. Es handelt sich um ein Immunsuppressivum, die Wirkungsdauer setzt im Schnitt erst nach 3 Monaten ein. Zieldosis 2,5 mg/kg KG. **Cave:** Interaktionen mit anderen Medikamenten, die gleichzeitige Gabe von Allopurinol ist kontraindiziert. 1 von 8 Patienten muss diese Therapie wegen Nebenwirkungen absetzen.
Nebenwirkungen: Hepatopathie, Pankreatitis, Leukopenie, Übelkeit/Erbrechen, sehr selten Lymphome.
Anti-Tumor-Nekrose-Faktor (TNF)-Antikörper Die Applikation erfolgt intravenös (Infliximab) oder subkutan (Adalimumab). Wirksamkeit ist oft nach Tagen, meist nach einigen Wochen zu erkennen. TNF-Antikörper zählen zu den wirksamsten Substanzen bei dieser Erkrankung. Diese Therapeutika zeigen als einzige Mittel auch eine gesicherte Wirkung bei fistulierender Erkrankung.
Nebenwirkungen: Infektionen, Hauttumoren (malignes Melanom), daher regelmäßige dermatologische Kontrolle, kein Hinweis auf vermehrte Lymphome.

Anti-IL-12-Antikörper (Ustekinumab) Ustekinumab zeigt ähnliche Wirksamkeit wie eine Anti-TNF-Therapie und wird heute meist nach Wirkungsverlust einer Anti-TNF-Therapie eingesetzt.
Nebenwirkungen: vermehrt Infekte.
Anti-Integrin-Antikörper (Vedolizumab) Diese Therapie verhindert die Migration von verschiedenen Entzündungszellen in das Gewebe und wirkt darmspezifisch. Das Wirkungsoptimum tritt nach einigen Wochen ein (Wirkungsmaximum nach 3–4 Monaten).
Nebenwirkungen: Herpes zoster.
Anti-IL-23 Antikörper (Risankizumab) Neu zugelassene Therapie mit hoher Wirksamkeit und einem sehr guten Wirkungs-/Nebenwirkungsprofil.
Nebenwirkungen: minimal erhöhtes Infektionsrisiko.
Januskinase-Inhibitoren (Upadacitinib) Ebenfalls sehr wirksame neue Therapie; eine klinische Besserung triff oft schon nach wenigen Tagen auf („steroid-ähnlicher Effekt").
Nebenwirkungen: Infektionen, vor allem erhöhtes Risiko für Herpes zoster (daher sollten CED-Patienten heute alle bei Diagnosestellung eine Zosterimpfung bekommen).
Fazit: Azathioprin out; die anderen Therapien ähnlich wirksam. Verwendung unter anderem auch je nach Kosten bzw. Verfügbarkeit von „Biosimilars". Anti-TNF-Präparate sind heute die am meisten verwendeten Erhaltungstherapien bei Morbus Crohn.

Chirurgische Therapie

Unverändert benötigt ein Großteil dieser Patienten in ihrem Krankheitsleben einen chirurgischen Eingriff. Daher ist die interdisziplinäre Betreuung dieser Patienten sehr wichtig. Neben Gastroenterologen bzw. Internisten und Chirurgen ist auch immer an eine psychologische Begleitung bzw. an eine entsprechende diätologische Betreuung zu denken. Der häufigste Eingriff ist eine **Ileozökalresektion,** Indikation wird bei Ileus/Obstruktion und therapierefraktärer Stenose oft akut gestellt.
Nach einer Ileozökalresektion kommt es in > 50 % zu einem Rezidiv im neoterminalen Ileum und an der Anastomose (→ Abb. 28.2).

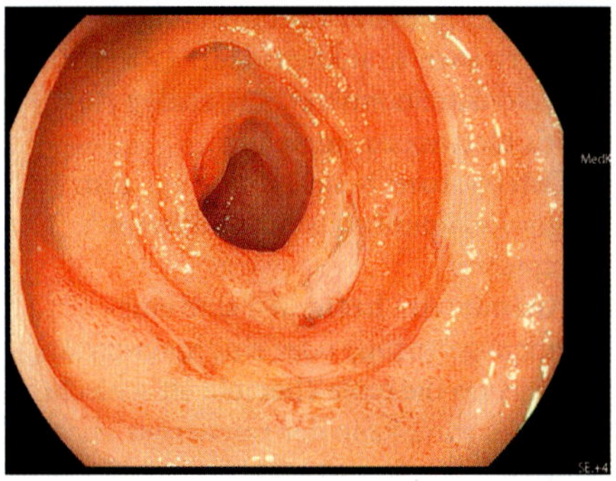

Abb. 28.2 Rezidiv im neoterminalen Ileum mit Aphthen und Ulzerationen nach Ileozökalresektion [P774]

Komplikationen

- **Stenosen:** treten am häufigsten im Ileozökalbereich auf, können sich aber prinzipiell überall präsentieren (→ Abb. 28.3). Stenosen benötigen ein chirurgisches Vorgehen.
Falls sie im Dünndarm auftreten, wird eine Resektion oder Strikturoplastik nötig.
- **Intraabdominelle Abszesse:** Sie werden häufig chirurgisch behandelt: Abszessausräumung und Resektion.
- **Fisteln:** In ca. 20 % kommt es zur Ausbildung von Fisteln, vor allem von Perianalfisteln (auch entero-enterisch/-kolonisch oder enterokutan). Therapie der Wahl bei sog. komplexer Fistel ist eine anti-TNF-Therapie. Häufig muss operativ vorgegangen werden, vor allem bei intraabdominellen Fisteln.
- **Malignomrisiko:** Das Risiko für die Entstehung eines Dünndarmkarzinoms, Lymphoms oder Kolonkarzinoms ist langfristig

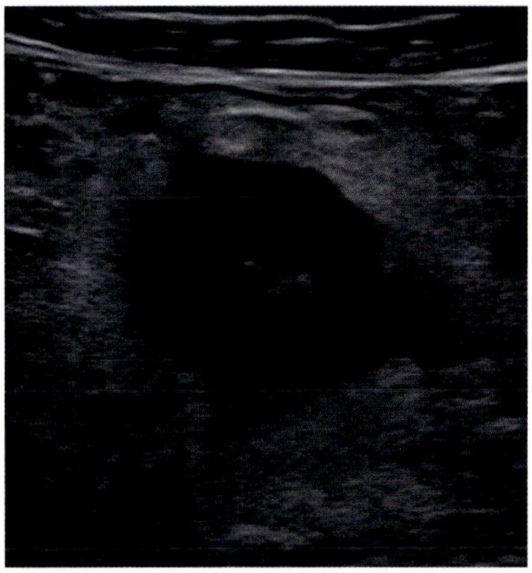

Abb. 28.3 Sonografische Darstellung einer Crohn-Komplikation: echoarme (= dunkel) Wandverdickung (Colon transversum) mit verwaschener Schichtung und fibrolipomatöser, hyperechogener (= weiß) Umgebungsreaktion bei aktivem stenosiertem Morbus Crohn [P774]

erhöht. Bei primärer Crohn-Kolitis ist nach einer gewissen Krankheitsdauer (> 8 Jahre) ein Kolonkarzinomscreening analog zu Colitis ulcerosa zu empfehlen.

- **Osteoporose:** besteht oft bereits zum Diagnosezeitpunkt. Daran denken und therapieren!
- **Anämie:** Am häufigsten sind eine Eisenmangelanämie oder eine makrozytäre Anämie. Da die orale Therapie oft schlecht vertragen wird, kann der Eisenersatz auch intravenös gegeben werden.

Perianale Probleme

Neben perianalen Fisteln sind bei Crohn-Patienten auch andere häufige perianale Erkrankungen möglich und entsprechend zu prüfen. Jedes chirurgische Vorgehen ist allerdings sorgfältigst zu prüfen:

- Hämorrhoidalleiden
- Analfissuren (Lokaltherapie mit 2 % Kalziumantagonisten wie Nifedipin am wirksamsten)
- Fäkale Inkontinenz
- Analkarzinom

Prophylaxe

Leider existieren keine vorbeugenden Maßnahmen, auch bei familiärer Häufung. Nikotin ist ein Risikofaktor und sollte vermieden werden.

Prognose

Morbus-Crohn-Erkrankte haben eine leicht verminderte Lebenserwartung. Die oben beschriebenen Komplikationen definieren entscheidend die Morbidität dieser Erkrankung, die zum Teil beträchtlich ist.

Zusammenfassung

- Morbus Crohn ist eine häufige chronisch entzündliche Darmerkrankung (CED) mit substantieller Morbidität.
- Die transmurale Inflammation ist für Komplikationen wie Stenose- und Fistelbildung verantwortlich.
- Die Diagnosestellung erfolgt leider oft sehr verzögert.
- Leitsymptome sind Bauchschmerzen, Diarrhö, Müdigkeit/Leistungsknick.
- Heute wird meist Step-up-Therapiezugang gewählt: Kortison soll nur kurzzeitig gegeben werden. Als wichtigste Therapeutika gelten Anti-TNF-Antikörper, Risankizumab, Upadacitinib, Ustekinumab und Vedolizumab (alphabetische Reihenfolge). Initiale Erhaltungstherapie heute meistens mit anti-TNF Antikörpern.
- Die interdisziplinäre Betreuung ist essenziell („CED-Board“).

29 Colitis ulcerosa

Definition

Es handelt sich um eine chronisch entzündliche Darmerkrankung, die ausschließlich den Dickdarm (Kolon) betrifft. Die Entzündung ist primär mukosal lokalisiert (nicht transmural wie bei Morbus Crohn) und damit sind Stenosebildungen höchst selten.

Epidemiologie

In Mitteleuropa sind Colitis ulcerosa und Morbus Crohn etwa gleich häufig, auch die Geschlechterverteilung hält sich die Waage.

Ätiologie

Ähnlich wie bei Morbus Crohn handelt sich um eine komplexe multifaktoriell bedingte Erkrankung, bei der genetische Faktoren (etwas weniger als bei Morbus Crohn) prädisponieren und zur Erkrankung beitragen. Damit treten Morbus Crohn wie auch Colitis ulcerosa familiär gehäuft auf. In einzelnen Familien sind beide Erkrankungen zu finden, was zeigt, dass genetische Faktoren überlappen und zu beiden Erkrankungen prädisponieren können. Umweltfaktoren spielen kausal eine dominante Rolle, sind allerdings weiterhin schlecht charakterisiert.

Klassifikation

Die Colitis ulcerosa tritt auf als: Proctitis ulcerosa (E1), linksseitige Erkrankung (E2) oder als ausgedehnte Kolitis (E3), meist als „Pancolitis ulcerosa" bezeichnet. Häufig breitet sich diese Erkrankung von distal auf das gesamte Kolon aus **(Pancolitis).** In einem kleineren Prozentsatz sehen wir auch eine Regression, d. h., aus einer Pancolitis wird eine linksseitige Colitis ulcerosa.

Klinik

> Das klinische Leitsymptom ist „blutige Diarrhö"; die Patienten beschreiben ihr Hauptsymptom als „mehr Blut als Stuhl" und oft besteht reiner Blutabgang. → Tab. 29.1

Tab. 29.1 Typische Leitsymptome bei Morbus Crohn versus Colitis ulcerosa

Morbus Crohn	Colitis ulcerosa
Müdigkeit, Schwäche	Müdigkeit, Schwäche
Leistungsknick	Leistungsknick
Fieber (selten)	Fieber (selten)
Bauchschmerzen, oft im rechten Unterbauch (häufig)	Bauchschmerzen (seltener)
Diarrhö (nicht immer)	Blutige Diarrhö (de facto immer)
Blutige Stühle (sehr selten)	„Mehr Blut als Stuhl" (bei aktiver Erkrankung immer blutige Stühle)

Damit kann diese Erkrankung mit guter Anamnese mit hoher Wahrscheinlichkeit vorhergesagt werden.

Weiters: Frage nach: Reisen? Antibiotika? NSAR? Kontakt mit an Durchfall Erkrankten? Extraintestinale Manifestationen an Haut, Gelenken oder Auge? Fisteln? Fissuren?

Diagnostik

- Die Diagnose erfolgt wiederum aus der Kombination aus typischer klinischer Präsentation, Laborveränderungen (nur leicht erhöhtes CRP, Entzündungs-/Blutungsanämie, erhöhtes Calprotectin aus dem Stuhl), Endoskopie (inkl. Histologie). Die Ileokoloskopie liefert oft typische Bilder einer kontinuierlichen Erkrankung mit sehr vulnerabler und leicht blutender Schleimhaut (→ Abb. 29.1). Bei einer schweren Pankolitis ist manchmal eine offene Ileozökalklappe zu sehen mit einer *Backwash*-Ileitis. Normalerweise ist bei dieser Erkrankung das Ileum unauffällig.

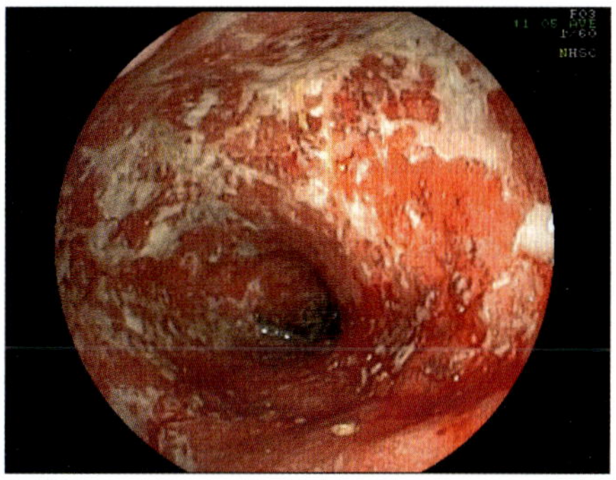

Abb. 29.1 Endoskopisch hochaktive Colitis ulcerosa: Im Unterschied zu Morbus Crohn ist die gesamte Schleimhautfläche betroffen. [P774]

- **Histologie:** Sie ist nicht immer beweisend, aber oft zu dieser Erkrankung passend. Granulome liegen keine vor.
- Die **Sonografie** in qualifizierten Händen zeigt ein verdicktes entzündetes Kolon und hilft, auch das Ausmaß der Kolitis zu definieren. Sie kann beliebig oft wiederholt werden und ist heute ein Muss in der Diagnostik bei CED generell (→ Abb. 29.2).
- Schnittbilduntersuchungen spielen prinzipiell eine untergeordnete Rolle da CT-Untersuchungen möglichst vermieden werden sollten (junge Patienten, d. h. relevante kumulative Strahlendosis über das Leben).
- Es existieren keine serologisch-diagnostischen Marker.
- Eine Mikrobiomanalyse ist zurzeit bei Verdacht auf CED nicht sinnvoll.
- Der Ausschluss von infektiösen Erregern, inklusive von *Clostridioides difficile,* ist vor allem im klinischen Schub sehr wichtig.

Differenzialdiagnosen

Bei jeder CED ist je nach Dauer der Symptomatik eine Infektionserkrankung auszuschließen, z. B. eine Infektion mit *Campylobacter jejuni, Salmonella* oder *Shigella* oder *Clostridioides difficile.* Eine längere Krankheitsdauer (> 4 Wochen) macht solche Infektionen unwahrscheinlich. Andererseits ist bei kurzer Anamnese, z. B. bei einer Krankheitsdauer von 1 Woche, eine Ileokoloskopie noch nicht sinnvoll, da Infektionen von Colitis ulcerosa makroskopisch und histologisch oft nicht unterschieden werden können.

Colitis indeterminata Bei ca. 5 % aller Patienten mit CED besteht eine „indeterminierte" Kolitis (*unclassified IBD*): Hier finden sich klinisch oft Zeichen einer Colitis ulcerosa

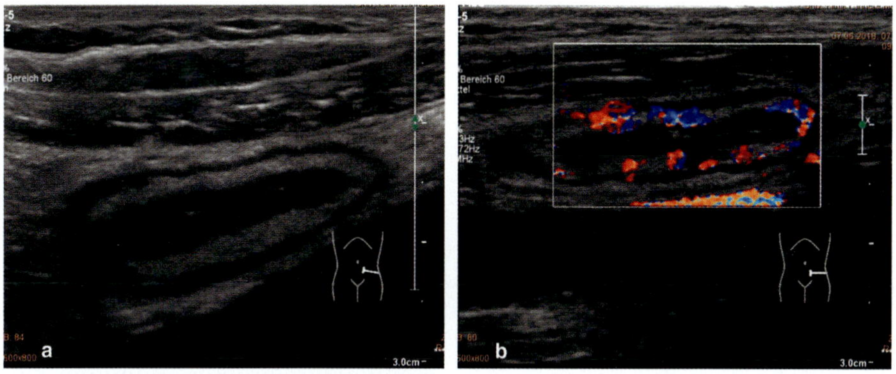

Abb. 29.2 Sonografische Untersuchung eines Patienten mit Colitis ulcerosa.
a) Pathologische Wandverdickung bei Colitis ulcerosa mit erhaltener Darmwandschichtung. Schichtung:
- Äußerer echoarmer (= schwarzer) Ring: Muskularis
- Daran anschließend hyperechogen (= weiß): Submukosa
- Luminal eochoarm: Mukosa
- Zentral, echoreich: Schleimhautoberfläche, Mukus

b) Farbdarstellung: In der farbkodierten Duplexsonografie ist eine ausgeprägte Hyperämie darstellbar. [P774]

und endoskopisch/histologisch Zeichen wie bei Morbus Crohn. Über die Jahre wird aus einer Colitis indeterminata häufig eindeutig ein Morbus Crohn bzw. eine Colitis ulcerosa. Es liegen keine Therapiestudien bei Colitis indeterminata vor, die Therapie orientiert sich vor allem an der Behandlung der Colitis ulcerosa.

Immuntherapie-assoziierte Kolitis Diese Therapiekomplikation wird im Zeitalter der Immuntherapien immer häufiger (Häufigkeit je nach Studie 1–25 % nach Immuntherapie, vor allem nach Kombination von Nivolumab mit Ipilimumab). Die Patienten entwickeln klinische Symptome (wie Diarrhö, Bauchschmerzen, Stuhldrang, Blutabgang) wenige Wochen bis Monate nach Therapiebeginn. Auch der obere GI-Trakt kann beteiligt sein. Die meisten Betroffenen zeigen ein erhöhtes Stuhlcalprotectin. Eine Koloskopie ist rechtzeitig empfohlen, um die Erkrankung definitiv zu diagnostizieren. Die endoskopische Präsentation ist meist ähnlich einer Colitis ulcerosa. Die Akuttherapie besteht in der Gabe von Prednisolon (1 mg/kg KG) und entsprechendem Tapering je nach klinischer Besserung, Therapiedauer über einige Wochen und symptomatische Therapie mit Loperamid; bei Nichtbesserung auf Steroid Verwendung von Anti-TNF-Antikörpern, Vedolizumab oder Anti-IL-12-Antikörper (Ustekinumab).

Therapie

In vielen Bereichen ist die Therapie von Colitis ulcerosa und Morbus Crohn ident oder ähnlich. Es existieren jedoch auch klare Unterschiede. Einer dieser wesentlichen Unterschiede ist die Tatsache, dass **5-Aminosalizylate** hier eine sehr gute Wirkung zeigen.

Medikamentöse Therapie

5-Aminosalizylate Diese Therapeutika spielen bei dieser Erkrankung eine herausragende Rolle und erlauben in ca. 50 %, eine stabile Remission zu erreichen:

- Proctitis ulcerosa: Therapie mit Suppositorien (Wirkung bis ca. 10 cm), Rektalschaum
- Proctosigmoiditis ulcerosa: Therapie mit Klysmen, bei richtiger Anwendung Wirkung bis zur linken Flexur

Die Lokaltherapie in der Akutphase (auch in der Erhaltung, falls toleriert) ist sehr wichtig und immer anzustreben. Eine gleichzeitige orale Therapie mit 3–4 g eines 5-Aminosalizylats täglich (entweder als Granulat oder Tablette) verbessert die Wirksamkeit. Eine 5-Aminosalizylattherapie sollte den Patienten als Langzeittherapie auch unter dem Aspekt der Karzinomprävention angeboten werden. Die tägliche Aminosalizylatdosis kann einmalig appliziert werden, eine Erhaltungstherapie benötigt mindestens eine Dosierung von 1,5 g.

Nebenwirkungen: selten Nierenschädigung.

Kortikosteroide Kortison spielt in der Akuttherapie der Colitis ulcerosa unverändert eine zentrale Rolle: Es wird mit 1 mg/kgKG Prednisolon täglich begonnen und nach klinischem Ansprechen wird die Dosis reduziert. Die Therapiedauer beträgt 8–12 Wochen. Begleitend: Kalzium-Vitamin-D-Präparat. Falls 5-Aminosalizylat nicht ausreichend wirksam ist, kann Budesonid MMX 9 mg/d gegeben werden.

> Eine Kortisondauertherapie muss vermieden werden, es gibt Alternativen!

Nebenwirkungen: Vollmondgesicht, Striae, Unruhe, Schlafstörung, Ödeme, Akne.

Anti-Tumor-Nekrose-Faktor (TNF)-Antikörper Sie werden intravenös (Infliximab) oder subkutan (Adalimumab, Golimumab) verabreicht. Rascher Wirkungseintritt. Anti-TNF-Antikörper zählen zu den wirksamsten Substanzen bei dieser Erkrankung.

Nebenwirkungen: Infektionen, Hauttumoren, kein Hinweis auf vermehrte Lymphome, psoriasisähnliche Hautveränderungen.

Anti-Integrin-Antikörper (Vedolizumab) Diese Therapie verhindert die Migration von verschiedenen Entzündungszellen in das Gewebe. Diese Antikörper wirken darmspezifisch, das Wirkungsoptimum tritt nach einigen Wochen ein. Vedolizumab gilt als besonders wirksam bei der Colitis ulcerosa und zeigte zuletzt in Vergleichsstudien eine bessere Wirkung als Adalimumab.

Nebenwirkungen: Herpes zoster.

Anti-IL-12-Antikörper (Ustekinumab) Ustekinumab zeigt ähnliche Wirksamkeit wie eine Anti-TNF-Therapie und wird heute meist nach Wirkungsverlust einer Anti-TNF-Therapie eingesetzt.

Nebenwirkungen: vermehrt Infekte.

Azathioprin Die Azathioprintherapie ist in den letzten Jahren etwas in den Hintergrund gerückt, nachdem Biologika wirksamer erscheinen. Sie wird noch verwendet bei kortisonrefraktärem Krankheitsverlauf, auch in Kombination mit einem Anti-TNF-Präparat, vor allem bei schwerer Erkrankung. Die Wirkung setzt im Schnitt erst nach 3 Monaten ein. Zieldosis 2,5 mg/kg KG.

> **Cave:** Interaktionen mit anderen Medikamenten sind möglich, die gleichzeitige Gabe von Allopurinol ist kontraindiziert.

Nebenwirkungen: Hepatopathie, Pankreatitis, Leukopenie, Übelkeit/Erbrechen, Lymphome.

Janus-Kinase [JAK]-Inhibitoren (Filgotinib, Tofacitinib, Upadacitinib) Orale Therapeutika mit oft raschem Wirkungseintritt.

Nebenwirkungen: vermehrt Infektionen wie Herpes zoster, evtl. vermehrt Thromboembolien.

Anti-IL-23-Antikörper (Mirikizumab, Risankizumab) Neu zugelassene Therapien mit hoher Wirksamkeit und einem sehr guten Wirkungs-/Nebenwirkungsprofil.

Nebenwirkungen: minimal erhöhtes Infektionsrisiko.

Andere neue Therapeutika Sphingosin-1-Phosphat-Modulatoren Etrasmimod oder Ozanimod.

Nebenwirkungen: Schwindel, kardiale Effekte (Störung der atrioventrikulären Überleitung).

Alle hier erwähnten Therapeutika kommen in der remissionserhaltenden Therapie zum Einsatz. Verwendung über mehrere Jahre bzw. bis zum Eintritt eines Wirkungsverlusts, dann Switch auf anderes Therapieprinzip.

Behandlung der schweren Colitis ulcerosa

Der Schweregrad wird klinisch erfasst. Die Therapie erfolgt entweder mit Infliximab oder Cyclosporin A intravenös. Vor allem bei Cyclosporin A wird parallel Azathioprin gegeben. Eventuell in Zukunft auch Einsatz von JAK-Inhibitoren.

Operative Therapie

Eine Kolektomie ist bei einer kleinen Patientengruppe notwendig: Meist handelt es sich um nicht behandelbare Patienten mit chronisch-aggressiver Entzündung. Die zweite Indikation stellt das Dickdarmkarzinom dar.

Komplikationen

- Bei therapierefraktärem Verlauf ist immer eine *Clostridioides-difficile*-Infektion und eine CMV-Erkrankung bzw. Kolitis auszuschließen.
- **Extraintestinale Manifestation** treten bei ca. 20 % der Betroffenen auf, am häufigsten im Bereich der Gelenke (uni-, multilokulärer Befall bzw. Befall des Achsenskelettes mit Spondylitis ankylosans). Allerdings ist der Gelenksbefall nie destruierend. Weiteres sind Augen (Uveitis) und Haut befallen:
  - Erythema nodosum: tritt auch bei Morbus Crohn und anderen Erkrankungen wie Infektionen oder Sarkoidose auf.
  - Pyoderma gangraenosum: typisch für Colitis ulcerosa (sehr gute Wirksamkeit von Anti-TNF-Antikörpertherapie)

- **Primär sklerosierende Cholangitis (PSC):** Bei dieser Erkrankung findet sich in ca. 65 % eine begleitende Colitis mit dominant rechtsseitiger Kolitis. Endoskopisch eher einer Colitis ulcerosa ähnlich.
- Selten **Stenosebildung,** dann ist immer ein Malignom auszuschließen.
- Adenome entstehen in dieser Patientengruppe genauso häufig wie bei gesunden Kontrollen und sind entsprechend zu entfernen. **Pseudopolypen,** postentzündliche „weiche" Polypen tragen kein Malignomrisiko (→ Abb. 29.3).
- **Kolonkarzinom:** Diese Komplikation ist in den letzten zwei Jahrzehnten aufgrund der besseren Therapien etwas seltener geworden, ist aber immer noch eine wichtige Komplikation, vor allem nach über 8-jähriger Krankheitsdauer, bei bestehender Pankolitis und chronisch aktivem Krankheitsverlauf mit viel Inflammation („Inflammation treibt Krebs"). Nach mehr als 8 Jahren Erkrankung sollte alle 1–2 Jahre eine Überwachungskoloskopie erfolgen, je nach Schwere der Erkrankung (→ Abb. 29.4). Indikation zur Proktokolektomie mit konsekutiver Anlage eines ileoanalen Pouches.
- **Toxisches Megakolon:** mittlerweile sehr selten. Dabei handelt es sich um eine entzündungsbedingte Ausweitung des Kolons mit Sepsisgefahr. Es besteht die Indikation zur Akutchirurgie.

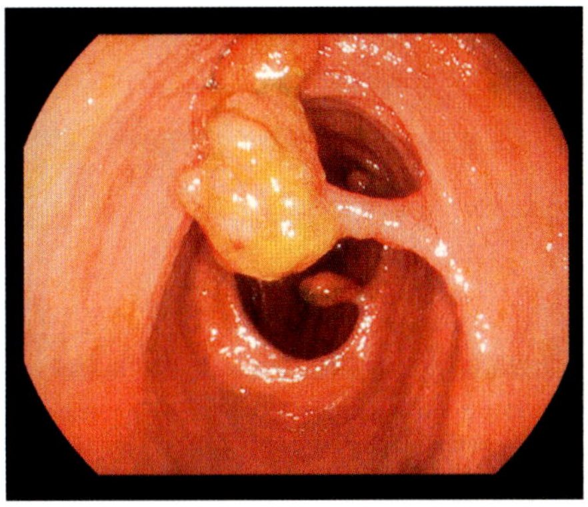

Abb. 29.3 Pseudopolypen sind häufig bei Colitis ulcerosa zu finden und reflektieren die kumulative Entzündungslast im Laufe der Erkrankung. Sie müssen nicht entfernt werden und können meist gut von klassischen Adenomen unterschieden werden. [P774]

Prophylaxe

Leider verfügen wir auch in Risikofamilien unverändert über keine Möglichkeit einer Vorbeugung. Es bleibt lediglich die Empfehlung einer ausgewogenen, eher mediterranen Kost. Eine medikamentöse Prophylaxe ist zurzeit nicht möglich.

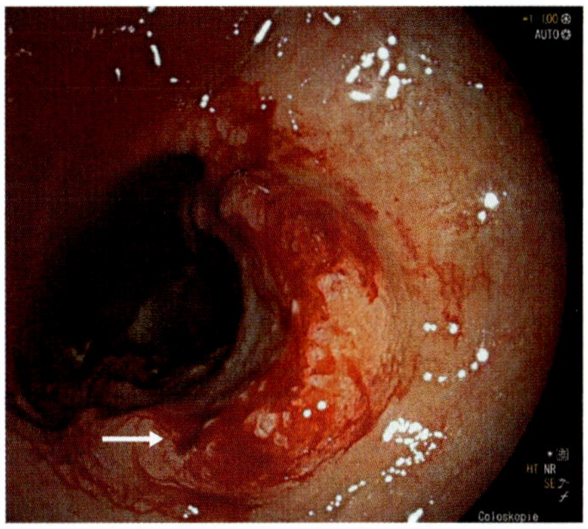

Abb. 29.4 56-jähriger Patient mit 20-jähriger Anamnese einer Pancolitis ulcerosa. Bei der jährlichen Überwachungskoloskopie zeigt sich im oberen Rektum ein schüsselförmiges Rektumkarzinom. [P774]

Prognose

Patienten mit Colitis ulcerosa haben eine vergleichbare Lebenserwartung wie gesunde Kontrollpatienten. Das erhöhte Tumorrisiko für ein Kolonkarzinom ist zu beachten. In internationalen Studien wird von ca. 5 % Kolektomierate bei diesen Erkrankungen gesprochen (vor allem bedingt durch unbehandelbare Inflammation). Diese Rate dürfte in vielen europäischen Ländern niedriger sein.

Zusammenfassung

- „Blutiger Stuhl" ist das Leitsymptom der Colitis ulcerosa und sollte eine rasche Diagnose ermöglichen.
- Die Therapien haben sich in den letzten Jahren deutlich verbessert, neben 5-Aminosalizylaten spielen Biologika und neue orale Therapeutika eine zentrale Rolle.
- Azathioprin wird auch hier unwichtiger. Bei chronisch aktivem Krankheitsverlauf zur Erhaltungstherapie Anwendung von (in alphabetischer Reihenfolge): Anti-IL-12-Antikörper (Ustekinumab), Anti-IL-23-Antikörper (Mirikizumab, Risankizumab), Anti-TNF-Antikörper (Adalimumab, Golimumab, Infliximab), JAK-Inhibitoren (Filgotinib, Tofacitinib, Upadacitinib), Sphingosin-1-Phosphat-Modulatoren (Etrasimod, Ozanimod), Vedolizumab.
- Eine Kortisondauertherapie muss vermieden werden.
- Die Kolektomierate liegt bei ca. 5 %, aktuell eher niedriger.

30 Mikroskopische Kolitis

Definition
Es handelt sich um eine chronisch entzündliche Erkrankung des Kolons mit typisch histologischen Veränderungen, aber oft normaler Koloskopie.

Epidemiologie
Die Erkrankung betrifft vor allem ältere Frauen (10-mal häufiger als bei Männern).

Ätiologie
Die Ursachen sind unklar, immunmediierte Faktoren dürften eine wichtige Rolle spielen. Die Immunpathogenese ist allerdings wenig beforscht und unverstanden. Auch Medikamente wie Psychopharmaka oder PPI spielen als Ursache eine Rolle.

Klassifikation
Die Klassifikation erfolgt histologisch in die lymphozytäre oder kollagene Kolitis (Nachweis eines subepithelialen Kollagenbandes) (→ Abb. 30.1).

Klinik
Leitsymptom ist die wässrige Diarrhö, auch mit nächtlicher Symptomatik. Selten treten Bauchschmerzen auf.

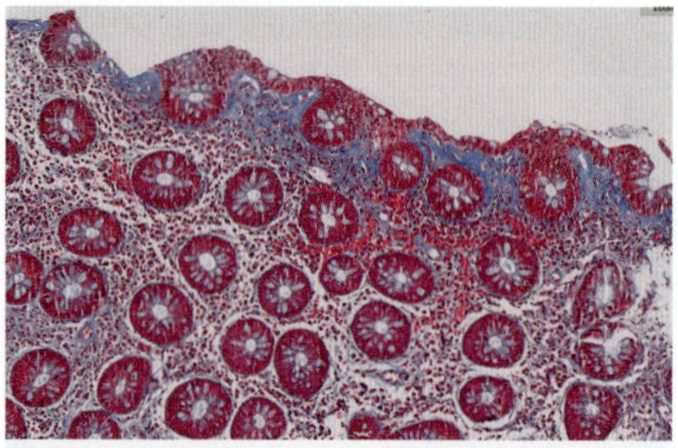

Abb. 30.1 Biopsie aus dem linken Hemikolon. Histologische Veränderungen wie bei kollagener Kolitis (Bindegewebsfärbung nach Masson; Kollagenband in Blau). Die Ätiologie der Entstehung dieses Kollagenbands ist nicht bekannt. [P774]

Diagnostik
Bei entsprechender Anamnese sind immer Stufenbiopsien im Rahmen einer Koloskopie durchzuführen. Die Koloskopie ist meist unauffällig, vereinzelt findet sich im rechten Kolon eine unspezifische diffuse Rötung.

Differenzialdiagnosen
Die wichtigste Differenzialdiagnose neben Infektionen ist eine medikamentös getriggerte mikroskopische Kolitis. Dies kann de facto bei jedem Medikament vorkommen, häufig bei Protonenpumpenhemmern und Psychopharmaka.

Therapie
Budesonid gilt als Therapie der Wahl (9 mg täglich), über mindestens 2 Monate, dann Tapering und Ausschleichen. Eine Untergruppe benötigt eine Dauertherapie mit 3 mg täglich. Biologika wie Anti-TNF-Präparate oder Vedolizumab spielen eine untergeordnete Rolle und kommen nur beim Kortison-refraktären Patienten zum Einsatz.

Prognose
Kausale Medikamente sind abzusetzen. Dann besteht eine gute Prognose, eine Subgruppe der Patienten benötigt eine Dauertherapie. Wenn Budesonid nicht wirksam ist, kann ein Versuch mit Azathioprin gemacht werden.

Zusammenfassung
- Die mikroskopische Kolitis ist eine häufige chronisch entzündliche Erkrankung, meist bei Frauen > 60 Jahren.
- Die Klassifikation gelingt über die Histologie.
- Makroskopisch findet sich meist eine „normale" Koloskopie.
- Die Gabe von Budesonid gilt als Therapie der Wahl.
- Falls Kortison-refraktäre Krankheitssituation: Anti-TNF-Antikörper, Vedolizumab

31 Ischämische Darmerkrankungen

Akute mesenteriale Ischämie

Definition

Die akute mesenteriale Ischämie (AMI) des Dünndarms ist ein seltenes Ereignis, meist emboliebedingt, z. B. bei Vorhofflimmern oder atherosklerotisch verursacht. Häufig ist die A. mesenterica superior bis 10 cm distal nach Abzweigung betroffen. Eine mesenteriale Venenthrombose kann ebenfalls zum Bild der AMI führen, sie tritt oft Malignom-assoziiert oder bei Sepsis auf.

Klinik

Es kommt zu unspezifischen plötzlichen starken, oft periumbilikalen Schmerzen, häufig mit unblutiger Diarrhö. Eine Hämatochezie tritt in < 15 % auf, dann oft auch mit rechtsseitiger Kolonbeteiligung. Klinisch zeigt sich initial oft „nur" ein starker Schmerz bei einer relativ unauffälligen Untersuchung.

Diagnostik

Die Diagnostik gelingt über die Laborwerte (evtl. erhöhtes Laktat) und die CT-Angiografie.

Therapie

Es handelt sich um eine gastroenterologisch-chirurgische Notfallsituation. Therapie: chirurgische Exploration, Embolektomie, chirurgische Revaskularisation, chirurgische Resektion/Bypass. Falls es zur Pneumatosis intestinalis (Luftansammlung in der Darmwand) kommt, ist ein rasches chirurgisches Eingreifen zu überlegen. Antibiotische Therapie, Antikoagulation akut und als Langzeittherapie.

Chronische mesenteriale Ischämie

Definition

Es handelt sich um eine langsam progrediente Durchblutungsstörung vor allem des Dünndarms, meist im Rahmen einer schweren Atherosklerose. Eine chronisch mesenteriale Ischämie (CMI) tritt auf, wenn zwei der drei Hauptgefäße betroffen sind (A. mesenterica superior/inferior, A. coeliaca). Alternative Terminologie: Angina abdominalis oder Claudicatio abdominis (intestinalis).

Klinik

Es kommt zur typischen Symptomentrias: Gewichtsverlust (Kachexie), postprandiale Bauchschmerzen (nach 30–60 min), Sitophobie (Angst vor Essen) (allerdings Trias nur in 30 % vorhanden). Starker Schmerz vor allem nach großen und fettreichen Mahlzeiten.

> Bei rezidivierenden Bauchschmerzen und vorliegender Atherosklerose immer daran denken!

Diagnostik

CT/MR-Angiografie, Sonografie.

Therapie

Die Behandlung erfolgt radiologisch interventionell oder über eine gefäßchirurgische Sanierung. Für die meisten Patienten ist eine perkutane endovaskuläre Revaskularisierung Methode der Wahl.

Ischämische Kolitis

Definition

Die ischämische Kolitis ist die häufigste Form einer ischämischen Darmerkrankung. Es kommt zu relativen Durchblutungsstörungen im Kleingefäßbereich bei: Hypovolämie, Hypotension, Alter > 60 Jahre, eher bei Frauen, Einnahme vasokonstriktiver Medikamente, Obstipation und Thrombophilie. Die meisten Patienten haben eine transiente nichtgangränöse Ischämie.

Klinik

> Typisch und suggestiv ist die Kombination aus krampfartigen, plötzlich auftretenden Unterbauchschmerzen und in Folge eine Hämatochezie. Schmerzen am häufigsten im linken Abdomen.

Diagnostik

Physikalisch zeigt sich eine eher milde Abwehrspannung im Abdomen ohne peritoneale Zeichen. Im Labor kann eine Leukozytose bzw. D-Dimer Erhöhung nachgewiesen werden, sonst gibt es wenige Auffälligkeiten. Im CT-Abdomen zeigen sich lediglich unspezifische Veränderungen: Wandverdickung und Fettvermehrung im betroffenen Segment. In der Koloskopie (Diagnostikmethode der Wahl) zeigt sich das Bild einer segmentalen, unspezifischen, oft milden Kolitis, am häufigsten linksseitig bzw. im Sigma (→ Abb. 31.1).

Therapie

Die ischämische Kolitis verläuft meist transient und mild. Bei schwereren Verläufen wird eine symptomatische Therapie (Schmerztherapie, Antibiotika) nötig, sehr selten muss chirurgisch vorgegangen werden.

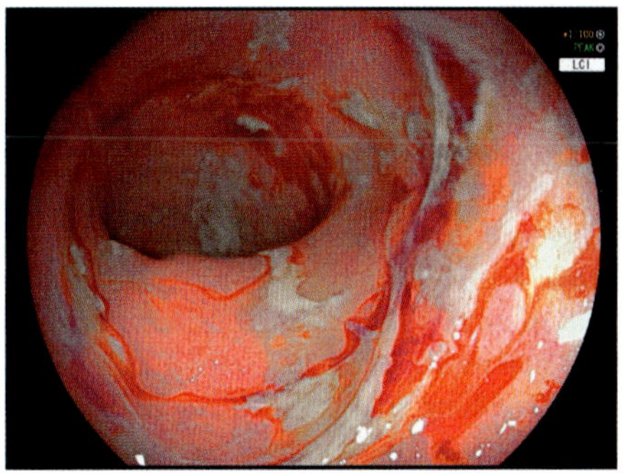

Abb. 31.1 Segmentale Kolitis wie bei Ischämie: unspezifische Entzündung [P774]

Zusammenfassung

- D-Dimer Bestimmung im Blut als Hinweis für eine akute bzw. chronische Ischämie sinnvoll.
- Akute mesenteriale Ischämie: typische Trias (alter Patient, Vorhofflimmern und starker Bauchschmerz).
- Die ischämische Kolitis ist die häufigste Form einer ischämischen Darmerkrankung.
- Leitsymptome bei ischämischer Kolitis sind Bauchschmerzen mit Hämatochezie.
- Eine symptomatische Therapie ist bei ischämischer Colitis oft ausreichend.

32 Kolonpolypen und Kolonkarzinom

Kolonpolypen

Definition

Es handelt sich um gutartige Gewächse im Kolon, die üblicherweise bei einer Koloskopie erkannt und abgetragen werden. Sie können gestielt oder breitbasig sein und variieren an Größe. Kolonpolypen sind eine **Vorstufe des kolorektalen Karzinoms (KRK)** (Adenom-Karzinom-Sequenz). Auf dieser Tatsache beruht der Erfolg der Vorsorgekoloskopie, wenn dabei diese Adenome entsprechend abgetragen und entfernt werden.

Epidemiologie

Kolonpolypen sind häufig und nehmen mit dem Alter zu. Bei > 50-jährigen Personen können sie in 20–25 % nachgewiesen werden. In 10–15 % liegen dann bereits fortgeschrittene Adenome (*advanced adenoma*, > 1 cm) vor, in 0,2–0,6 % bereits ein KRK. Als *advanced polyps* gelten auch Polypen < 1 cm, falls histologisch ein bis zu 25 % villöser Anteil, eine hochgradige intraepitheliale Neoplasie (EIN) oder ein Karzinom vorliegen.

Ätiologie

Risikofaktoren für Adenome sind vor allem Lebensstilfaktoren (s. unten Prophylaxe bei KRK) und familiäre Faktoren.

Klassifikation

In zwei Dritteln aller Polypen finden sich Adenome, ca. ein Drittel sind hyperplastische Polypen bzw. serratierte Läsionen. Jedes histologisch nachgewiesene Adenom stellt ein erhöhtes Risiko für ein KRK dar. Dies gilt vor allem für multiple Adenome (> 3) oder große Adenome (> 1 cm). Polypen > 3 cm sind in ca. 15 % bereits neoplastisch. Polypen sind makroskopisch flach, sessil oder gestielt. Die Einteilung erfolgt üblicherweise histologisch. Die **histologische Untersuchung** jedes Polypen ist obligat:

- Nach **WHO-Einteilung** in:
  - Adenome: tubulär in ca. 75 %, tubulovillös, villös
  - Grad der IEN: niedrig- und hochgradige
- **Serratierte Läsionen** werden unterteilt in:
  - Hyperplastische Polypen
  - Sessile serratierte Adenome (SSA): Vor allem das SSA im rechten Kolon gilt als Paradevorläuferläsion eines KRK (BRAF-mutiert, hochgradig mikro-satelliteninstabiles Karzinom).
  - Gemischte Polypen
  - Traditionelle serratierte Adenome
- Ergibt die Histologie eines endoskopisch entfernten R0-Polypen ein **pT1-Karzinom,** sollte eine Klassifikation erfolgen in:
  - Low-risk: G1, G2 und keine Lymphgefäßeinbrüche [L0]
  - High-risk: G3, G4 und Lymphgefäßeinbruch [L1]

Klinik

Die meisten Patienten mit Kolonpolypen sind asymptomatisch und die Diagnosestellung erfolgt im Rahmen einer Koloskopie. Zum Teil werden Kolonpolypen über einen positiven Nachweis von Blut im Stuhl entdeckt.

Diagnostik

Das Standardverfahren zur Erkennung von Polypen und KRK ist die komplette qualitativ durchgeführte **Koloskopie.** Häufig erfolgt die Zuweisung zur Koloskopie wegen eines positiven fäkalen okkulten Bluttests (FOBT; heute wird der sensitivere immunchemische Test auf Blut verwendet, iFOBT). Es gelten unterschiedliche Qualitätskriterien, unter anderem eine Rückzugrate bei der Untersuchung (> 6 min) und die sog. **Adenomdetektionsrate (ADR).** Sie sollte bei jedem Untersucher > 20 % betragen. Der Zeitpunkt einer Kontrollkoloskopie nach Polypektomie hängt von Anzahl, Größe und Histologie der Polypen ab.

Therapie

Alle Polypen (auch falls mehrere vorliegen) sollten endoskopisch entfernt und geborgen werden, möglichst über eine **Schlingenpolypektomie** (→ Abb. 32.1). Ziel einer Koloskopie ist ein polypenfreier Darm.
Eine Zangenbiopsie, vor allem bei Polypen > 5 mm, sollte vermieden werden. Für Polypen < 1 cm empfiehlt sich heute die Kaltschlingenpolypektomie. Vor allem bei flacheren Polypen (nach Unterspritzung) erfolgt eine endoskopische Mukosaresektion (EMR). Kleinere Polypen im Rektum (< 5 mm) sind meist hyperplastisch und können belassen werden. Bei Polypen > 2 cm besteht eine Rezidivadenomrate von bis zu 20 %.

Komplikationen

Blutungs- und Perforationsrisiko bei Schlingenpolypektomie; das Risiko steigt bei älteren Patienten, bei Komorbidität und falls Patienten antikoaguliert sind.

Kolorektales Karzinom (KRK)

Definition

Es handelt sich um eine bösartige Neubildung im Dickdarm.

Epidemiologie

Das KRK ist häufig: Es handelt sich um den zweithäufigsten Krebs bei Frauen und den dritthäufigsten Krebs bei Männern in unseren Breiten. Bei Männern ist er um 25 % häufiger. Inzidenz und Mortalität haben in den letzten 30 Jahren abgenommen. Allerdings zeigen neue Studien eine vermutlich lebensstilbedingte Zunahme (Adipositas, westliche Ernährung) bei unter 50-Jährigen (vor allem in 3.–5. Lebensdekade). Mittlerweile sind 15 % der KRK bei < 50-Jährigen zu finden. Diese Entwicklung ist beunruhigend, nachdem in diesem Alterssegment eine Vorsorgestrategie momentan nicht leicht möglich erscheint.

Ätiologie

Das kolorektale Karzinom entsteht in ca. 85 % aus einem Polypen über drei mögliche Mechanismen:

- Chromosomale Instabilität: mit 85 % am häufigsten. Meist liegt eine Mutation im APC-Gen (*Adenomatous-polyposis-coli*-Gen) vor.
- Mikrosatelliteninstabilität (MSI): 15 % aller KRK
- Serratierte Neoplasie: histologisch „Sägezahnmuster", MSI, hypermethyliertes MLH1-Gen, BRAF-Mutation

Klassifikation

Hier spielt die histologische Aufarbeitung des Operationspräparats eine zentrale Rolle: Tumortyp nach WHO-Klassifikation:

- Tumorinvasionstiefe (pT-Klassifikation)
- Regionärer Lymphknotenstatus (pN-Klassifikation)
- Anzahl der untersuchten Lymphknoten (mindestens 12)
- Grading
- Abstand von den Resektionsrändern
- Histologische Untersuchung auf Mikrosatellitenstabilität und hMLH1 und hMSH2

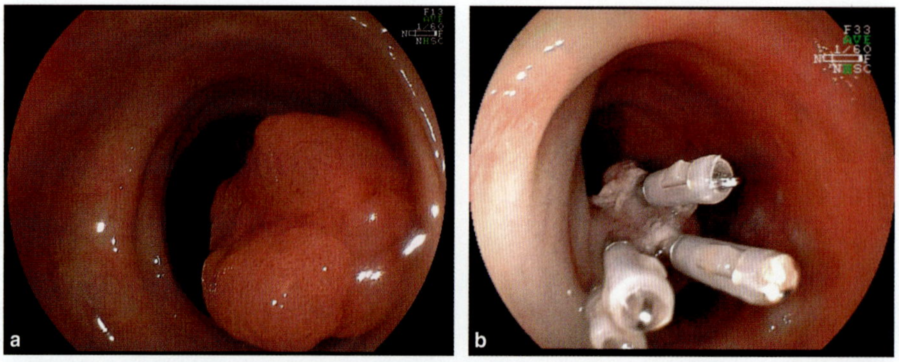

Abb. 32.1 Kolonpolyp: vor (a) und nach (b) Schlingenpolypektomie. Setzen von Clips zur Blutungsprophylaxe. [P774]

Klinik

Die Patienten sind entweder asymptomatisch und die Diagnosestellung erfolgt über eine Screeningkoloskopie. Dieser Tumor wird oft **sehr spät symptomatisch:** Es kommt zum rektalen Blutabgang oder zu Allgemeinsymptomen (Leistungsknick, Eisenmangelanämie, Obstruktion, Bauchschmerzen, Gewichtsverlust). Dann liegt allerdings oft schon ein metastasiertes Stadium vor.

Diagnostik

Diagnostische Verfahren sind:

- Koloskopie (→ Abb. 32.2)
- Rektal-digitale Untersuchung
- Labortestung auf karzino-embryonales Antigen (CEA)
- Abdomensonografie
- Mehrzeilen-CT-Untersuchung des Abdomens (Becken, Thorax) bzw. MR Becken +/– Endosonografie bei Rektumkarzinom

Beim Rektumkarzinom wird auch eine starre Rektoskopie empfohlen. Der Lymphknotenstatus lässt sich auch mit der besten Bildgebung nicht immer verlässlich beurteilen.

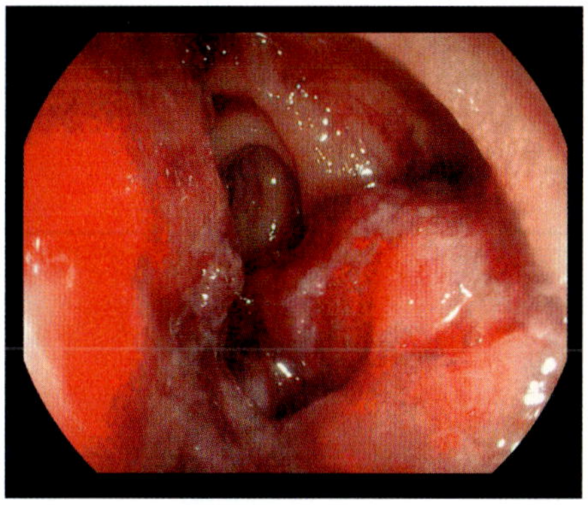

Abb. 32.2 Kolorektales Karzinom [P774]

Differenzialdiagnose

Andere Malignome sind zu unterscheiden, diese sind jedoch sehr selten, z. B. Lymphom.

Therapie

Eine psychoonkologische Begleitung ist allen Patienten anzubieten.

Operative Therapie

Bei der chirurgischen Therapie des KRK ist eine **komplette mesokolische Exzision** anzustreben, falls möglich, primär laparoskopisch. **Lebermetastasen** können heute je nach Ausmaß oft chirurgisch reseziert werden bzw. es kann eine Lokaltherapie mittels Radiofrequenzablation (RFA) erfolgen (→ Abb. 32.3).

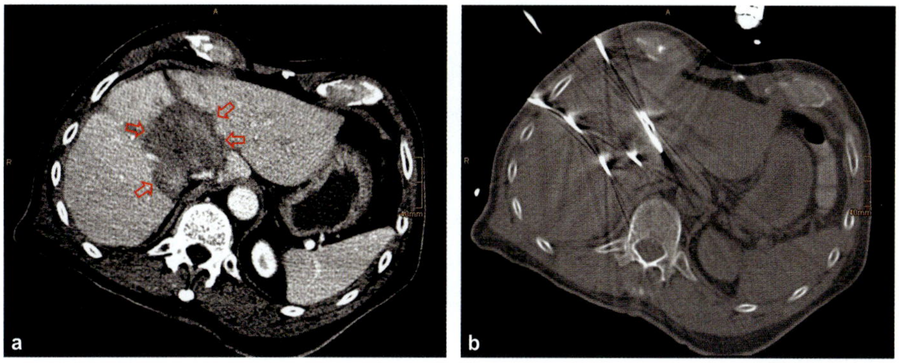

Abb. 32.3 Perkutane stereotaktische Radiofrequenzablation (SRFA) einer 8 cm im Durchmesser messenden inoperablen kolorektalen Lebermetastase (a, Pfeile markieren Metastase) mit 12 liegenden Coaxialnadeln (b) als Platzhalter für die RFA-Sonden. Der Patient ist 13 Jahre nach dem Eingriff immer noch am Leben. [P774]

Adjuvante Chemotherapie Voraussetzung ist eine R0-Resektion. Sie erfolgt altersunabhängig, der Allgemeinzustand des Patienten ist entscheidend. Die adjuvante Chemotherapie sollte baldmöglichst postoperativ stattfinden (innerhalb von 8 Wochen). Häufig ist eine Oxaliplatin-haltige Chemotherapie über eine Dauer von 3 Monaten. Bei über 70-Jährigen ist abzuwägen. Sonst ist eine Monotherapie mit Fluoropyrimidinen möglich. Monoklonale Antikörper oder Irinotecan kommen nicht zum Einsatz.

Palliative Chemotherapie

Eine palliative Chemotherapie sollte grundsätzlich allen Patienten angeboten werden. In die Therapieplanung fließen ein: Allgemeinzustand des Patienten, Krankheitsausdehnung, Molekularbiologie des Tumors (Bestimmung von RAS- und BRAF-Mutationen aus Tumorgewebe bzw. aus im Blut zirkulierender Tumor-DNA, falls kein Tumorgewebe vorliegt) und Bestimmung der Mikrosatelliteninstabilität (MSI), um evtl. die Indikation für eine Immuntherapie mit Checkpoint-Inhibitoren zu induzieren.

- Bei **RAS-Wildtyp und linksseitigem Kolonkarzinom:** Chemotherapie-Doublette (Oxaliplatin + Irinotecan) + Anti-EGFR-Antikörper (Cetuximab)
- Bei **RAS-Mutation:** Chemotherapie-Doublette + Bevacizumab (Anti-VEGF-Antikörper, *vascular endothelial growth factor*)
- BRAF-Mutation: Doublette + Bevacizumab
- FOLFOXIRI (Folsäure, Fluorouracil, Oxaliplatin, Irinotecan +/– Bevazizumab [Anti-VEGF-Antikörper]): am wirksamsten, nur bei gutem Allgemeinzustand

Immuntherapie

Eine solche (z. B. Pembrolizumab) ist nur in der Untergruppe mit MSI zu versuchen. Beim Großteil der Erkrankten ist sie nicht wirksam.

Für alle Patienten im Palliativsetting gilt: regelmäßige Krankheitseinschätzung und vor allem Erkennung von Nebenwirkungen und kritische Abwägung bezüglich einer Therapiefortsetzung.

Komplikationen

Mögliche Komplikationen sind: gastrointestinale Blutung, Obstruktion/Ileus, Metastasierung.

Prophylaxe und Screening

Eine Prophylaxe findet statt durch regelmäßige körperliche Bewegung, Verzicht auf Nikotin, eine Ballaststoffaufnahme > 30 g/Tag, wenig Alkoholkonsum, eine Reduktion des Konsums von rotem Fleisch bzw. verarbeitetem Fleisch (nicht täglich), vermehrten Verzehr von Obst und Gemüse (täglich, mehrere Portionen). Acetylsalicylsäure ≥ 75 mg senkt das Risiko um 25–50 %. Ab dem 50. Lebensjahr (in Österreich ab dem 45. Lebensjahr) erfolgt eine Vorsorge/Früherkennung (Screening: jährlicher iFOBT; Koloskopie). Bei unauffälliger Koloskopie wird diese nach 10 Jahren wiederholt. Die CT-Kolonografie spielt derzeit keine Rolle.

Risikogruppen für ein KRK

- Familiär erhöhtes Risiko: Falls bei erstgradig Verwandten ein KRK besteht, ist das Risiko erhöht (vor allem, falls das KRK vor dem 50. Lebensjahr auftritt). Die erste Koloskopie sollte 10 Jahre vor dem Erkrankungsbeginn des Indexpatienten erfolgen.
- Das hereditäre KRK wird in → Kap. 33 abgehandelt. Hier gelten andere Screening-Intervalle.
- Chronisch entzündliche Darmerkrankungen (Colitis ulcerosa, Crohn-Kolitis) stellen weitere Risikofaktoren für ein KRK dar.

Prognose

Die Prognose hängt entscheidend vom Tumorstadium ab. Zuletzt hat sich das Überleben durch bessere Chemotherapie bzw. lokalablative und chirurgische Therapien verbessert.

Rektumkarzinom

Definition
Das Rektumkarzinom ist eine bösartige Neubildung im Rektum; es handelt sich um ein Adenokarzinom das meistens aus einem Polypen entsteht.

Epidemiologie
Das Rektumkarzinom macht 30–40 % des KRK aus. KRK und Rektumkarzinom haben viele Gemeinsamkeiten bezüglich Ätiologie und Histologie.

Anamnese
Typische Anamnese: Blut im Stuhl, schmerzhafter Stuhlgang, Bleistiftstuhl.

Diagnostik
Die Diagnose Rektumkarzinom wird bei allen Malignomen bis 16 cm ab der Anokutanlinie gestellt (starres Rektoskop). Meist heute Diagnosestellung im Rahmen einer Koloskopie (→ Abb. 32.4).

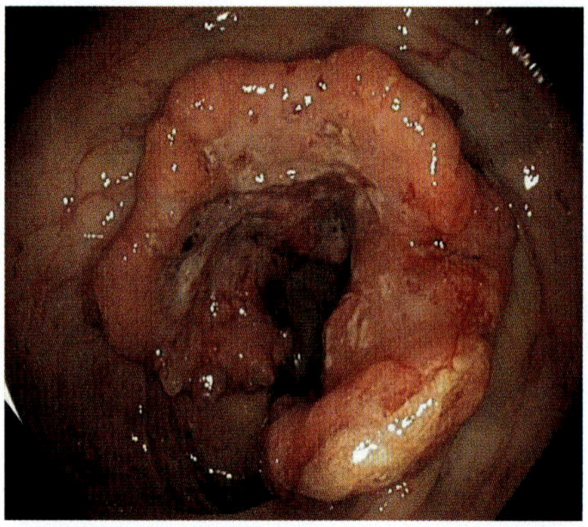

Abb. 32.4 55-jähriger Mann mit der Anamnese „Blut im Stuhl seit 6 Wochen". Im Bild Rektumkarzinom im mittleren Rektum, fast die ganze Zirkumferenz betreffend. [P774]

Therapie
Wesentliche Unterschiede bestehen in der präoperativen, operativen und adjuvanten Therapie. Hier nehmen die Strahlentherapie und die Strahlenchemotherapie eine wichtige Rolle ein. Die therapeutischen Möglichkeiten sind heute komplex und ähnlich wie beim KRK. Die Immuntherapie spielt wiederum bei MSI eine wichtige Rolle. In Folge ist je nach Situation eine Operation 6–8 Wochen später anzustreben.

Analkarzinom

Definition
Krebserkrankung im Bereich des Anus bzw. Analkanals.

Epidemiologie
Das Analkarzinom stellt < 5 % aller gastrointestinalen Malignome dar. Altersgipfel ist die 6.–7. Lebensdekade.

Ätiologie
Die meisten Analkarzinome sind durch persistierende Infektionen mit dem Humanen Papillomavirus (HPV) verursacht (vor allem die Onkogene E5, E6 und E7 sind relevant). Entwickelt sich oft aus vorbestehenden intraepithelialen Neoplasien.
Niktotinabusus ist ein unabhängiger Risikofaktor wie auch eine HIV-Infektion.
Histologisch handelt es sich um Plattenepithelkarzinome.

Klinik
Die klinischen Beschwerden sind unspezifisch (Blutung, Juckreiz, Brennen, Ekzem) und werden oft als „Hämorrhoidalbeschwerden" interpretiert. Das Vorhandensein einer „derben" Veränderung perianal sollte immer abgeklärt werden.

Diagnostik
Hier spielt die klinische Untersuchung (rektal-digitale Untersuchung) eine hervorragende Rolle, die auch bei jeder Koloskopie stattfinden sollte. Außerdem Proktoskopie, Endosonografie, Koloskopie, Schnittbildgebung (MRT).

Therapie
Lokale Exzision (falls < 2 cm und keine Fernmetastasen); kombinierte Radiochemotherapie; bei metastasierender Erkrankung Systemtherapie bzw. Immuntherapie.

Zusammenfassung

Kolonpolypen
- Per definitionem sind Kolonpolypen Vorstufen zu KRK (außer harmlose kleine hyperplastische Polypen im Rektum).
- Kolonpolypen sind häufig und treten bei > 20–25 % der > 50-Jährigen auf.
- Die Diagnose erfolgt nur über eine Koloskopie.
- Kolonpolypen sind meist asymptomatisch.
- Kolonpolypen sind meist endoskopisch therapierbar.

Kolonkarzinom
- Das Kolonkarzinom ist der zweit- bzw. dritthäufigste maligne Tumor in unseren Breiten; Mortalität zuletzt sinkend.
- Hauptursache: chromosomale Instabilität (Mutation im APC-Gen)
- Risikofaktoren sind Fleischkonsum, Nikotin, Alkohol, Adipositas, faser-/obst-/gemüsearme Ernährung.
- Bei allen > 45/50-jährigen ist ein Populationsscreening mittels Koloskopie empfohlen.
- Die Prognose hat sich durch verschiedene Therapieverfahren auch im metastasierten Stadium zuletzt verbessert.

Rektum- und Analkarzinom
- Das Rektumkarzinom macht 30–40 % aller KRK; in der Behandlung spielt die präoperative Strahlen-/Chemotherapie eine wichtige Rolle.
- Das Analkarzinom ist ein Beispiel, wo die klinische Untersuchung mit rektal-digitaler Untersuchung eine hervorragende Rolle spielt.

Bei ca. 10 % aller gastrointestinalen (GI) Tumoren liegen hereditäre, d. h. familiär gehäufte (genetische) Aspekte vor. Dies trifft vor allem beim Magen-, Pankreas- und kolorektalen Karzinom (KRK) zu.

Hereditäres Magenkarzinom

Ätiologie

Die Hauptform ist das **hereditäre diffuse Magenkarzinom:** Hier können in 15–50 % Keimbahnmutationen im E-Cadherin (CDH1), lokalisiert am Chromosom 16q22.1, nachgewiesen werden. Die Vererbung ist autosomal-dominant. Dieses Magenkarzinom tritt im Mittel im Alter von 38 Jahren auf (Penetranz bei Männern 70 % und bei Frauen 56 %).
Betroffene Frauen haben auch ein erhöhtes Risiko für ein lobuläres Mammakarzinom. In einzelnen Kohorten wurden auch gehäuft KRK beschrieben. Seltener tritt eine pathogene Keimbahnvariante im α-1-Cateningen auf.

Klinik

Die klinischen Symptome sind unspezifisch und damit nicht hilfreich. Entscheidend ist eine exakte Anamnese bzw. Familienanamnese.

Diagnostik

Es sind eine entsprechende genetische Untersuchung (*next-generation sequencing*) und genetische Beratung von Betroffenen und Familienangehörigen notwendig.

Therapie

Bei entsprechendem Nachweis einer Keimbahnmutation (CDH1) bzw. einer wahrscheinlich pathogenen Mutation ist eine **Gastrektomie** ab dem 20. Lebensjahr empfohlen.

Prophylaxe und Vorsorge

Falls keine Gastrektomie durchgeführt wird bzw. falls die Pathogenität der Mutation unklar ist, sind jährliche Gastroskopien notwendig (Surveillance). Das Problem ist, dass Läsionen fokal an mehreren Stellen entstehen und bei der Endoskopie leicht zu übersehen sind. Patienten mit Lynch-Syndrom haben auch ein erhöhtes Risiko für ein Magenkarzinom (ÖGD ab 30.–35. Lebensjahr).

Hereditäres Pankreaskarzinom

Ätiologie

Es sind nur wenige prädisponierende Genassoziationen bekannt. In den meisten Fällen sind die genetischen Assoziationen noch nicht bekannt.

Epidemiologie

Bei ca. 10–15 % aller Pankreaskarzinome spielen genetische Faktoren eine Rolle und dieser Tumor tritt familiär gehäuft vor.

Klassifikation

Es treten zwei Gruppen auf:

- Genetische Syndrome, assoziiert unter anderem mit Pankreaskarzinom
- Familiäres Pankreaskarzinom, d. h., es sind erstgradige Verwandte betroffen (Eltern/Kinder oder Geschwister).

Klinik

Klinische Beschwerden wie Gewichtsverlust, Bauchschmerzen, Ikterus oder Bauchschmerzen treten leider erst meist in einem fortgeschrittenen Stadium auf. Bei positiver Familienbelastung sind eine genetische Beratung und Testung sinnvoll.

Prophylaxe/Vorsorge

Bei folgenden Patientengruppen ist ein Screening zu empfehlen:

- Bei mindestens zwei betroffenen erstgradigen Verwandten
- Patienten mit Peutz-Jeghers-Syndrom
- Bei CDKN2A (familiäres Melanom-Syndrom) und BRCA1 oder BRCA2, oder PALB2 (alle: hereditärer Brustkrebs/Ovarialkarzinom) und Lynch-Syndrom
- Bei hereditärer Pankreatitis

Als Tumorscreening-Verfahren sind bei solchen Risikopatienten sinnvoll: endoskopischer Ultraschall oder MR des Pankreas jährlich.

> Das Screening sollte 10–15 Jahre früher begonnen werden, als bei den erstgradig Verwandten die Erkrankung auftrat, vor allem bei Rauchern!

Ausnahme: Bei Peutz-Jeghers-Syndrom kann bis zum 35. Lebensjahr abgewartet werden. Eine prophylaktische Pankreatektomie wird momentan nicht empfohlen.

Hereditäres kolorektales Karzinom (KRK)

Lynch-Syndrom

Das Lynch-Syndrom ist das häufigste hereditäre kolorektale Karzinom (3 % aller KRK und 3 % aller Endometriumkarzinome).

Ätiologie

Es kommt zu Mutationen der sog. Mismatch-Repair (MMR)-Gene: MSH2, MLH1, MSH6, PMS2 oder Deletion des *EPCAM*-Gens. Das Lebensrisiko für ein KRK beträgt je nach Mutation 10–47 %.

Klassifikation

Die Einteilung erfolgt je nach Mutation. Es kommt gehäuft zu anderen Tumoren: Endometriumkarzinom, Tumoren von Ovar, Uterus, Magen, Gallengang, Pankreas, Niere, Haut, Gehirn.

Klinik

Das hereditäre KRK tritt hier vor allem rechtsseitig auf (→ Abb. 33.1). Es entsteht eher aus flachen großen Adenomen, oft histologisch villös. Oft kommt es auch zu synchronen/metachronen Tumoren im Kolon.
Ein Lynch-Syndrom ist immer zu vermuten, falls ein synchrones/metachrones KRK vorliegt, es im Alter < 50 Jahren oder familiär gehäuft auftritt und extrakolonische Malignome diagnostiziert werden.

Diagnostik

Dieser Tumor zeigt typischerweise eine Mikrosatelliteninstabilität (MSI) und MMR-Proteine können immunhistochemisch nicht nachgewiesen werden.

> Nachdem mittels klinischer Kriterien Patienten mit Lynch-Syndrom übersehen werden können, ist heute bei jedem KRK eine genetische Testung auf MMR-Defizienz empfohlen.

Therapie

Wie bei allen anderen KRK gehören die chirurgische Behandlung, die Chemotherapie und auch die Immuntherapie zur Therapie. Generell besteht, wie bei allen rechtsseitigen KRK, eine schlechtere Prognose. Häufig erfolgt eine totale Kolektomie mit ileorektaler Anastomose.

Prävention

Die genetische Testung in Risikogruppen/-familien sollte präventiv durchführt werden. Bei Betroffenen sollte eine

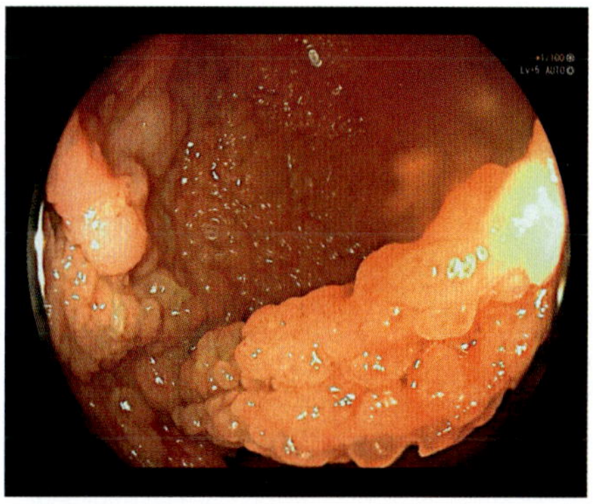

Abb. 33.2 Multiple Kolonpolypen wie bei familiärer adenomatöser Polyposis (FAP) [P774]

frühzeitige Koloskopie (10 Jahre früher als beim Indexpatienten innerhalb der Familie) erfolgen. Je nach Mutation Start des Koloskopiescreenings mit 20–25 Jahren (alle 1–2 Jahre), eine Gastroskopie ab dem 30.–35. Lebensjahr. Chemoprävention mit Acetylsalicylsäure.

Familiäre adenomatöse Polypose

Definition

Die Familiäre adenomatöse Polypose (FAP) ist ein autosomal-dominantes Syndrom, verursacht durch eine Keimbahnmutation im APC (*adenomatous polyposis coli*)-Gen auf Chromosom 5q21-q22.

Epidemiologie

Weniger als 1 % aller KRK sind eine FAP. Die Mutation kommt in 1/10.000 bis 1/30.000 Personen vor.

Klinik

Meist kommt es zu multiplen (> 100) Polypen im Kolon (→ Abb. 33.2). Die Polypose entsteht im 2. bis 3. Lebensjahrzehnt. Unbehandelt entwickelt sich in 100 % ein KRK. Es existiert auch eine attenuierte Form (aFAP): 10–100 Adenome, das KRK-Risiko liegt bei 80 %.

In 45–90 % treten auch Duodenaladenome auf (Duodenumkarzinom in 5 %), d. h. immer auch den oberen Gastrointestinaltrakt gut im Blick haben. Auch andere Tumoren treten etwas gehäuft auf, z. B. Tumoren von Schilddrüse und ZNS.

Diagnostik

Bei klinischem Verdacht, d. h. bei mehr als 10 Adenomen, sollte genetisch getestet werden.

Therapie

Im 3. Lebensjahrzehnt wird meist eine Kolektomie mit Anlage eines ileoanalen Pouches durchgeführt. Die Entscheidung ist individuell zu fällen (bei Verdacht auf KRK, Highgrade-Dysplasie, Symptomen wie Blutung, Zunahme von Polypen).

Komplikationen

Erfolgt die Entscheidung für eine Kolektomie zu spät, ist eine metastasierte Erkrankung möglich.

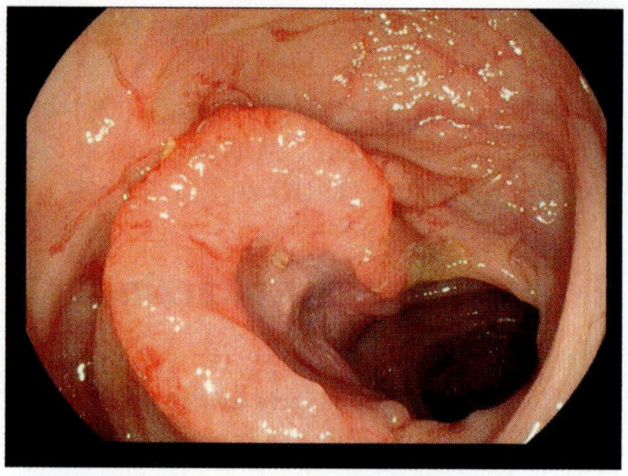

Abb. 33.1 Rechtsseitiges Kolonkarzinom wie bei Lynch-Syndrom [P774]

Prophylaxe bzw. Management von Familienangehörigen

Falls in der Familie ein FAP vorliegt, wird bei Kindern im Alter von 10–12 Jahren ein Screening (Koloskopie und genetische Testung) durchgeführt. Es existiert keine sichere medikamentöse Prophylaxe.

Zusammenfassung

Hereditäres Magenkarzinom

- Beim hereditären Magenkarzinom spielt eine exakte Familienanamnese eine große Rolle.
- Bei Verdacht erfolgt die Zuweisung an ein spezialisiertes Zentrum (multidisziplinäres Team, humangenetische Beratung und psychosoziale Beratung).
- Die Wahl des richtigen Zeitpunkts für eine Gastrektomie ist entscheidend.

Hereditäres Pankreaskarzinom

- Eine genaue Familienanamnese ist essenziell.
- Bei positiver Familienanamnese wird an ein spezialisiertes Zentrum (multidisziplinäres Team, humangenetische Beratung und psychosoziale Beratung) zugewiesen.
- Die hereditäre Pankreatitis und das Peutz-Jeghers-Syndrom zeigen ein deutlich erhöhtes Karzinomrisiko.

Lynch-Syndrom

- Die exakte Familienanamnese ist entscheidend.
- Heute wird die genetische Testung aller KRK auf MMR-Defizienz empfohlen.
- Bei 3 % aller KRK-Fälle handelt es sich um ein Lynch-Syndrom.
- Eine gute Zusammenarbeit mit der Gynäkologie (in 3 % Endometriumkarzinom) ist von Belang.

Familiäre adenomatöse Polypose (FAP)

- Die Ursache der FAP ist eine Mutation im APC-Gen (autosomal-dominant vererbt).
- Die Familienanamnese ist entscheidend.
- In Risikogruppen sollte eine frühzeitige Koloskopie erfolgen.
- Die Kolektomie sollte rechtzeitig durchgeführt werden.
- Bei FAP treten auch Tumoren im oberen Gastrointestinaltrakt gehäuft auf.

Definition

Viele Patienten müssen sich im Laufe ihres Lebens einem abdominellen Eingriff unterziehen. Je nach Ausmaß und Lokalisation der Operation sind verschiedenste internistische Aspekte für das spätere Management dieser Patienten zu beachten. Folgende postoperative Situationen werden hier diskutiert: Cholezystektomie (CHE), Gastrektomie, Ileozökalresektion bzw. Kolektomie, Kurzdarmsyndrom.

Postcholezystektomie-Syndrom

Unter einem Postcholezystektomie-Syndrom versteht man Beschwerden, die nach einer CHE auftreten (in ca. 15–20 % aller Betroffenen): Initial sind zunächst **Reststeine** anzudenken und entsprechend zu therapieren (endoskopisch). Häufig liegen in weiterer Folge funktionelle Beschwerden vor, wie eine Spinkter-Oddi-Dysfunktion, die nicht leicht verifizierbar ist. Zudem sind in dieser Population auch andere funktionelle Erkrankungen wie Reizmagen und Reizdarm häufig. Reizdarmbeschwerden treten nach CHE vermehrt auf und dürften unter anderem auf einen gewissen Effekt des kontinuierlichen Galleflusses auf die intestinale Mikrobiota zurückzuführen sein.

Postgastrektomie-Syndrom (u. a. Dumping-Syndrom)

Magenoperationen haben nach der Entdeckung von *Helicobacter pylori* substanziell abgenommen. Sie werden heute vor allem bei malignen Magenerkrankungen durchgeführt. Klinisch ist besonders das Dumping-Syndrom zu erwähnen.

Dumping-Syndrom

Es handelt sich um einen postprandialen Beschwerdekomplex bei **Verlust der Reservoirfunktion.** Das Dumping-Syndrom wird vor allem nach totaler Gastrektomie und Billroth-II-Operationen beobachtet. Die Diagnose wird klinisch gestellt.

- **Frühdumping:** Im Vordergrund stehen intestinale und kardiale Symptome. Beschwerden treten ca. 20 min nach der Mahlzeit auf und sind bedingt durch die Dilatation des Jejunums bzw. der Mesenterialwurzel und durch die Freisetzung verschiedener gastrointestinaler Hormone. Klinisch kommt es zu Vasodilatation mit Schwitzen, Cephalea, Hypotonie, Palpitationen, Erbrechen, Diarrhö.
- **Spätdumping:** Hier dominiert die Hypoglykämie. Es entsteht 2–3 h nach einer Mahlzeit durch zu rasche Kohlenhydrataufnahme und reaktive Hyperinsulinämie (Heißhunger, Schwäche, Schwitzen).

Therapie des Dumping-Syndroms Kleine, kohlenhydratarme, fett- und eiweißreiche Mahlzeiten, horizontale Lagerung bei Frühdumping nach 20–40 min. 30 Minuten vor den Mahlzeiten können Antidiarrhoika, Cholestyramin, Spasmolytika, evtl. Betablocker und Sandostatin gegeben werden. Falls das Syndrom länger als ein Jahr bestehen bleibt, kann operativ revisiert werden.

Was ist noch nach Magenoperationen zu beachten?
- **Cave:** Vitamin-B_{12}-, Eisen- und Folsäure-Mangel: regelmäßig überprüfen und parenteral ersetzen (Gefahr: makrozytäre Anämie, Polyneuropathie)!
- **Cave Osteoporose:** Der Kalzium-Vitamin-Stoffwechsel ist gestört → adäquater Vitaminersatz!
- Magenstumpfkarzinom

Ileozökalresektion (IC-Resektion)/Kolektomie

Die häufigste Indikation für eine IC-Resektion ist heute ein **stenosierender Morbus Crohn.** Trotz wesentlich besserer Therapien in der Behandlung dieser Erkrankung ist dieser Eingriff unverändert häufig notwendig. Eine totale Kolektomie wird heute vor allem bei nicht behandelbarer Colitis ulcerosa (unkontrollierbare Entzündung oder Malignomentwicklung) und FAP (siehe oben) durchgeführt. Üblicherweise erfolgt dann die Anlage eines ileoanalen Pouches. Das Kolon ist fundamental wichtig für die Wasserrückresorption.

Was ist nach diesen Eingriffen zu beachten?
- Lebenslanger Vitamin-B_{12}-Ersatz, falls das terminale Ileum entfernt wurde!
- Eine Diarrhö post IC-Resektion ist häufig bedingt durch ein Gallensäurenverlustsyndrom. Eine Besserung wird durch Colestyramin, Colesevelam erzielt.
- Nach Kolektomie kommt es häufig zu hohen Stuhlfrequenzen. Die Einnahme von Antidiarrhoika (Loperamid u. a.) wird notwendig.
- **Cave Knochenstoffwechsel:** Im Langzeitverlauf werden ein Ersatz von Kalzium und Vitamin D sowie ein Osteoporose-Assessment notwendig!

Kurzdarmsyndrom

Das Vorhandensein einer bestimmten Jejunum-/Ileumlänge ist lebenswichtig, da nur dieser Organabschnitt bestimmte Funktionen tätigen kann (Vitamin-B_{12}- und Gallensäureaufnahme). Auch kann das Ileum nach Kolektomie am besten bestimmte Funktionen des Kolons übernehmen. Für diese Adaptation ist vor allem Glukagon-like-Peptid-2 (GLP-2) notwendig. Daher ist die Gabe von Teduglutide, einem GLP-2-Analogon, beim Kurzdarmsyndrom von gewisser Wirksamkeit.

Ursachen eines Kurzdarmsyndroms (häufig definiert als eine Dünndarmlänge < 1 m):
- Wiederholte operative Eingriffe (bei Morbus Crohn nun seltener)
- Ischämie
- Kongenitale Erkrankungen

Therapie in der Akutphase Rehydrierung, da große Flüssigkeits-/Elektrolytverluste; PPI in den ersten 3–6 Monaten; Loperamid, Codein, Octreotid.

Therapie in der chronischen Phase Parenterale Ernährung, Teduglutide.

Zusammenfassung

- Bei allen voroperierten Patienten muss das Ausmaß der Resektionen über Anamnese und Operationsberichte genau eruiert werden.
- Außerdem ist ein Zusammenhang mit aktuellen Beschwerden abzugleichen.
- Es ist vor allem an Langzeitkomplikationen nach verschiedenen Eingriffen zu denken (Lebensqualität, Tumorrisiko, Vitaminmangel, Osteoporose).

35 Nahrungsmittelintoleranzen

Nahrungsmittelintoleranzen sind häufig (20–30 % der Bevölkerung) und nicht immunologisch mediiert. Der Leidensdruck kann groß sein, auch wenn die Natur dieser Entitäten gutartig und das klinische Beschwerdebild oft mild ist. Eine genaue Nahrungsmittelanamnese ist entscheidend. Häufig existieren Mischbilder, d. h., neben Nahrungsmittelintoleranzen liegt z. B. gleichzeitig auch ein Reizdarmsyndrom oder eine andere gastrointestinale Erkrankung vor.

Laktoseintoleranz

Definition

Das Disaccharid Laktose wird durch das Enzym Laktase, das vorwiegend im Dünndarm präsent ist, in Glukose und Galaktose gespalten. Bei der Laktoseintoleranz besteht ein **relativer oder absoluter Mangel an diesem Enzym.**

Epidemiologie

Der Mangel variiert abhängig vom ethnischen Hintergrund: Bei Europäern ist der Mangel am seltensten, am häufigsten ist er in Asien und Afrika. Kinder unter 6 Jahren sind selten betroffen, da die Enzymaktivität im Kleinkindesalter am höchsten ist und dann genetisch bedingt weniger wird. Die Diagnose Laktoseintoleranz tritt in jedem Lebensalter auf und nimmt mit dem Alter zu.

Ätiologie

Der Mangel an Laktase ist bei der **primären Laktoseintoleranz** genetisch bedingt (einer der häufigsten genetischen Defekte des Menschen). Bei der **sekundären Laktoseintoleranz** kommt es als Folge verschiedener Dünndarmerkrankungen zu einem Enzymmangel. Die häufigste Ursache ist post-infektiös, hier ist der Mangel aber meist nur transient vorhanden.

Klassifikation

Man unterscheidet eine primäre und eine sekundäre Laktoseintoleranz (s. o.).

Klinik

Typische Symptome sind Meteorismus, Flatulenz, Diarrhö, Übelkeit, Bauchschmerzen. Die Symptome erklären sich durch die Tatsache, dass nicht prozessierte Laktose in den Dickdarm gelangt und dort von Bakterien zu Wasserstoff und kurzkettigen Fettsäuren (Azetat, Butyrat, Propionat) verstoffwechselt wird.

Diagnostik

Häufig besteht eine typische Anamnese und viele Betroffene meiden Milchprodukte.
Die State-of-the-Art-Diagnostik ist der H2-Atemtest, der es auch erlaubt, Symptome entsprechend zu verifizieren. In der Ausatemluft wird nach Laktose-Challenge (25 g oral verabreicht; Analyse von H_2 vor, 1 h und 2 h nach Exposition) H_2 gemessen (→ Abb. 35.1).

Differenzialdiagnosen

Nach Diagnosestellung und entsprechender Diät sollten die Betroffenen beschwerdefrei werden. Falls nicht, sind andere, vor allem Dünndarmerkrankungen auszuschließen, z. B. Zöliakie, Reizdarmsyndrom etc.

Therapie

Entsprechende laktosearme Diät! Nachdem der Mangel meist relativ ist, können gewisse Mengen an Laktose, verteilt über den Tag, von vielen vertragen werden. Enzymsupplemente zeigen einen gewissen Effekt. Bei strenger Diät kann es zu Kalzium- bzw. Vitamin-D-Mangel kommen (evtl. Osteoporose).

Prognose

Der Mangel bleibt bei primärer Laktoseintoleranz über das Leben bestehen.

Fruktoseintoleranz

Definition

Darunter versteht man die inadäquate Verstoffwechselung von Fruktose, die ähnlich wie bei Laktoseintoleranz dann zu vermehrter Gasbildung im Dickdarm führt. Die Resorption von Fruktose im Dünndarm erfolgt vermutlich primär passiv.

Ätiologie

Bis zu 50 % der Bevölkerung können eine Standarddosis von 25 g Fruktose nicht absorbieren. Bei Studien an Gesunden zeigten 10 % einen positiven H2-Atemtest nach Konsum von 25 g Fruktose, diese Rate stieg auf 80 % nach Exposition mit 50 g an. Damit ist eine gewisse Fruktoseintoleranz als physiologisch zu betrachten und die Absorptionskapazität des Menschen physiologisch limitiert. Nicht absorbierte Fruktose wird im Kolon von Bakterien vergoren (Gasbildung), steigert die osmotische Kapazität im Darm und die Motilität.
Fruktose kommt in zwei Varianten vor: als Monosaccharid und als Disaccharid (Sukrose = Glukose + Fruktose). Fruktose als Disaccharid ist besser verträglich (gleichzeitiger Konsum von Glukose/Galaktose verbessert die Fruktoseaufnahme), andererseits verschlechtert der Zuckeralkohol Sorbit die Fruktoseaufnahme (für Sorbitintoleranz existiert in Analogie ein H2-Atemtest).

Epidemiologie

Obiges erklärt, warum die Fruktoseintoleranz **häufig** ist und direkt mit der aufgenommenen Fruktosemenge korreliert. Bei mindestens 10–20 % tritt dieses Problem bei relativ niedrigen Fruktosemengen auf.

Klinik

Ähnlich wie bei Laktoseintoleranz kommt es zu Meteorimsus (Gasbildung), Flatulenz, Diarrhö und Bauchschmerzen.

Diagnostik

Der H2-Atemtest gilt als Goldstandard in der Diagnostik (Belastung mit 25 g Fruktose).

Differenzialdiagnosen

Laktoseintoleranz, Sorbitintoleranz. Andere gastrointestinale Erkrankungen wie Reizdarmsyndrom, Zöliakie etc. sind ebenfalls anzudenken, vor allem, falls keine Besserung auf eine Diät eintritt.

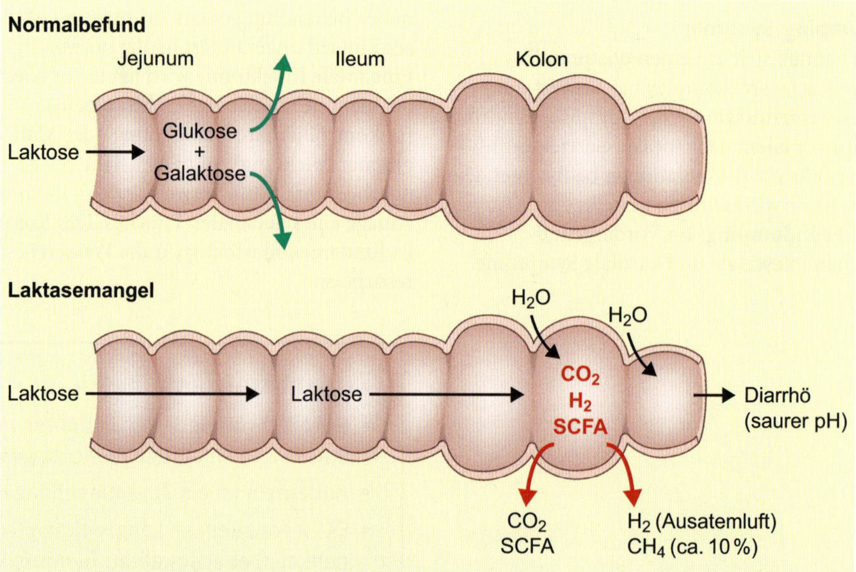

Abb. 35.1 Durchführung und Grundlagen des H2-Atemtests [L234]

Therapie

Fruktosearme Ernährung, kein absolutes Verbot.

Komplikationen

Die Fruktoseintoleranz tritt bei Patienten mit Reizdarmsyndrom aus unklaren Gründen häufiger auf. Die Assoziation mit Depressionen ist nicht bewiesen.

Prognose

Die Prognose ist günstig. Die meisten Betroffenen lernen, mit ihrer „Dosis" zu leben. Ein positiver Atemtest ohne klinische Symptome ist vermutlich wenig relevant.
Weitere nichtimmunologische Nahrungsmittelreaktionen zeigt → Tab. 35.1.

Tab. 35.1 Andere nichtimmunologische Nahrungsmittelreaktionen

Intoleranzen
• Histamin (Wein, Sauerkraut, Fisch, bestimmte Früchte wie Zitrusfrüchte, Ananas, Papaya u. a.): keine verlässliche Diagnostik, Anamnese entscheidend • Theobromin (Tee, Schokolade) • Koffein • Tryptamin (Tomate, Pflaume) • Tyramin (alter Käse, Fisch) • Serotonin (Banane, Tomate) • Phenylethylamin (Schokolade) • Alkohol (Diarrhö!)
Toxische Reaktionen
• Scombroid-Syndrom (Thunfisch, Makrele): histaminbedingt, Symptome treten 2 h nach Konsum auf („Fischvergiftung") • Ciguatera-Fischvergiftung (z. B. Schnapper)
Psychische Reaktionen
• Nahrungsmittelphobie

Zusammenfassung

Laktoseintoleranz

- Es handelt sich um einen der häufigsten bekannten Enzymdefekte des Menschen.
- Sie ist bei entsprechenden Symptomen (Meteorismus, Flatulenz, Diarrhö) anzudenken.
- Der H2-Atemtest ist einfach und breit verfügbar.
- Die Diät muss nicht immer rigoros durchgeführt werden (relativer Enzymmangel).

Fruktoseintoleranz

- Es handelt sich um ein häufiges Problem und ist zum Teil „physiologisch" bedingt. Dennoch ist der Leidensdruck bei Einzelnen substanziell.
- Es gibt überraschend wenige wissenschaftliche Arbeiten zum Thema.
- Zum Teil liegt auch eine „Modediagnose" vor.
- Wichtig sind die genaue Anamnese und die richtige Interpretation des Atemtests.

36 Nahrungsmittelallergie

Definition

Aberrante Immunreaktion gegenüber Nahrungsmittel (NM)-Bestandteilen, häufig, aber nicht immer IgE-mediiert. Bei einer **IgE-mediierten Nahrungsmittelallergie (NMA)** kommt es zu einer raschen klinischen Symptomatik, die **nicht IgE-mediierte Nahrungsmittelallergie** verläuft langsam und zeigt meist gastrointestinale Symptome. Das orale Allergiesyndrom (Birke-Apfel-Nuss-Syndrom) ist eines der häufigsten klinischen Bilder.

Epidemiologie

Vermutlich 4–5 % der Erwachsenen haben eine Nahrungsmittelallergie.

Ätiologie

Wie generell bei Allergien handelt es sich um komplexe immunologische Erkrankungen, wobei es vermutlich genetisch bedingt gehäuft zu Immunreaktionen (IgE- oder zellvermittelte Immunreaktion) gegenüber Nahrungsmittelbestandteilen kommt. Die Pathophysiologie ist weiterhin nicht komplett verstanden.

Klassifikation

IgE-vermittelte Nahrungsmittelallergien werden in primäre (gastrointestinale Sensibilisierung) und sekundäre NMA eingeteilt (infolge einer Sensibilisierung gegenüber Aeroallergenen).

Klinik

Die Symptome sind vielseitig und betreffen vor allem Haut/Schleimhaut (Pruritus, Urtikaria, Flush, Schwellung Lippe/Mundhöhle, Rachen), weniger häufig den Verdauungstrakt (Übelkeit, Erbrechen, Krämpfe, Diarrhö), Atmung, Herz-Kreislauf (Anaphylaxie, Schock). Die Pollen-assoziierte NMA ist mit Abstand die häufigste NMA bei Jugendlichen und Erwachsenen. Am häufigsten kommt es hier zum **oralen Allergiesyndrom** mit Pruritus, Rötung, Schwellung (Quincke-Ödem bis zum Larynxödem; Hintergrund: Kreuzreaktion zwischen Birkenpollen, Kernobst und Nüssen) und Allergien auf Fisch/Erd- und Baumnuss (→ Tab. 36.1).

Diagnostik

Nach einer exakten Anamnese folgt die allergologische Abklärung (→ Tab. 36.2).

> Rasch checken, ob ein Epinephrin-Injektor notwendig ist! Über Möglichkeiten der Vermeidung und Kreuzallergien aufklären (→ Abb. 36.1)!

Bevorzugtes Hauttestverfahren zur Diagnose einer IgE-vermittelten NM-Allergie ist der Haut-Pricktest (mit nativen Nahrungsmitteln oder kommerziellen Extrakten). Die Hauttestung (IgE) hat eine Spezifität von 50–95 %. Ein negativer Test schließt allerdings eine IgE-mediierte Allergie in > 90 % aus. Weitere Möglichkeiten der Diagnostik: IgE-Immunoassays, evtl. orale Nahrungsmittelprovokation, Tagebuch, Ausschlussdiät. **Nicht empfohlen wird die IgG-/IgG4-Testung auf Nahrungsmittel!**

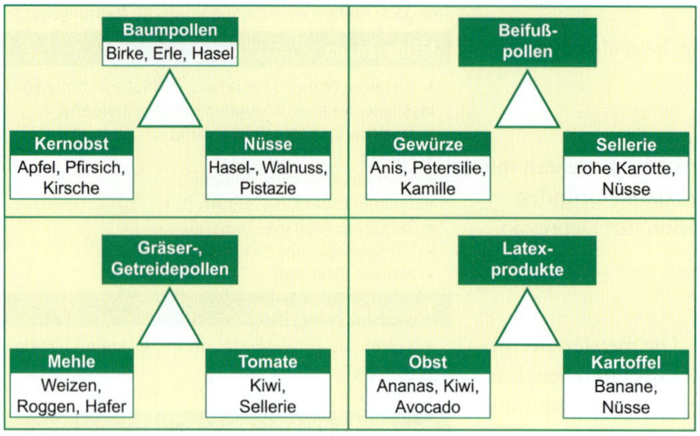

Abb. 36.1 Häufige Kreuzreaktionen bei Nahrungsmittelallergien [L234]

Tab. 36.1 Wichtige Allergenquellen beim Jugendlichen/Erwachsenen (nach Worm M. Leitlinie zum Management IgE-vermittelter Nahrungsmittelallergien. Allergo J Int 2015; 24: 256)

- Pollen-assoziierte Nahrungsmittelallergene (z. B. Apfel, Soja, Sellerie, Karotte, Paprika, Gewürze)
- Nüsse, Ölsaaten: Sesam
- Erdnuss
- Fisch, Krustentiere
- Kuhmilch
- Hühnerei
- Latex-assoziierte NM-Allergene (z. B. Banane, Avocado, Kiwi, Feige)
- Säugetierfleisch

Tab. 36.2 Was ist bei der Anamnese wichtig?

- Anamnese allgemein: bekannte Allergien? Medikamente? Momentane Infekte? Psychische Probleme? Auftreten nach Anstrengung?
- Familienanamnese: allergische Erkrankungen?
- Spezifische Auslöser: Wann? Wie? Häufigkeit? Umstände? Dauer?
- Tagebuch: exakte Dokumentation der Ereignisse

Differenzialdiagnosen

Hier sind vor allem Infektionskrankheiten und verschiedene gastrointestinale Erkrankungen zu bedenken (chronisch entzündliche Darmerkrankungen, Reizdarmsyndrom). Die eosinophile Ösophagitis und das NM-induzierte Enterokolitis-Syndrom sind auch oft mit einer Nahrungsmittelallergie vergesellschaftet und sind nicht IgE-mediierte Formen.

Therapie

Ein gutes interdisziplinäres Management zwischen Gastroenterologen und Allergologen ist nötig. Die Akuttherapie erfolgt je nach Schweregrad mit Antihistaminika, Kortikosteroiden, Adrenalin. Notfallmedikament: Adrenalinautoinjektor. Eine Dauertherapie mit Medikamenten ist nicht nötig. Zentraler Bestandteil der Therapie ist eine angemessene Eliminationsdiät. Bei Pollen-assoziierter Nahrungsmittelallergie wird eine subkutane sublinguale Immuntherapie empfohlen, falls pulmonale Symptome auftreten. Alle anderen Immuntherapien (Desensibilisierungen) sind momentan noch experimentell.

Komplikationen

> Eine Nahrungsmittelallergie schränkt die Lebensqualität z. T. massiv ein und kann in einzelnen Fällen tödlich sein (Nussallergie).

Prophylaxe

Stillen; evtl. frühkindliche Exposition mit „Erdnuss"-angereicherter oraler Immuntherapie.

Prognose

Die frühkindliche Milcheiweißallergie hat mit Toleranzentwicklung eine gute Prognose. Eine Nussallergie bleibt oft bis ins Erwachsenenalter bestehen.

Zusammenfassung

- Nahrungsmittelallergien betreffen ca. 5 % der Erwachsenen.
- Das orale Allergiesyndrom (Birke-Nuss-Kernobst-Syndrom) ist am häufigsten.
- Nahrungsmittelallergien werden oft spät erkannt, da die häufigsten Symptome v. a. bei IgE-mediierten Nahrungsmittelallergien außerhalb des Verdauungstrakts auftreten.
- Eine exakte allergologische Abklärung ist fundamental.
- Nahrungsmittelallergien können lebensbedrohlich sein (Nussallergie).

37 Neuroendokrine Neoplasien

Definition

Es handelt sich um benigne oder maligne Tumoren, die ihren Ursprung aus dem Neuroektoderm (Neuralleiste) nehmen. 65 % aller neuroendokrinen Tumoren (NET) sind im Gastrointestinaltrakt lokalisiert (gastroenteropankreatische NET, GEP-NET).

Epidemiologie

Die Häufigkeit beträgt 2–3 pro 100.000 Einwohner/Jahr. In den letzten 25 Jahren wurde eine 6-fache Zunahme dieser Tumoren verzeichnet (Ursache unklar).

Ätiologie

GEP-NET entwickeln sich aus **endokrinen Zellen** und zeigen Ähnlichkeiten mit Nervenzellen. Sie treten großteils sporadisch auf. Bei der Multiplen Endokrinen Neoplasie (MEN1-Syndrom) handelt es sich um eine erbliche Form: Bis zur Diagnosestellung besteht oft ein sehr langer Leidensweg.

Klassifikation

Einteilung in gut differenzierte neuroendokrine Tumoren (NET; *low/intermediate grade* abhängig von Ki-67-Proliferationsindex: NETG1, Ki-67-Index < 3; NETG2, Ki-67-Index 3–20; NETG3 Ki-67-Index > 20) oder schlecht differenzierte **neuroendokrine Karzinome (NEC).** Die histologische Aufarbeitung von Operationspräparaten benötigt die Angabe der TNM-Klassifikation und den Resektionsrandstatus.

Die Lokalisation im GI-Trakt ist unterschiedlich verteilt: 45 % Dünndarm, 20 % Rektum, 16 % Appendix, 11 % Kolon, 7 % Magen. Pankreas-NET machen ca. 10 % aller Fälle aus.

Magen-NET werden unterteilt in:

- **Typ 1:** am häufigsten (70–80 %). Sie sind meist mit einer autoimmunen Gastritis assoziiert, haben eine Größe unter 1 cm und sind selten metastasierend (< 10 %).
- **Typ 2:** meist bei **Zollinger-Ellison-Syndrom (ZES = Gastrinom).** Typ-2-NET sind multifokal und indolent.
- **Typ 3:** 20 % aller Magen-NET. Sie treten spontan auf und sind aggressiv (metastasierend in zwei Dritteln). Der Gastrinspiegel ist normal.
- **ZES:** Leitsymptom sind therapierefraktäre multiple Ulcera ventriculi/duodeni. In 80 % treten sie sporadisch auf, in 20 % bei MEN1-Syndrom. 70 % der Tumoren sind im Duodenum, 30 % im Pankreas lokalisiert.
- **MEN1-Syndrom:** Es kommt zum Auftreten von Tumoren in mindestens zwei endokrinen Lokalisationen: Hypophysenadenom, NET in Pankreas/Duodenum/Magen und Nebenschilddrüsenadenome. Eine genetische Testung ist möglich.
- **Pankreas-NET (pNET): Insulinom:** Es handelt sich um den häufigsten endokrinen Tumor des Pankreas (neurologische Symptomatik, Hypoglykämie). Andere, wie Somatostatinom, VIPom, sind sehr selten.

Klinik

30 % der NET sind hormonell aktiv, d. h., die Produktion der Hormone (z. B. Gastrin [Magen], vasoaktives intestinales Peptid [VIP; Duodenum], Serotonin [Dünndarm]) definiert, ob sie klinisch symptomatisch verlaufen. Dünndarm-NET sind häufiger symptomatisch mit Diarrhö, Bauchkrämpfen, Flush und kardialer Symptomatik („Karzinoid-Syndrom", tritt vor allem bei Lebermetastasen auf). Kolon-NET verlaufen meist asymptomatisch, ebenso die NET im Rektum, die oft einen Zufallsbefund bei der Koloskopie darstellen.

Diagnostik

Hormonbestimmung bei symptomatischen Formen:

- Gastrin
- 5-Hydroxyindolessigsäure aus dem Harn (Abbauprodukt von Serotonin; Bestimmung sehr sensitiv bei Karzinoid-Syndrom)
- Chromogranin A: für ein Screening nicht geeignet, da es unspezifisch ist. Ein erhöhtes Chromogranin ist jedoch ein guter Tumormarker für Therapie und Verlauf. Da es auch in vielen anderen Situationen erhöht ist, z. B. bei PPI-Einnahme, sollten 2 Wochen vorher abgesetzt werden.

→ **ZES:** Bei einem Gastrinspiegel > 1.000 pg/ml liegt de facto immer ein ZES vor. pH-Bestimmung im Magen; Sekretintest.

→ **pNET:** 72-Stunden-Hungerversuch (Fastentest) bei Insulinomverdacht, Endosonografie (s. u.)

Bildgebung

- Somatostatinrezeptor (SSR)-basierte nuklearmedizinische Diagnostik mittels Gallium-68 DOTATOC Positronen-Emissionstomografie (PET-CT) (viele NET exprimieren SSR). 18F-FDG-PET mit hoher Sensitivität bei NEC
- Multidetektor-Computertomografie (Schichtdicke < 2 mm), Kontrast-MR Schnittbildgebung
- Endosonografie (vor allem im Magen, Pankreas, Rektum → Abb. 37.1, → Abb. 37.2)
- Transthorakale Echokardiografie bei Karzinoid-Syndrom zum Ausschluss einer Klappenbeteiligung

Differenzialdiagnosen

Es sind zahlreiche Differenzialdiagnosen, vor allem bei symptomatischen NET, anzudenken: andere Ursachen für chronische Diarrhö (CED, Reizdarm), Malignome etc.

Therapie

> Wichtig sind die exakte Tumorlokalisation und das Staging/Grading: Ki-67-Expression? Symptomatisch? Prognose? Chirurgische Resektion möglich?

Operative Therapie

Appendektomie, Kolon-/Dünndarmresektion. Rektum-NET > 1 cm werden endoskopisch entfernt, solche > 2 cm werden oft reseziert. Magen-NET vom Typ 3 werden chirurgisch, Magen-NET vom Typ 1 und 2 meist endoskopisch entfernt oder je nach Größe auch chirurgisch. Bei pNET > 2 cm oft Pankreatektomie (da hohes Risiko für Lymphknotenbefall).

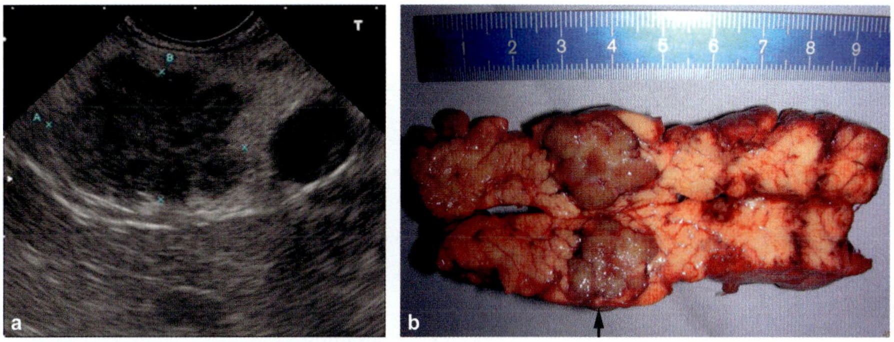

Abb. 37.1 pNET (Insulinom): a) endosonografische Darstellung, b) OP-Präparat [P774]

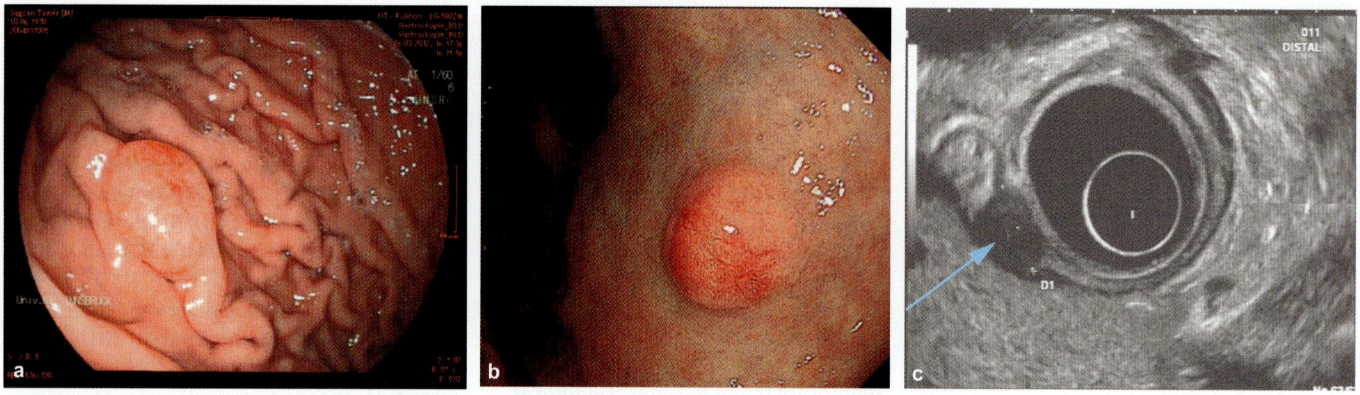

Abb. 37.2 Magen-NET: a), b) endoskopische und c) endosonografische Präsentation [P774]

Medikamentöse Therapie

- Somatostatin-Analoga: Sie sind symptomatisch und antiproliferativ wirksam.
- Everolimus/Tyrosinkinaseinhibitoren (Sunitinib)
- Cabozantinib (Tyrosinkinaseinhibitor): verbessert progressionsfreies Überleben.
- Inoperable bzw. metastasierende NET/NEC werden chemotherapeutisch behandelt (verschiedene Therapien u. a. Carboplatin + Etoposid; oral: Capecitabine/Temozolomid).
- Interferon-alpha evtl. bei Dünndarm-NET

Nuklearmedizinische Therapie (Peptid-Radiorezeptortherapie, PRRT)

Die nuklearmedizinische Therapie kommt zunehmend zum Einsatz. Sie ist bei verschiedenen NET wirksam.

Bei Karzinoid-Syndrom

- Somatostatin-Analoga (Octreotid LAR, Lanreotid)
- Interferon-alpha
- Chirurgisches Tumordebulking
- PRRT

Komplikationen

Komplikationen können sein: Obstruktion mit Ileus, gastrointestinale Blutung, Metastasierung. Die Tumornachsorge nach Resektion ist über Jahre sehr wichtig.

Prophylaxe

Eine Prophylaxe ist nicht möglich. Wichtig ist es, an erbliche Erkrankungen und Assoziationen zu denken (MEN1-Syndrom).

Prognose

NEC sind oft rasch progredient und aggressiv verlaufend, während viele NET einen benignen Verlauf zeigen. Dies gilt allerdings nicht für alle NET.

Der Ki-67-Labeling-Index ist für die Abschätzung der Prognose wichtig.

Zusammenfassung

- Es handelt sich um seltene Tumoren. 65 % aller NET sind im Verdauungstrakt lokalisiert, am häufigsten sind Dünndarm-NET.
- Nur ca. 30 % aller NET zeigen klinische Symptome, d. h. sind hormonell aktiv.
- Labordiagnostik (Gastrin, Chromogranin A, 5-Hydroxyindolessigsäure) und Bildgebung (Endosonografie, CT Körperstamm, MR, PET-CT) erlauben eine Diagnosestellung.
- Die konservative Therapie hat sich zuletzt verbessert (Tyrosinkinasehemmer wie Cabozantinib und Radionuklidtherapie).
- Für die symptomatische Therapie sind Somatostatin-Analoga essenziell.

„You are what you eat". Dieses Sprichwort gilt seit langer Zeit und dennoch ernähren wir uns so ungesund wie noch nie. Allerdings erlebt das Konzept, dass Ernährung unmittelbar Gesundheit und Krankheit beeinflusst, gerade eine Renaissance. In den letzten Jahrzehnten wurde zunehmend klar, dass eine ungesunde Ernährung viele Erkrankungen mitverursacht wie kardiovaskuläre Erkrankungen (Myokardinfarkt, Apoplex), Adipositas, Typ-2-Diabetes sowie viele Krebsformen. Die ungesunde Ernährungsweise trägt global zu 40 % aller Todesfälle bei. Um dem entgegenzuwirken, wird in Zukunft der weltweite Zugang zu gesunder Ernährung einen zentralen Aspekt darstellen, eben „Ernährung als Medizin".

Westliche Ernährung macht krank

Die westliche Ernährung gilt heute als zentrale Ursache in der Entstehung von chronischer Inflammation, Störung der gastrointestinalen Mikrobiota und in Folge zahlreicher chronischer nicht maligner und maligner Erkrankungen. Diese Ernährungsweise hat sich in den letzten 100 Jahren entwickelt und globalisiert und ist unter anderem charakterisiert durch folgende Aspekte: kohlenhydratreich, fettreich, viel Fleisch, salzreich, sehr hoher Anteil an prozessierter Nahrung (Fast Food mit vielen Zusatzstoffen wie Emulgatoren, Süßstoffe etc.). Sie beinhaltet ca. 26.000 biochemische Bestandteile, die von der gastrointestinalen Mikrobiota und vom Wirt verarbeitet werden müssen. Viele Studien belegen den Zusammenhang von westlicher Ernährung und Erkrankungen (→ Abb. 38.1). So zeigte die Global Burden of Disease Studie von 2017, dass salzreiche Kost bzw. ein Mangel an Vollkornprodukten, Obst und Gemüse Hauptfaktoren für die Sterblichkeit sind. Umgekehrt liegen viele Studiendaten vor, die zeigen, dass eine Ernährung, die reich an Vollkornprodukten, Obst und Gemüse ist, die Häufigkeit vieler Erkrankungen und die Sterblichkeit reduziert. Aus all diesen Erkenntnissen der letzten zwei Jahrzehnte leitet sich die globale Initiative „Food as medicine" oder „Food is medicine" ab. Viele Erkrankungen könnten über gesunde Ernährung reduziert und mittherapiert werden wie z. B. Typ-2-Diabetes. Die Umsetzung solcher Ernährungsinterventionen ist allerdings unverändert schwierig.

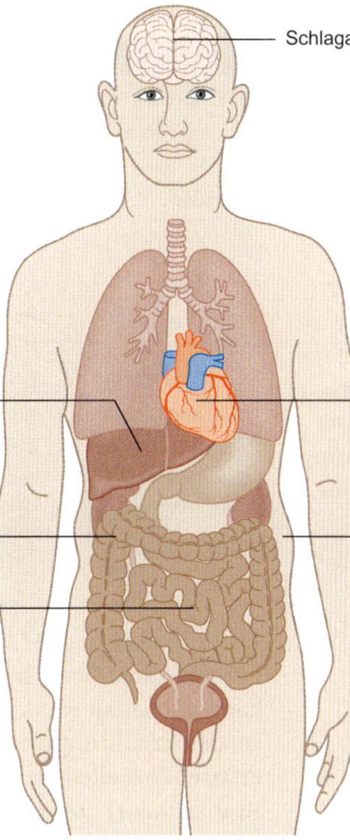

Abb. 38.1 Westliche Ernährung als Ursache vieler chronischer Erkrankungen [L231/P774]

Wie ist gesunde Nahrung definiert?

Diese Definition ist aus heutiger Sicht alles andere als trivial, da Individuen sehr unterschiedlich auf Nahrungsbestandteile reagieren („personalisiert"). Die Empfehlungen beruhen auf zahlreichen großen Studien. Prinzipiell verstehen wir darunter eine pflanzenbasierte/-dominierte Ernährung (u. a. faserreich) und wenig Konsum von prozessierter Nahrung, von Fertigprodukten und Zusatzstoffen, d. h. reichlicher Konsum von Gemüse, Obst, Vollkornprodukten, pflanzlichen Öle, Nüssen und andererseits wenig Fleisch, Zucker, gesättigte Fettsäuren und Salz. Ein Beispiel für eine solche Ernährung ist annähernd die mediterrane Kost, die in der Prävention kardiovaskulärer Erkrankungen wirksam ist. Dieses Gebiet erlebt momentan einen Boom und fokussiert sich in Zukunft vermutlich immer mehr auf „personalisierte Ernährung". Wenig bis kein Alkoholkonsum ist ein weiterer wichtiger Faktor.

Ernährungsintervention bei häufigen Erkrankungen

Kardiovaskuläre Erkrankungen bleiben die Haupttodesursache weltweit und haben sehr viel mit Lebensstil und Ernährung zu tun. Die zugrunde liegenden Mechanismen, wie Ernährung chronische Entzündung inklusive Atherosklerose triggert, werden immer besser verstanden. Daher sind entsprechende Nahrungsinterventionen gerade bei diesen Erkrankungen vielversprechend. Eine legendäre Studie war die **DASH-Studie** (Dietary Approaches to Stop Hypertension). Die untersuchte Ernährungsform war reich an Obst, Gemüse, Vollkornprodukten, enthielt Low-fat-Milchprodukte und war sehr arm an Salz, gesättigten Fettsäuren und alkoholfrei. Diese Ernährung führte zu einer Blutdrucksenkung ähnlich wie ein blutdrucksenkendes Medikament und zu einer Senkung des LDL. In der bahnbrechenden **PREDIMED-Studie** von 2013 wurde gezeigt, dass eine mediterrane Ernährung kardiovaskuläre Ereignisse signifikant reduziert.

Gleich vielversprechend sind Studiendaten aus der Diabetologie wie z. B. die **DIRECT-Studie.** In dieser Studie gelang es, Patienten mit der Diagnose Typ-2-Diabetes über spezielle Ernährungsprotokolle frei von Medikamenten zu bekommen („Diabetes in Remission"). Von besonderer Relevanz bei Typ-2-Diabetes ist eine gezielt faserreiche Kost, die in der Lage ist, HbA1c-Werte signifikant zu reduzieren. Die Mechanismen sind noch nicht ganz verstanden, aber involvieren die direkte Interaktion mit der gastrointestinalen Mikrobiota und eine Vermehrung an kurzkettigen Fettsäuren (*short chain fatty acids,* SCFA). In vielen anderen Bereichen mehren sich Hinweise, dass eine Ernährungsintervention Erkrankungen verbessern bzw. ihre Häufigkeit vermindern kann wie z. B. bei Migräne oder Demenz. Eine Fülle von verschiedenen Diäten wurde in den letzten Jahrzehnten entwickelt, alle in der Absicht, Krankheiten zu verhindern. **Intermittierendes Fasten** ist vielleicht eine der spannendsten Entwicklungen, auch wenn entsprechende „Outcome"-Studien bezüglich Krankheitsprävention noch fehlen. Die globale Umsetzung von gesunder Ernährung im Sinne von Krankheitsprävention ist eine Riesenherausforderung und wird Gesellschaft und Medizin noch lange beschäftigen.

Tab. 38.1 Lebensmittel mit niedriger und hoher FODMAP-Konzentration

	Niedrige Konzentration	Hohe Konzentration
Milchprodukte	Laktosefreie Milchprodukte	Speiseeis
	Hartkäse	Milch (inkl. Ziegenmilch), Weichkäse (Camembert, Brie), Joghurt, Sahne
Gemüse	Bohnensprossen, Paprika, Karotten, Sellerie, Salatgurken, Mais, Auberginen, Kopfsalat, Spinat, Kürbis, Kartoffel, Tomaten, Zucchini, frische Kräuter	Artischocken, Spargel, Rote Beete, Brokkoli, Blumenkohl, Fenchel, Knoblauch, Champions, Zwiebeln
Obst	Bananen, Beeren, Melone, Trauben, Grapefruit, Kiwi, Ananas, Rhabarber	Äpfel, Aprikosen, Kirschen, Datteln, Feigen, Mango, Pfirsich, Birne, Pflaume
Fleisch/Proteine	Fisch, Fleisch, Geflügel, Krustentiere, Eier	Hülsenfrüchte
Brot und Getreide	Dinkel- und glutenfreies Brot, Quinoa, glutenfreie Nudeln	Weizen und Weizenbrot, Getreide, Reis, Nudeln
Zusatzstoffe/ Gewürze	Die meisten Gewürze/Kräuter, Mayonnaise, Olivenöl, Pfeffer, Salz, Ahornsirup (ohne Maissirup), Sojasauce, Chillisauce, Zucker, Essig (inkl. Balsamico)	Maissirup/Agavensirup, Süßstoffe inkl. Sorbit, Mannitol, Isomalt, Xylit (Kaugummi, Hustenbonbons), Honig, Marmelade, Melasse, Eingelegtes

Ernährung und gastrointestinale Erkrankungen

Die Liste der Erkrankungen, die mittels Ernährung heute therapiert werden können, ist wachsend und beinhaltet naturgemäß auch gastrointestinale Erkrankungen. Eine davon ist das **Reizdarmsyndrom** (→ Kap. 24). Für die Behandlung dieser Erkrankung stehen kaum wirksame Medikamente zur Verfügung. Es war aber klinisch immer schon evident, dass Betroffene von bestimmten Ernährungsformen profitieren. Bei dieser Erkrankung hat sich nun eine **Low-FODMAP-Ernährung** als Therapie erster Wahl durchgesetzt (FODMAP = fermentable oligo-, di-, monosaccharides and polyols: vergärbare Mehrfach-, Zweifach-, Einfachzucker und mehrwertige Alkohole). Nach der Diagnosestellung Reizdarmsyndrom bieten wir sie heute geeigneten Patienten als erste Therapieoption an (sehr wichtig: in Begleitung mit der Diätologie). In → Tab. 38.1 sind einige Nahrungsmittel und deren FODMAP-Konzentration aufgelistet. Im klinischen Alltag ist bei Reizdarmsyndrom nach Diagnosestellung heute folgendes Vorgehen empfohlen:

- Motivierter Patient, Einbinden der Diätologie
- Low-FODMAP-Diät über 4–6 Wochen: Identifikation von Respondern
- Nach 6 Wochen Re-exposition über 6–10 Wochen: alle 3 Tage Eskalation; Weizen, Milch, Knoblauch/Zwiebel oft schlecht vertragen
- Personalisiert fortsetzen: In 80 % kann die restriktive Diät wieder „gelockert" werden.

Auch bei vielen anderen Erkrankungen spielt Ernährung eine zentrale Rolle und ist Ernährungsbegleitung der Patienten essenziell. Beispiele sind **chronisch entzündliche Darmerkrankungen** oder die **metabolische Dysfunktion-assoziierte steatotische Lebererkrankung (MASLD)** oder andere Lebererkrankungen. In diesem Zusammenhang soll betont werden, wie wichtig es heute ist, den Ernährungszustand von Patienten zu erfassen (bei allen stationären Patienten im Krankenhaus) und von Beginn an diätologisch zu begleiten. Klinische Studien haben klar gezeigt, dass dadurch die Mortalität bereits im Krankenhaus bei vielen Erkrankungen hinweg reduziert werden kann.

Ernährung, Mikrobiota und Immunsystem

Über die hervorragend dokumentierten Zusammenhänge von schädlicher und nützlicher Ernährungsweise hinaus hat die Grundlagenforschung in den letzten 20 Jahren exzellente Konzepte entwickelt, warum Nahrung so einen zentralen Einfluss auf unser Leben hat. Im Gastrointestinaltrakt befindet sich mit der Mikrobiota (→ Kap. 20) eine immense Kollektion an Keimen, vor allem Bakterien (10-mal mehr als alle Körperzellen zusammen) und wir haben gelernt, dass die Ernährung der zentrale Faktor ist, der diese Welt moduliert. Modulation heißt potenziell Unterstützung und Wachstum günstiger und gesundheitsfördernder Keime versus Wachstum potenziell schädlicher Keime, d. h. von „Pathobionten", die verschiedene Erkrankungen begünstigen können. Diese Modulation der Mikrobiota findet während des gesamten Lebens statt und ist auch im Alter noch sehr dynamisch.

Ähnlich relevant ist der Einfluss der Ernährung auf das **Darmimmunsystem.** Das Darmimmunsystem hat in der Immunologie eines Menschen vermutlich die größte und am meisten relevante Bedeutung und die Ernährung pflegt während des ganzen Lebens die Immunität. So reguliert beispielsweise eine faserreiche Kost den Anteil von kurzkettigen Fettsäuren hinauf, die wiederum regulatorische T-Zellen in der Darmschleimhaut regulieren. Kohlblütengewächse wie Brokkoli und ihre Abbauprodukte binden an Arylhydrocarbon-Rezeptoren und wirken so anti-entzündlich. Damit wird immer klarer, welch fundamentalen Einfluss Ernährung auf das Immunsystem hat.

Zusammenfassung

- Ernährung als Medizin wird in den kommenden Generationen von Ärzten und Ärztinnen eine zentrale Rolle einnehmen.
- Die akademische Medizin hat die Bedeutung der Ernährung in Prävention und Therapie vieler Erkrankungen erkannt.
- Die Interaktion von Nahrung, Mikrobiota und Immunsystem ist von fundamentaler Bedeutung.
- Kein Fachgebiet der Medizin kann Nahrung als Medizin in Zukunft ignorieren.
- In der Gastroenterologie/Hepatologie spielt Nahrung als Medizin bereits jetzt eine wichtige Rolle.

39 Akute Pankreatitis

Definition

Es handelt sich um eine akute entzündliche Erkrankung des Pankreas mit sehr unterschiedlichen Verläufen, sie kann auch tödlich enden. Typisch sind gürtelförmige Oberbauchschmerzen und erhöhte Serumwerte für Bauchspeicheldrüsenenzyme.

Epidemiologie

Die Häufigkeit variiert. Die Inzidenz beträgt 5–35 Fälle/100.000 Einwohner. Damit handelt es sich um eine häufige Erkrankung.

Ätiologie

Ursächlich kommen in abnehmender Häufigkeit infrage: Gallensteine (40 %) (3–7 % der Patienten mit Gallensteinen entwickeln eine Pankreatitis), Alkoholabusus (30 %), idiopathisch (10 %). Etwas seltenere Ursachen sind: Medikamente, nach durchgeführter endoskopischer retrograder Cholangio-Pankreatikografie (ERCP) und bei Malignomen des Pankreas. Weiters: Infektionen (Viren), Hypertriglyzeridämie, hereditär, autoimmun-bedingt.

Klassifikation

Die Einteilung erfolgt in eine leichte, meist ödematöse (80 %), und eine schwere, meist nekrotisierende Pankreatitis (20 %). Diese Einschätzung benötigt etwas Zeit (einige Tage). Alter, Involvierung anderer Organe (wie Nierenfunktion) sowie Nekrosenbildung (beginnt nach 3–5 Tagen) sind Kriterien für eine schwere Pankreatitis, weiters Kreislaufsituation, Fieber, Glukosewerte, CRP, Hkt > 44, BMI > 30, Pleuraergüsse etc. Klinische Einschätzung und gelistete Parameter erlauben die Definition einer schweren Pankreatitis.

Eine schwere Pankreatitis ist de facto immer von einem **SIRS** (*systemic inflammatory response syndrome*) begleitet.

Klinik

Typisch sind akute Oberbauch- und/oder Thoraxschmerzen, die oft gürtelförmig in den Rücken ausstrahlen.

Wichtig

- Die Kombination aus Schmerz und > 3-facher Erhöhung der Serumlipase/-amylase ist diagnostisch (hier keine weitere Diagnostik wie CT-Untersuchung notwendig). Die Lipase ist treffsicherer, da die Amylase aus unterschiedlichen Organbereichen stammen kann. Erhöhte Amylasewerte finden sich bei vielen Entitäten wie Niereninsuffizienz, Diabetes, Appendizitis, Ischämie etc.
- Die Höhe der Enzymwerte zeigt keine Korrelation mit dem Schweregrad der Erkrankung.
- Amylase/Lipase sind bereits bei Schmerzbeginn deutlich erhöht und fallen nach einigen Tagen ab.
- Die klinische Untersuchung des Patienten zu Beginn und im Verlauf ist zwingend.
- Kernfrage: Liegt eine biliäre Pankreatitis vor, wie es am häufigsten der Fall ist? Dafür sprechen: erhöhtes Bilirubin, erhöhte Cholestaseparameter (GGT, Alkalische Phosphatase) und erhöhte Transaminasen.

Diagnostik

Bedenke: Eine Kontrast-CT-Untersuchung kann zu akutem Nierenversagen führen und die Nierenfunktion leidet vor allem bei Entwicklung einer schweren Pankreatitis ohnehin.

- Genaue Anamnese: Art und Dauer der Schmerzen? Gallensteine? Zustand nach Cholezystektomie? Alkoholabusus? Medikamente? Infekte? Hinweise für Autoimmunerkrankung? Positive Familienanamnese?
- Klinische Untersuchung: RR/Puls, Palpation (Abwehrspannung, Darmgeräusche?), Auskultation, Fieber?
- Laboruntersuchungen: Amylase, Lipase, Elektrolyte, Kreatinin/Harnstoff, Blutbild, CRP, Gerinnung, Bilirubin, Leberwerte (GOT, GPT, AP, GGT), Triglyzeride
- Bildgebung: initial Sonografie: Cholestase? Falls negativ: Endosonografie (→ Abb. 39.1) und/oder MRCP. Die Endosonografie liefert in den Händen eines erfahrenen Untersuchers hervorragende Informationen über dieses Organ und ist unter anderem bei wiederholter Pankreatitis Methode der Wahl.
- In der Frühphase der Erkrankung ist eine CT-Untersuchung nur indiziert, wenn das klinische Bild unklar ist bzw. bei schwerer Pankreatitis oder klinischer Verschlechterung nach 72 h.
- Die MR-Untersuchung kann zur Definition einer Nekrosenbildung eine Alternative sein, benötigt jedoch längere Untersuchungszeiten.

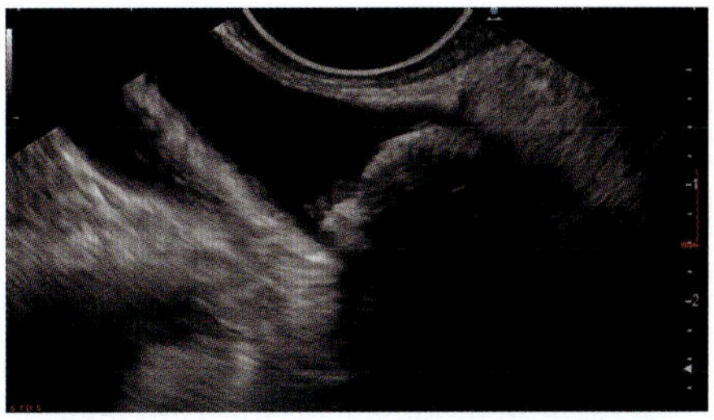

Abb. 39.1 Endosonografisch typisches Bild einer Choledocholithiasis (großer Stein = weiß mit Schallschatten) [P774]

Differenzialdiagnosen

Als Differenzialdiagnosen kommen infrage: Ulcus pepticum, Organperforation, Cholezystitis, Myokardinfarkt, Ileus, Ischämie großer Abdominalgefäße.

Therapie

Die Therapie einer **leichten/ödematösen Pankratitis** erfolgt naturgemäß rein symptomatisch: Schmerztherapie (Opiate), Volumengabe, moderate orale Kost nach 24 h, falls der Schmerz nachlässt und Entzündungszeichen rückläufig sind, d. h. de facto keine Nahrungskarenz. Der Schmerz definiert damit wesentlich, ob orale Kost sinnvoll bzw. möglich ist. Unter dieser rein symptomatischen Therapie kommt es nach 3–4 Tagen in 75 % zu einer klinischen Stabilisierung. Eine milde Pankreatitis klingt damit innerhalb von einer Woche ab. Das Volumenmanagement hat sich durch die Publikation der Waterfall-Studie verändert: „Weniger ist mehr", d. h. < 3 l parenterale Gabe/24 h (mehr Volumen verschlechtert das Outcome).

Bei **schwerer Pankreatitis** sollte ein zentralvenöser Zugang gelegt werden, evtl. muss der Patient auf die Intensivstation verlegt werden. Eventuell Nasojejunalsonde; enterale Ernährung, wenn möglich, sinnvoll, ebenso eine intensivierte Schmerztherapie, evtl. eine Schmerzpumpe. Eine Apriori-Antibiotikatherapie hat keinen Einfluss auf den Krankheitsverlauf und ist damit nicht indiziert. Nötig wird die Gabe von Antibiotika nur bei infizierten Nekrosen (entstehen frühestens nach 10 Tagen) oder nachgewiesener Infektion in anderen Organbereichen (wie Pneumonie).

Bei biliärer Pankreatitis und Cholezystolithiasis unbedingte Cholezystektomie innerhalb von 4 Wochen!

Spezielle Situationen

Post-ERCP-Pankreatitis Die Manipulation am Gallengang/Pankreasgang führt häufig zu entzündlichen Begleitreaktionen. Nach jeder zweiten solchen Untersuchung kommt es zu einer Amylase-/Lipaseerhöhung und Bauchschmerzen. Dies muss nicht immer eine Pankreatitis reflektieren! Falls die Patienten nach einer ERCP beschwerdefrei sind, müssen Amylase/Lipase nicht bestimmt werden. Zur

Vorbeugung: Volumengabe vor ERCP und Indometacin-Suppositorium.

Medikamenten-induzierte Pankreatitis Sie kann immer wieder beobachtet werden und läuft üblicherweise als milde Pankreatitis ab. Ein typisches Beispiel stellt die Azathioprin-assoziierte Pankreatitis dar. Diese verläuft entweder klinisch asymptomatisch ab (nur Amylase-/Lipaseerhöhung) oder zeigt auch klinische Symptome. Häufig muss Azathioprin dann abgesetzt werden. Diese Komplikation tritt vor allem in der Frühphase der Therapie auf. Zahlreiche Medikamente können eine Pankreatitis verursachen.

Hypertriglyzeridämie-assoziierte Pankreatitis Sie tritt bei Triglyzeridwerten > 1.000 mg/dl in 1–14 % auf, vor allem während der Schwangerschaft. Daher immer Triglyzeride messen! Bei Triglyzeridwerten > 2.000 mg/dl liegt in 10–20 % eine Pankreatitis vor. Die Behandlung erfolgt wie bei anderen Ursachen, evtl. Lipidapherese. Familienanamnese und klinische Untersuchung sind wichtig: Hinweise für Xanthelasmen? Es existieren hier neue vielversprechende Therapieansätze mit Antisense-Oligonukleotid-basierten Therapien, die auf das Apoliopoprotein C-III zielen.

Pankreatitis beim jungen Menschen (< 35 Jahre) i. e. hereditäre Pankreatitis Bei diesen Patienten, auch bei positiver Familienanamnese bezüglich Pankreatitis, empfiehlt sich eine genetische Testung auf hereditäre Pankreatitis. Zahlreiche Genorte wurden mittlerweile entdeckt, pathophysiologisch spielen sie eine Rolle in unterschiedlichen Pankreasfunktionen, unter anderem Serinprotease-Inhibitor-Kazal-Typ 1-Gen **(SPINK1)**, Serinprotease 1-Gen **(PRSS1)**, oder Cystische-Fibrose-Transmembran-Regulator-Gen **(CFTR)**.

Die Krankheitsmanifestation tritt häufig bereits im Kindes-/Jugendalter in Erscheinung, z. B. bei **PRSS1**. Patienten entwickeln oft einen Diabetes mellitus und eine Pankreasinsuffizienz, später besteht ein erhöhtes Risiko für ein Pankreaskarzinom. Nikotin muss unbedingt vermieden werden. Das Lebensrisiko für ein Pankreaskarzinom beträgt je nach Mutation 7–20 % und ist damit beträchtlich.

Komplikationen

Bei biliärer Pankreatitis kann es zur Entwicklung einer Cholangitis und Sepsis kommen. In diesem Fall ist eine frühzeitige ERCP mit Steinentfernung anzustreben.

Bei schwerer Pankreatitis kann es zum Auftreten lebensbedrohlicher Komplikationen, meist begleitet von Nekrosebildung, kommen. In den ersten 4 Wochen entwickeln sich akute peripankreatische Flüssigkeitsansammlungen. Pseudozysten und vor allem die Bildung von **Walled-off-Nekrosen (WON)** benötigen mindestens 4 Wochen Zeit. Nekrosen können infizieren, i. e. dabei zur klinischen Verschlechterung und Sepsis führen und damit wird eine Antibiotikatherapie nötig. Damit sollte die endoskopische/radiologische Drainage solcher Nekrosen im Idealfall erst nach 4 Wochen, also nach Bildung einer WON, erfolgen. Lediglich eine schwere Infektion einer Nekrose kann früher eine solche Intervention notwendig machen. Eine sog. **Nekrosektomie** erfolgt heute im Idealfall endoskopisch und mit Anlage einer Drainage in die Nekrosehöhle über die Magenwand, alternativ radiologisch (CT-gesteuert). Die operative Sanierung findet nur statt, falls es keine Alternative gibt (→ Abb. 39.2 und → Abb. 39.3).

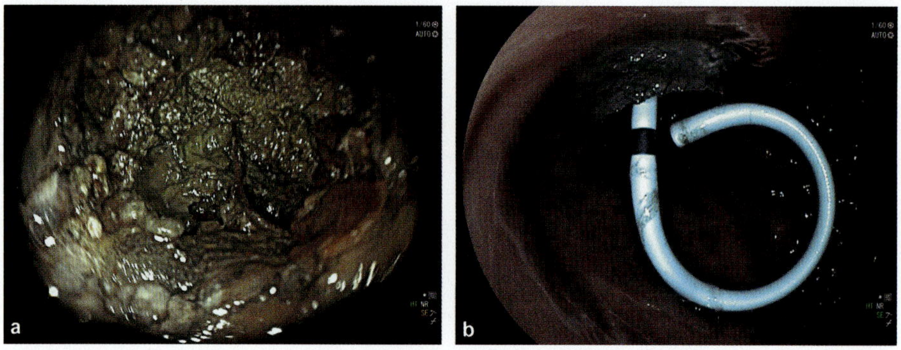

Abb. 39.2 Axios-Stent: Über diesen kann endoskopisch nekrotisches Material in den Magen entleert werden.
a) Anlage des Axios-Stents: Blick in eine Nekrosehöhle im Pankreas (WON, *Walled-off*-Nekrose) vom Magen aus.
b) Liegender Axios-Stent mit Drainage in den Magen. [P774]

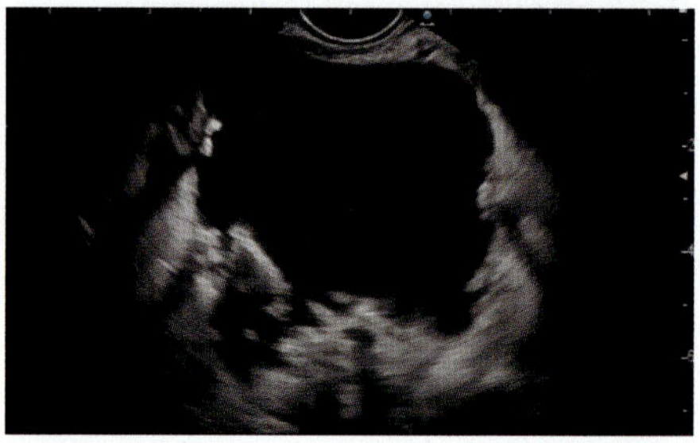

Abb. 39.3 Endosonografisches Bild einer *Walled-off*-Nekrose (WON). Typisch ist eine sehr dicke Wand (in Weiß), die sich erst einige Wochen nach einer Pankreatitis ausbildet. [P774]

Prophylaxe

Das Gallensteinleiden stellt die Hauptursache dar; dennoch ist im Vorfeld heute lediglich bei symptomatischer Cholezystolithiasis eine Cholezystektomie zu empfehlen.

Alkoholkonsum ist die zweithäufigste Ursache und damit Restriktion angezeigt. Für andere seltene Ursachen existieren keine präventiven Maßnahmen.

Prognose

Bei leichter Pankreatitis ist die Prognose gut. Eine schwere Pankreatitis hat eine substanzielle Mortalität.

Zusammenfassung

- Die akute Pankreatitis kann zu einer lebensbedrohlichen Erkrankung werden.
- Ätiologisch spielen Gallensteine und Alkohol die Hauptrolle (ca. 90 % aller Fälle).
- Hinter einer akuten Pankreatitis kann als Ursache ein Pankreaskarzinom stecken.
- Die Akuttherapie ist rein symptomatisch.
- Eine schwere Pankreatitis ist rechtzeitig zu erkennen.
- Die Behandlung späterer Komplikationen (Nekrosen) erfolgt meist endoskopisch und ist oft interdisziplinär zu managen.

40 Chronische Pankreatitis

Definition

Es handelt sich um eine chronische und destruktive Entzündung des Pankreas, die letztlich häufig zu Pankreasinsuffizienz führt und bei massiver Organschädigung zu Diabetes mellitus.

Epidemiologie

Die Inzidenz liegt bei 2–3 pro 100.000 mit einer Häufung im 3. und 4. Lebensjahrzehnt. 30–40 % der Betroffenen sind **nicht mehr berufsfähig,** d. h., diese Erkrankung bedingt einen hohen Leidensdruck und führt zu massiven Konsequenzen.

Ätiologie

Es findet eine chronische Entzündung mit Fibrosebildung statt und progredientem Verlust der exokrinen und endokrinen Funktionen. In den westlichen Ländern ist Alkohol in 50 % Ursache für die chronische Pankreatitis (80 g Alkohol pro Tag über 6–12 Jahre). Die idiopathische chronische Pankreatitis folgt mit 10–30 %.

> Die Ursachen einer chronischen Pankreatitis werden oft unter dem Synonym **„TIGAR-O“** zusammengefasst: toxisch-metabolisch, idiopathisch, genetisch, autoimmun, rekurrent und obstruktiv.

Klassifikation

Eine Klassifikation ist anhand verschiedener Bildgebungen möglich. Alle verwendeten Verfahren der Bildgebung (abdominelle Sonografie, Endosonografie, MRCP, CT, ERCP) sollten die **Cambridge-Klassifikation** verwenden, die unterschiedliche Stadien der Organzerstörung definiert: Cambridge 0–4.

Klinik

Leitsymptome sind: chronische Bauchschmerzen, Pankreasinsuffizienz und Malnutrition mit oft öligen Stühlen/Diarrhö. Die Schmerzen sind unerbittlich und von schubhaftem Charakter. Während die Schmerzen in der Frühphase eher episodisch auftreten, ist bei fortschreitender Organzerstörung der Schmerz später oft kontinuierlich. Eine Änderung der Schmerzsymptomatik muss an andere Diagnosen denken lassen: Ulcus pepticum, biliäre Obstruktion, Pseudozysten, Pankreaskarzinom, Striktur-/Steinbildung im Pankreasgang.

Die **Pankreasinsuffizienz** kann bereits ab Diagnosestellung da sein, entwickelt sich jedoch meist im ersten Lebensjahrzehnt nach Diagnosestellung.

Diagnostik

Die Diagnosestellung ist oft sehr fordernd, da Laboruntersuchungen und Bildgebung relativ unauffällig sein können.

> Es gibt eine **klassische Triade** bei chronischer Pankreatitis, die aber nicht immer vorhanden sein muss: Pankreasverkalkungen, Steatorrhö (Stuhlfett > 15 g/Tag) und Diabetes mellitus bei fortgeschrittener Organzerstörung.

- Anamnese und genaue klinische Untersuchung
- **Labor-/Stuhluntersuchungen:** Basislaboruntersuchung; Stuhlelastase (bei schwerer exokriner Insuffizienz Sensitivität 95 %). Eine Stuhlfett-Bestimmung ist nicht genauer, auch eine Stuhlchymotrypsin-Bestimmung bringt keinen Vorteil.
- **Genetische Untersuchungen:** Mutationen im kationischen Trypsinogen-Gen **(PRSS1)** führen in 80–93 % zu einer chronischen Pankreatitis, weitere häufige Mutationen betreffen das **SPINK1**-Gen und das **CFTR**-Gen. Die Prävalenz der hereditären Pankreatitis liegt allerdings nur bei 1:300.000.
Wann ist also eine genetische Untersuchung in der Praxis sinnvoll? Falls die Erkrankung vor dem 25. Lebensjahr auftritt, eine positive Familienanamnese vorliegt und mindestens zwei Schübe einer akuten Pankreatitis durchgemacht wurden, sollte für PRSS1 getestet werden.
- **Bildgebung:** Die Sonografie des Abdomens kann bereits ein typisches Bild mit Organverkleinerung und Verkalkungen zeigen (→ Abb. 40.1). Die Endosonografie (+/– Feinnadelbiopsie bei suspekten Herden) gilt, wenn vorhanden, als Methode der Wahl (→ Abb. 40.2). Die MRCP erlaubt eine genaue Beurteilung des Pankreasgangs. Mehrzeilen-Kontrast-CT.

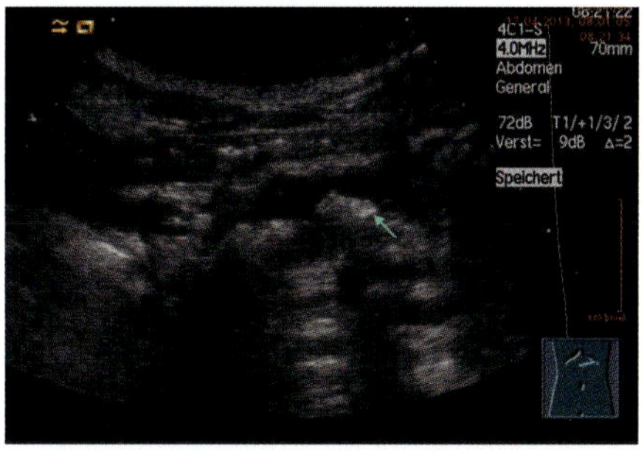

Abb. 40.1 Sonografisches Bild einer chronischen Pankreatitis. Typische Zeichen sind: feinkörnig oder grobfleckig verdichtetes Parenchym, Mikro-/Makrozysten, Verkalkungen, Gangstein (mit Pfeil markiert), Gangerweiterung, Atrophie. [P774]

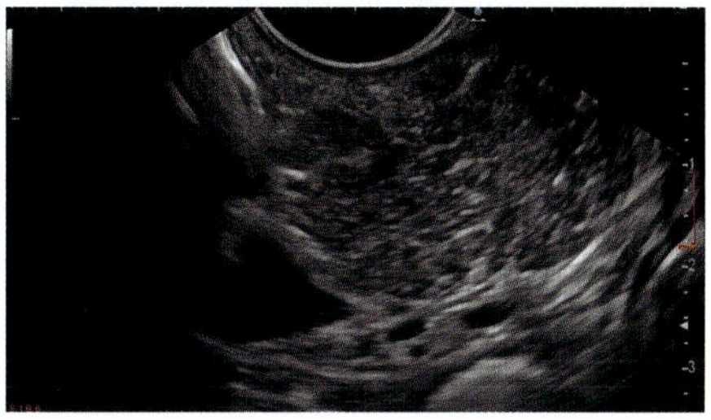

Abb. 40.2 Endosonografische Präsentation einer chronischen Pankreatitis [P774]

- **Sekretintest:** Er ist vor allem dann hilfreich, wenn die klassische Bildgebung ohne Befund ist, aber klinische Symptome eine chronische Pankreatitis suggerieren.

Differenzialdiagnosen

Ganz wesentlich ist die Abgrenzung zum Pankreaskarzinom. Dafür benötigt es eine exzellente Schnittbildgebung, außerdem Tumormarker wie CA 19-9. Auch zahlreiche andere Oberbaucherkrankungen sind auszuschließen.

Therapie

> Die drei Therapiesäulen sind: Schmerzmanagement, Therapie der Pankreasinsuffizienz und Management von Komplikationen.

Schmerztherapie Es erfolgt eine Schmerzeinteilung nach visueller Analogskala (VAS). Der Nikotin- und Alkoholkonsum müssen gestoppt werden. Die Einnahme von kleinen fettarmen Mahlzeiten wird empfohlen. Außerdem: Pankreasenzymsubstitution und Gabe von PPI, Paracetamol/Metamizol/Buprenorphin/Opiate ± NSAR ± Pregabalin. Falls die Pankreatitis therapierefraktär ist: endoskopische Therapie (endoskopische Drainage vor allem bei Pankreasgangdilatation sinnvoll), Lithotrypsie, Truncus-coeliacus-Blockade. In refraktären Situationen wird auch chirurgisch vorgegangen.

Bei Steatorrhö Die orale Fettzufuhr wird auf < 20 g/Tag beschränkt: Eine großzügige Pankreatinsubstitution mit 20.000–40.000 Einheiten pro Mahlzeit, 10.000 Einheiten bei Zwischenmahlzeiten ist auch in Frühstadien sinnvoll. Pankreatinpräparate werden anhand der Lipaseaktivität dosiert. Bei unzureichender Wirksamkeit sollte die Dosis verdoppelt/verdreifacht werden. Die Kombination mit Säureblockern (PPI) kann die Wirkung verbessern. Substitution von fettlöslichen Vitaminen (vor allem Vitamin D). Falls Gewichtsprobleme auftreten, können mittelkettige Triglyzeride gegeben werden.

Bei Diabetes mellitus Dieser entsteht sehr spät im Krankheitsverlauf. Blutzuckermessungen werden obligat. Wenn nötig, Insulintherapie.

Komplikationen

In 30–60 % aller Fälle kommt es zu Komplikationen:

- **Pseudozysten** (→ Abb. 40.3): entwickeln sich in 10 %, oft asymptomatisch. Je nach Größe und Lokalisation können sie aber beträchtliche Probleme, inklusive Bauchschmerzen, verursachen: Obstruktion Gallengang/Duodenum, Gefäßverschluss, Fistelbildung in Umgebung (bis ins Perikard). Asymptomatische Pseudozysten > 5 cm und solche, die sich innerhalb von 6 Wochen nicht zurückbilden, sollen endoskopisch behandelt werden.
- **Symptomatischer Verschluss der Gallengänge/Duodenum:** Diese treten in 5–10 % der Fälle auf und äußern sich durch: postprandiale Schmerzen, Ikterus, Übelkeit. Behandelt wird mit ERCP und Stentanlage.

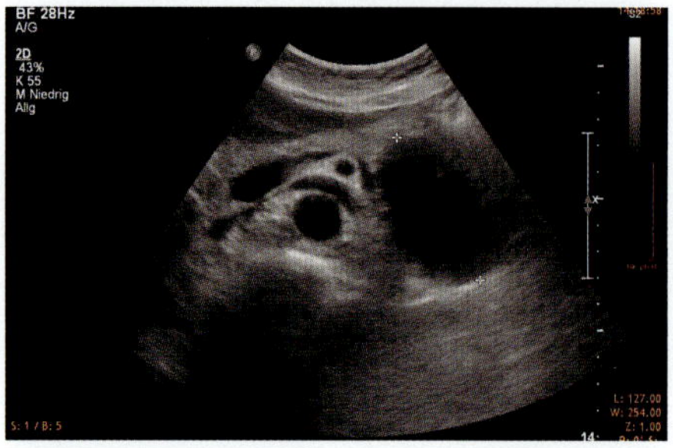

Abb. 40.3 Typische sonografische Präsentation einer Pankreaspseudozyste bei chronischer Pankreatitis [P774]

- **Pankreatogener Aszites/Pleuraerguss:** oft bedingt durch eine Fistel. Verläuft zum Teil asymptomatisch. Diagnostisch wegweisend ist die Bestimmung der Amylase bzw. Lipase im Aszites- bzw. Pleurapunktat.
- **Milzvenenthrombose:** entzündungsbedingt. Sie führt zu Magenvarizen und potenziell zu Varizenblutung.
- **Endokrine Insuffizienz:** entsteht letztlich bei 30–50 % aller Patienten („pankreatogener Diabetes"). Trotz Insulintherapie ist sie oft schwer zu kontrollieren.
- **Malignomrisiko:** erhöht bei chronischer Pankreatitis, besonders bei hereditärer Pankreatitis. Die Verwendung von Tumormarkern (CA 19–9, CEA) ist nicht sinnvoll/hilfreich.
- Osteoporose, Frakturen sowie Vitaminmangelzustände (Vitamin D und E)

Prophylaxe

Alkohol und Nikotin sind Hauptursachen einer chronischen Pankreatitis. Für andere Formen existieren keine vorbeugenden Strategien.

Prognose

Die chronische Pankreatitis hat einen massiven negativen Effekt auf die Lebenserwartung. Gegenüber der Normalbevölkerung besteht eine 4-fach erhöhte Sterblichkeit. 30–60 % entwickeln verschiedene Komplikationen. Das Malignomrisiko ist erhöht.

Autoimmunpankreatitis

Definition

Die Autoimmunpankreatitis ist eine immunmediierte und IgG4-assoziierte Entzündung des Pankreas. Es kommt zur lymphoplasmazellulären Entzündung mit Fibrose und Begleitphlebitis im Organ. Die Erkrankung wurde 1995 von Yoshida (Japan) genauer beschrieben und charakterisiert (Erstbeschreibung 1892 als „Mikulicz-Erkrankung").

Epidemiologie

Die Autoimmunpankreatitis ist selten (0,3–1/100.000 Einwohner), gewinnt aber auch in den westlichen Ländern zunehmend an Interesse. Sie kann sich sowohl als akute als auch als chronische Erkrankung präsentieren.

Ätiologie

Aus heutiger Sicht handelt es sich um eine Systemerkrankung mit Pankreasbeteiligung. Es existieren auch andere IgG4-assoziierte Erkrankungen, unter anderem auch im Verdauungstrakt (wie die IgG4-vermittelte Cholangitis). Zugrunde liegende Ursachen dieser Immunerkrankung bleiben unklar.

Klinik

Oft treten Zeichen der akuten Pankreatitis auf: Oberbauchschmerzen, erhöhte Lipase/Amylase. Bei Schwellung des Pankreaskopfbereichs mit Gallengangsobstruktion kommt es zur Cholestase. Es besteht eine Allgemeinsymptomatik mit Krankheitsgefühl und Gewichtsverlust.

Diagnostik

Eckpfeiler der Diagnostik sind das Labor und die Endosonografie: erhöhte Serumspiegel von IgG4. Im endosonografisch gewonnenen Feinnadelaspirat können IgG4-positive Plasmazellen im Organ und typisch histologische Veränderungen nachgewiesen werden (es muss ausreichend Material aspiriert werden).

> **Cave:** In 20 % der Fälle ist der IgG4-Spiegel im Serum normal. In diesen Fällen sind immer die Materialgewinnung und endosonografische Diagnostik aus dem Pankreas essenziell.

Initial zeigt sich in der Schnittbildgebung häufig ein ödematöses Organ und die Abgrenzung zum Pankreaskarzinom ist oft schwierig.

Therapie

Diese Erkrankung ist sehr **steroidsensitiv,** was bei unklaren Fällen oft auch diagnostisch verwendet wird. Die Dauer der Steroidtherapie ist unklar, mindestens jedoch 12 Wochen. Danach besteht allerdings eine Relapse-Rate von > 50 %. Zahlreiche Patienten benötigen eine Langzeitsteroidtherapie mit niedrigen Dosen (Studiendaten bis zu 3 Jahren vorliegend). Je nach Verlauf können auch Immunsuppressiva wie Azathioprin, Mycophenolatmofetil eingesetzt werden. Dazu liegen kaum Studiendaten vor. Mögliche neue Therapie: Inebilizumab, ein Anti-CD19-Antikörper.

Komplikationen

Mögliche Komplikationen sind: Pankreasinsuffizienz, Diabetes mellitus und ein erhöhtes Tumorrisiko vor allem auch extrapankreatisch.

Zusammenfassung

Chronische Pankreatitis

- Die chronische Pankreatitis wird in der Frühphase oft nicht erkannt, der Weg zur Diagnosestellung ist lang.
- Die Erkrankung hat einen massiven Einfluss auf die Lebenserwartung.
- Das Risiko für ein Pankreaskarzinom ist 16-fach erhöht, bei zusätzlichem Nikotinabusus 25-fach.
- Leitsymptome sind: Schmerzen, Pankreasinsuffizienz, Mangelernährung.
- Eckpfeiler der Therapie einer chronischen Pankreatitis sind: Schmerztherapie, Therapie der Pankreasinsuffizienz, rechtzeitiges Management von Komplikationen. Der Therapieansatz ist interdisziplinär.

Autoimmunpankreatitis

- An die IgG4-assoziierte Pankreatitis ist auch zu denken.
- Die Autoimmunpankreatitis wird oft zu spät diagnostiziert.
- Es handelt sich um eine immunmediierte Systemerkrankung. Das heißt: Nicht nur an das Pankreas denken!
- Die Abklärung zum Pankreaskarzinom ist oft schwierig. **Cave:** zu frühe und nicht notwendige Operation!
- Die Autoimmunpankreatitis ist sehr gut mit Kortikosteroiden therapierbar.
- Langzeitkomplikationen sind noch unklar.

41 Pankreaszysten und Pankreaskarzinom

Pankreaszysten

Pankreaszysten sind häufig, klinisch meist asymptomatisch und stellen oft Zufallsbefunde dar. Eine radiologisch hochqualitative Beurteilung ist nötig, um eine Übertherapie zu vermeiden.

Epidemiologie

Mit zunehmendem Einsatz hochauflösender Schnittbildverfahren in der Routinediagnostik nimmt die Zahl der zufällig entdeckten zystischen, prämalignen Pankreasläsionen zu. Zystische Pankreastumoren finden sich vor allem bei Frauen und machen etwa 15 % aller pankreatischen Läsionen mit zystischer Struktur aus. Am häufigsten ist allerdings die einfache und unkomplizierte Zyste.

Diagnostik

- Zur Differenzialdiagnostik zystischer Pankreasprozesse sind empfohlen: Oberbauchsonografie, Multidetektorphasen-CT, MRT/MRCP, Endosonografie.
- Falls die Zyste bildgebend abklärungsbedürftig erscheint, ist eine endosonografisch gesteuerte Punktion sinnvoll: Das Punktat wird analysiert auf Tumormarker CA 19-9 und CEA bzw. zytologische Analyse (ggf. mit nachfolgender molekularpathologischer Untersuchung auf KRAS- bzw. GNAS-Mutationen, die sich in Präkanzerosen zeigen können).

Einteilung zystischer Neoplasien

Seröse zystische Neoplasie (ca. 30 %) Sie ist vorwiegend im Pankreaskopf lokalisiert und kommuniziert nicht mit dem Gangsystem. Betroffen sind vor allem Frauen über 40 Jahre.

Muzinös zystische Läsion (40 %) Sie ist vorwiegend im Corpus und Schwanz lokalisiert und kommuniziert nicht mit dem Gangsystem. Betroffen sind eher Frauen über 60 Jahre.

Solide pseudopapilläre Neoplasie Sie hat solide und zystische Anteile und weist ein hohes Entartungspotenzial auf. Betroffen sind häufig Frauen unter 35 Jahren.

Intraduktale, papilläre muzinöse Neoplasie (IPMN) (30 %) (→ Abb. 41.1).

- IPMNs werden überwiegend bei Männern im höheren Alter beobachtet und können Teile (Haupt-/Nebenast) oder das gesamte Gangsystem betreffen.
- Bei einer Hauptast-IPMN findet sich nach 3 Jahren in ca. 30 % ein Karzinom. Zudem haben Patienten mit IPMN ein erhöhtes Risiko für andere extrapankreatische Malignome.
- Neben Komorbidität und Alter gelten die oben angeführten Diagnoseverfahren als entscheidend für die Indikationsstellung zur Pankreasresektion. Das Management von Hauptgangs-IPMN ≥ 10 mm und ≤ 30 mm ohne *worrisome features* in der Bildgebung ist momentan unklar (meist Surveillance). Hauptgangdilatation > 10 mm und Vorhandensein von soliden Anteilen in der Bildgebung Indikation für chirurgische Resektion.
- Seitenast-IPMNs $< 3{,}0$ cm Durchmesser, ohne noduläre Wandstrukturen und mit einem normalem CEA-Gehalt (< 180 U/l) bzw. einer CA 19-9-Konzentration < 25 kU/l, Fehlen von (neu aufgetretenen) Diabetes mellitus oder Ikterus können bildgebend verlaufskontrolliert werden (MR, Endosonografie).

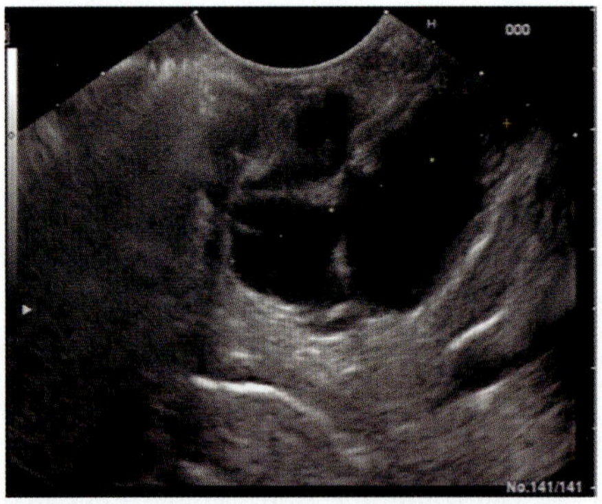

Abb. 41.1 Endosonografie bei IPMN: zystische und solide Anteile [P774]

Pankreaskarzinom

Definition

Das duktale Adenokarzinom des Pankreas (PDAC) zählt zu den aggressivsten menschlichen Malignomen. Mehr als 95 % aller Pankreasmalignome sind Adenokarzinome des exokrinen Pankreasanteils. Zum Zeitpunkt der Diagnosestellung befindet sich die Mehrzahl der Patienten bereits im metastasierten oder lokal fortgeschrittenen Stadium.

Epidemiologie

Zurzeit ist das Pankreaskarzinom das elfthäufigste Malignom weltweit mit großen geografischen Unterschieden (deutlich höhere Inzidenz in Europa und USA). Bezüglich seiner Mortalität steht es an vierter Stelle. Nach Hochrechnungen, zumindest in den USA für das Jahr 2030, steht es bezüglich der Mortalität möglicherweise sogar an zweiter Stelle. Das PDAC nimmt auch in Europa jährlich um ca. 1 % zu. 5 % aller Erkrankten sind unter 50 Jahre. Das mediane Erkrankungsalter liegt bei Frauen bei 75 Jahren, bei Männern bei 70 Jahren.

Risikofaktoren sind: Alter, Nikotin, Adipositas, Bewegungsmangel, chronische Pankreatitis (vor allem hereditäre Pankreatitis), familiäres Risiko (→ Kap. 33) (BRCA-1- und -2-Mutation).

Ätiologie

Die Ursprungszelle des PDAC ist unklar, neben zentroazinären Zellen werden auch Stammzellmutationen diskutiert. Zirka zwei Drittel der Tumoren entstehen im Pankreaskopf, 15 % im Körper und 10–15 % im Pankreasschwanz. Ätiologisch dürften chronische Noxen wie Inflammation eine Rolle spielen. Auffällig ist eine ausgeprägte **desmoplastische Stromareaktion** dieses Tumors.

Klassifikation

Nach WHO-Klassifikation sind verschiedene Malignome zu unterscheiden: neben PDAC undifferenziertes Karzinom, Azinuszellkarzinom, gemischt Azinus-/duktal-neuroendokrines Karzinom etc. Das Staging erfolgt nach der TNM-Klassifikation.

Klinik

Die Symptome sind unspezifisch und treten leider oft erst in fortgeschrittenem Stadium auf: Gewichtsabnahme, Inappetenz, Oberbauch- bzw. Rückenschmerzen bzw. Ikterus. Tumoren im Pankreaskopf zeigen etwas früher eine klinische Symptomatik.

> **Cave:** Bei Auftreten einer akuten Pankreatitis ohne erkennbare Ursache sollte ein PDAC ausgeschlossen werden!

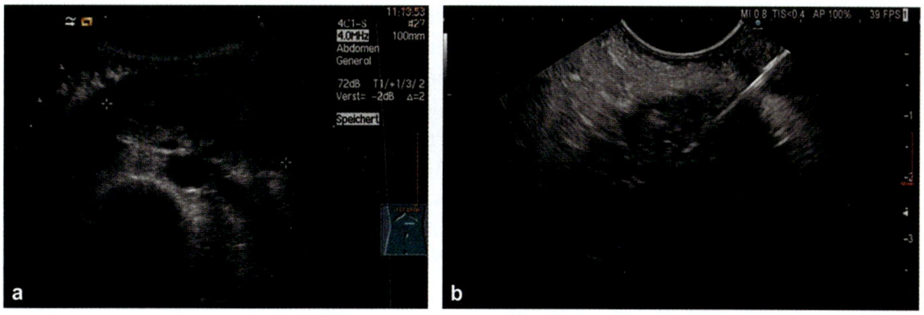

Abb. 41.2 Pankreaskarzinom: a) Sonografie, b) Endosonografie mit Feinnadelpunktion (Nadel kommt von rechts) [P774]

Diagnostik

- **Tumormarker:** CA 19-9 ist zum Screening nicht geeignet, da Sensitivität und Spezifität zu niedrig sind. Nur falls es erhöht ist, eignet es sich zur Beurteilung bei laufender Therapie.
- **Abdominelle Sonografie:** Ihr Stellenwert ist begrenzt, da Tumoren < 2 cm oft nicht erkannt werden. Sehr gut eignet sie sich zur Beurteilung der Gallengangssituation.
- **Endosonografie** (→ Abb. 41.2): Da mit ihr bereits sehr kleine Tumoren erkannt werden können und eine histologische Diagnostik im gleichen Schritt durchgeführt werden kann (vor allem auch zum Ausschluss einer IgG4-assoziierten Pankreatitis und eines Lymphoms), gilt die Endosonografie als Methode der Wahl. Auch vor Durchführung einer palliativen Chemotherapie ist eine histologische Evaluierung von Tumorgewebe notwendig und empfohlen.
- **Multiphasen-CT-Untersuchung:** Sie unterstützt die initiale Beurteilung der Tumorgröße, der lokoregionären Ausbreitung und die Beurteilung von Fernmetastasen.
- **MR/MRCP:** vor allem bei zystischen Neoplasien zu präferenzieren. MR/MRCP eignen sich sehr gut zur Beurteilung von Lebermetastasen.

Differenzialdiagnosen

Als Differenzialdiagnosen kommen infrage: neuroendokrine Tumoren (Chromogranin A, Ga^{68}-DOTA-DOC-PET-Szintigrafie), entzündliche Läsionen wie Autoimmunpankreatitis, zystische benigne Läsionen.

Therapie

In den letzten 10 Jahren hat sich zwar die Überlebenswahrscheinlichkeit verbessert, im Vergleich zu anderen GI-Malignomen ist die Wirksamkeit der medikamentösen Therapien immer noch bescheiden.

Die Therapieentscheidungen sollten immer in einem interdisziplinären Tumorboard gefällt werden:

- Falls möglich, ist eine **chirurgische Resektion** anzustreben. Zahlreiche moderne chirurgische Verfahren stehen heute zur Verfügung inklusive der klassischen Kausch-Whipple-Operation (Entfernung Pankreaskopf, Zwölffingerdarm, Teil des Magens, Gallenblase/Gallengang). Die chirurgische Resektion ist das einzige potenziell kurative Therapieverfahren. Das Alter stellt prinzipiell keinen Ausschlussgrund für ein chirurgisches Vorgehen dar. Eine präoperative Galleableitung mittels Stent ist sinnvoll, falls eine Cholangitis vorliegt.
- Nach erfolgter Resektion, falls es der Allgemeinzustand des Patienten erlaubt, ist eine **adjuvante Chemotherapie** anzustreben z. B. modifiziertes FOLFIRINOX mit den besten Überlebensdaten. Alternativ Gemcitabin + Cisplatin/Capecitabin und andere Schemata.
- **Palliative Chemotherapie:** Über 50 % aller Pankreaskarzinome sind zur Diagnosestellung inoperabel. Es existieren mehrere Therapieschemata. Sie sind je nach Verträglichkeit und Wirksamkeit z. T. dann konsekutiv anzuwenden, z. B. Therapie mit Oxaliplatin, Leukovorin, 5-FU und Irinotecan (Overall Survival bis zu 11 Monate) oder Gemcitabin + albumingebundenes Paclitaxel. Die Histologie ist heute essenziell, da die Mutationsdiagnostik die Therapie wesentlich beeinflusst: bei BRCA1/2- oder PALB2-Mutation: platinbasierte Chemotherapie + in Folge PARP-Inhibitor Olaparib; bei Mikrosatelliten instabilen Tumoren: Pembrolizumab; bei BRAF-V600E-Mutation: Dabrafenib.
- **Palliativ-supportive Maßnahmen** sind essenziell: unbedingte psychoonkologische Begleitung. Hinzu kommen eine Ernährungstherapie, begleitet von einem Diätologen, und eine adäquate Schmerztherapie.
- **Bei Ikterus** im späteren Verlauf der Erkrankung: rechtzeitige Stentanlage mittels ERCP (→ Abb. 41.3)
- **Bei Obstruktion:** evtl. endoskopisches Stenting mittels ERCP (→ Abb. 41.3) oder palliative Operation

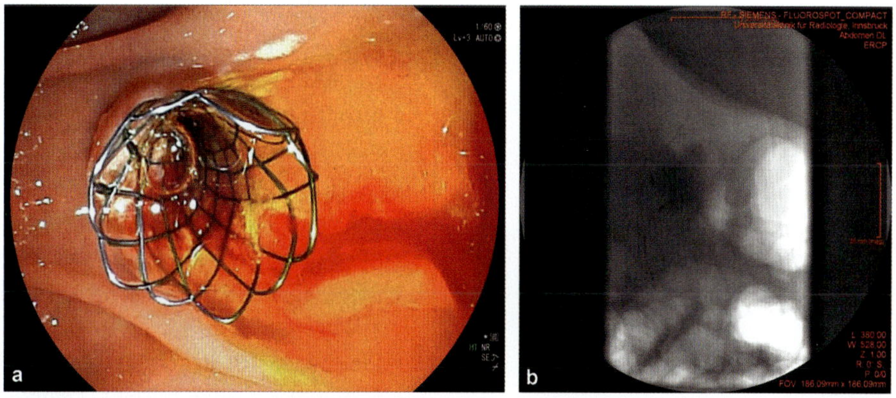

Abb. 41.3 Palliative Stentanlage in den Gallengang bei obstruierendem Pankreaskarzinom: a) sichtbarer Metallstent in das Lumen des Duodenums ragend, b) radiologische Darstellung des Metallstents [P774]

Komplikationen

Mögliche Komplikationen sind eine Obstruktion umliegender Organe wie Duodenum (Duodenalstenose), ein Ikterus durch Gallengangsobstruktion. Häufig ist das Pankreaskarzinom zur Diagnosestellung bereits metastasiert.

Prophylaxe

Empfohlen: kein Nikotin, wenig Alkohol, regelmäßige körperliche Betätigung, Gewichtsreduktion. Eine medikamentöse Prophylaxe existiert nicht.
Als Vorläuferläsionen sind vor allem zystische Läsionen im Pankreas zu sehen, unter anderem die intraduktale papilläre muzinöse Neoplasie (IPMN) vor allem bei Hauptastbeteiligung. Sie stellen oft Zufallsbefunde dar (s. o.).

Prognose

Die 5-Jahres-Überlebensrate liegt bei etwa 7 %. Nach kurativer Resektion haben Tumorgröße und der Lymphknotenstatus eine wichtige prognostische Bedeutung (zusätzlich Grading 1–3 und Gefäßinvasion).

Zusammenfassung

Pankreaszysten

- Zystische Strukturen im Pankreas sind häufig und generieren bei den Betroffenen viel Unsicherheit.
- Die einfache unkomplizierte Zyste ist am häufigsten.
- Zystische Neoplasien erfordern ein adäquates professionelles Management, die Endosonografie mit Punktion nimmt hier eine tragende Rolle ein.
- IPMNs werden häufig diagnostiziert, eine Über-/Untertherapie ist zu vermeiden. Viel Expertise für die richtige Wahl des Vorgehens vor allem bei IPMN notwendig.

Pankreaskarzinom

- Das PDAC nimmt an Häufigkeit zu. Das Auftreten der Erkrankung korreliert mit Alter. Generell besteht eine schlechte Prognose.
- Die Symptomatik tritt spät im Verlauf auf: Bauchschmerzen, Gewichtsverlust, Inappetenz.
- Die chirurgische Resektion ist als einzige Therapie potenziell kurativ.
- Fortschritte wurden zuletzt bei adjuvanten Chemotherapieansätzen und im palliativen Therapiesetting erzielt.
- Histologie und Mutationsdiagnostik aus dem Gewebe spielen heute eine sehr wichtige Rolle.

Definition

Aufgrund der hohen. Konzentration von Cholesterin und anderen wasserunlöslichen Bestandteilen in der Galle, kann es dort leicht zum Ausfällen von Kristallen kommen, die dann zu Konkrementen, den Gallensteinen, aggregieren können (→ Abb. 42.1). Da in der Gallenblase das Volumen der Galle durch Wasserentzug reduziert wird, ist die Gallenblase auch jene anatomische Lokalisation im Gallenwegssystems, wo sich am häufigsten Gallensteine bilden. Das Gallensteinleiden ist durch Symptome bzw. Komplikationen des Gallensteinleidens definiert. Das sind unter anderem Entzündungen der Gallenblasenwand, kolikartige Schmerzen, mechanische Cholestase und bakterielle Entzündungen der Gallenwege (aszendierende Cholangitis), die zu Leberabszessen fortschreiten können. Im Gegensatz dazu können sich Leberabszesse auch durch hämatogen in die Leber eingeschwemmte Bakterien bilden. Diese ist eine typische Komplikation von bakteriellen Infektionen im Pfortaderstromgebiet – typischerweise bei Appendizitis.

Epidemiologie

Die globale Prävalenz von Gallensteinen liegt bei ca. 6 %, wobei die Häufigkeit des Gallensteinleidens zunimmt. In der westlichen Bevölkerung liegt die Prävalenz eines symptomatischen Gallensteinleidens bei ca. 14 % und die Gallenblasenoperationsrate bei knapp 12 %. Typische **Risikofaktoren** für die Entwicklung eines Gallensteinleidens sind weibliches Geschlecht, Alter, Schwangerschaften, physische Inaktivität und Übergewicht. Das Risiko für Gallensteinleiden wird zusätzlich durch Diabetes und Alkoholkonsum erhöht.

Pyogene Leberabszesse sind in Europa mit einer geschätzten Inzidenz von 2/100.000 pro Jahr seltene Komplikationen eines Gallensteinleidens oder einer hämatogenen Streuung von **Bakterien** aus dem Pfortaderstromgebiet.

Weltweit gesehen ist der **Leberamöbenabszess** eine häufige Komplikation einer intestinalen Infektion mit *Entamoeba histolytica,* die fäkal-oral durch ungenügend aufbereitetes Trinkwasser übertragbar ist und endemisch in tropischen und subtropischen Regionen vorkommt.

Klinik

Ein Gallensteinleiden kann sich typisch als chronische rechtseitige **Oberbauchschmerzen** oder als **Gallenkolik** präsentieren. Die klinischen Zeichen einer Cholangitis – Schmerzen im rechten Oberbauch, Fieber und Gelbsucht – werden als **Charcot-Trias** bezeichnet.

Gallensteine Die klinische Symptomatik von Gallensteinen reicht von einem asymptomatischen Zufallsbefund über rechtsseitige Oberbauchschmerzen bis zu akuten Gallenkoliken. **Gallengangssteine** sind häufiger symptomatisch als **Gallenblasensteine.**
Die durch akut Gallensteine ausgelösten Symptome sind typische viszerale Schmerzen, also dumpf, kolikartig mit Lokalisation in Richtung Mittellinie, die auch krampfartig und wiederkehrend sein können. Diese Beschwerden treten dann typischerweise nach fettreichen Mahlzeiten auf. Gallensteine können auch parietale Schmerzen auslösen, die dann gut im rechten Oberbauch lokalisierbar sind und eine Beteilung der des Peritoneums andeuten. Auch Projektionsschmerzen mit Schmerzlokalisation in der rechten Schulter sind möglich. Andere Symptome können Übelkeit und Blähungen sein.

Gallenkolik Diese können insbesondere dann auftreten, wenn Gallensteine im Infundibulum der Gallenblase liegen oder den Ductus choledochus blockieren. Bei längerer Störung des Galleabflusses können Ikterus, Pruritus und Cholangitis auftreten.

Cholezystitits Bei Cholezystitis ist das **Murphey-Zeichen** positiv: Dabei verspüren Patienten Schmerzen beim Einatmen, wenn unter dem rechten Rippenbogen palpiert wird.

Akute Cholangitis Eine akute Cholangitis ist durch Fieber, Ikterus und Oberbauchschmerz (**Charcot-Trias**) gekennzeichnet.

Leberabszess Patienten mit Leberabszess präsentieren sich klinisch meist mit Fieber und rechtseitigem Oberbauchschmerz. Cholangitis, Endokarditis oder eine eitrige Infektion im Pfortaderstromgebiet können hinweisend auf einen pyogenen Leberabszess sein. Risikofaktoren für einen **Amöbenabszess** in der Leber sind – auch Jahre zurückliegende – Amöbenruhr oder eine Reiseanamnese in Risikogebiete.

Diagnostik

Gallensteine Die Diagnose eines Gallenblasensteins erfolgt in der Sonografie. Da der distale Ductus choledochus in der abdominellen Sonografie schwer einsehbar ist, erfordert die Diagnose von Steinen im Gallengang eine MRCP oder die Endosonografie (→ Abb. 42.2, → Abb. 42.3). Gallensteine bestehen meist aus Cholesterin (80 %) und sind daher im CT nicht darstellbar. Zirka 10 % der Gallensteine sind schwarze Pigment- oder Bilirubinsteine, die sekundär bei chronischer Hämolyse, Morbus Crohn oder Zirrhose auftreten. Wenn diese

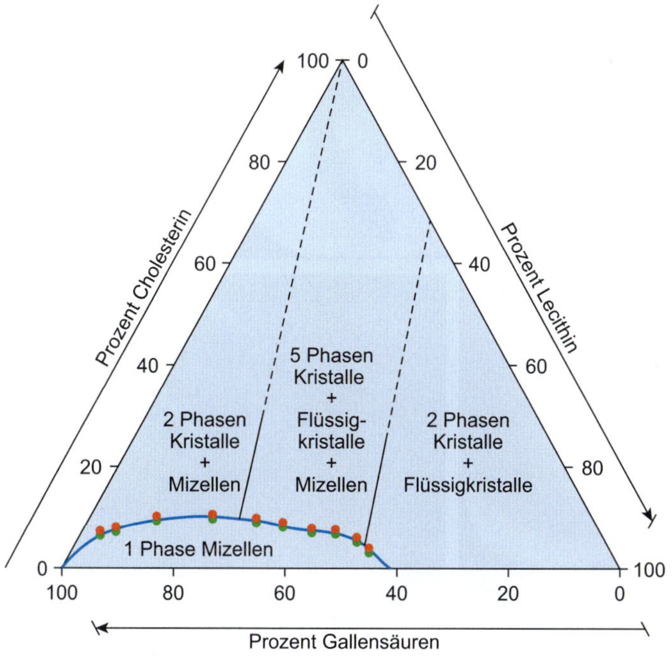

Abb. 42.1 Phasendiagramm der Galle [L231]

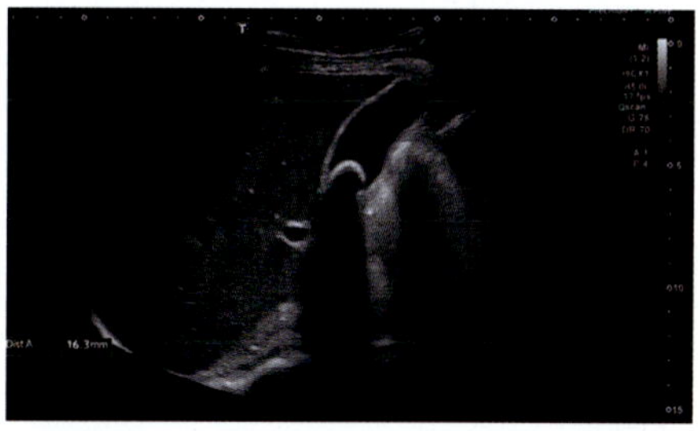

Abb. 42.2 Sonografie-Bild der Gallenblase mit Gallenstein [P773]

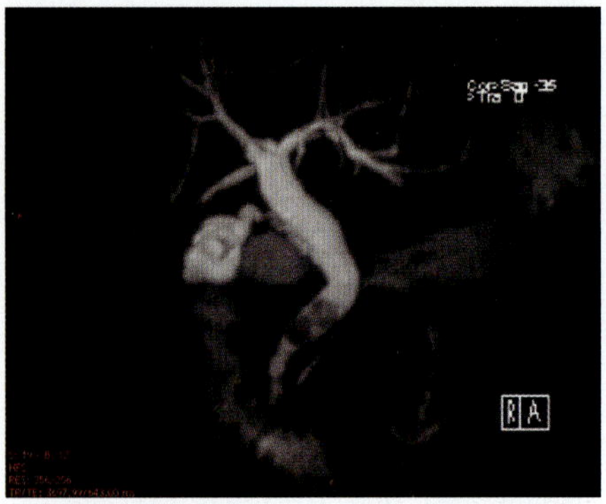

Abb. 42.3 Gallengangssteine in der MRCP [P773]

Steine Kalzium enthalten (z. B. Kalziumbilirubinat), dann können sie im CT schattengebend sein. Die restlichen 10 % der Steine sind gemischte Steine und werden als braune Pigmentsteine bezeichnet.
Laborchemisch sind nur die Komplikationen eines Gallensteinleidens feststellbar. Bei gestörtem Abfluss sind Hyperbilirubinämie, eine erhöhte Alkalische Phosphatase und γ-GT typische Befunde. Bei akut gestörtem Galleabfluss (z. B.: Bei Gallekoliken) kann die ALT erhöht sein.

Cholangitis Die Diagnose einer Cholangitis basiert auf der klinischen Symptomatik mit Fieber sowie auf dem bildgebenden und laborchemischen Nachweis einer Cholestase mit Hyperbilirubinämie und erhöhter Alkalischer Phosphatase. Die Entzündungsreaktion kann durch Fieber, Leukozytose oder erhöhtem C-reaktivem Protein diagnostiziert werden.

Leberabszess Die Diagnose eines Leberabszesses erfordert neben Zeichen der systemischen Entzündung mit Fieber, Leukozytose und erhöhtem C-reaktivem Protein den bildgebenden Nachweis einer Raumforderung der Leber. Der typische Sonografiebefund bei pyogenem Leberabszess ist eine echoarme rundliche Leberläsion mit hyperechogenem hypervaskularisiertem Randsaum. Der Befund ist ähnlich im CT. Die Diagnose eines pyogenen Leberabszesses kann auch durch Punktion und Ableitung der Flüssigkeitsansammlung gestellt werden. Das Aspirat von Leber-Amöbenabszessen ist wie „Sardellenpaste" und typischerweise steril. Wenn Bakterien nachgewiesen werden, ist dies durch sekundäre Infektionen bedingt.

Differenzialdiagnosen

Gallensteine Die Differenzialdiagnose von Gallensteinen hängt von der exakten klinischen Manifestation ab. Schmerzen im rechten Oberbauch können auch bei Ulkuskrankheit, akuter Pankreatitis oder bei Nierensteinen auftreten. Sonografische Differenzialdiagnosen von Gallenblasensteinen sind das Gallenblasenkarzinom oder wandanhaftende „Cholesterinpolypen" der Gallenblase. Gallengangssteine müssen von Tumoren der Gallenwege und vom Pankreaskarzinom abgegrenzt werden.

Cholangitis Die Differenzialdiagnose bakterieller Cholangitiden sind bakterielle Infektionen in unterschiedlichen Lokalisationen wie zum Beispiel eine Endokarditis oder Harnwegsinfektionen. Auch bei Einbruch von Tumoren oder Metastasen in die Gallenwege kann eine sekundäre bakterielle Cholangitis als Komplikation auftreten.

Leberabszess Die Differenzialdiagnose zum pyogenen Leberabszess sind zentral nekrotisch einschmelzende Metastasen oder primäre Lebertumoren. Auch Leberzysten können sich sekundär infizieren und Leberabszesse verursachen.

Therapie

Gallensteine Asymptomatische Gallenblasensteine sind nicht therapiebedürftig. Bei symptomatischen Gallenblasensteinen ist die Therapie der Wahl die **Cholezystektomie.** Sowohl bei chronischen oder chronisch rezidivierenden Oberbauchschmerzen wie auch nach einer akuten Gallenkolik wegen Steinen im Gallengang sollten Patienten chirurgisch vorgestellt und für eine laparoskopische Cholezystektomie evaluiert werden. Bei akuter Cholezystitis wird in erster Linie eine antibiotische Therapie empfohlen und eine Cholezystektomie sollte wegen des Perforationsrisikos bei der Operation erst nach Abheilen der akuten Entzündung erwogen werden. Bei primärer Perforation der Gallenblase im Rahmen einer akuten Cholezystitis sollte eine rasche chirurgische Therapie erfolgen.

Gallenkolik Die medikamentöse Therapie von Gallenkoliken erfolgt durch Kombination aus einem nichtsteroidalen Antirheumatikum (NSAR) zur Schmerztherapie und einem Spasmolytikum (z. B. Scopolamin). Bei schwerer und NSAR-refraktärer Schmerzsymptomatik können auch Opiate eingesetzt werden. Wenn Gallensteine nicht spontan in den Darm passieren, sollte bei symptomatischer Choledocholithiasis oder bei Komplikationen der Choledocholithiasis (z. B. akute Pankreatitis) eine endoskopische retrograde Cholangiografie (ERC) mit Papillotomie und Steinextraktion durchgeführt werden (→ Abb. 42.4).

Cholangitis Bei aszendierender Cholangitis mit Cholestase sind eine frühzeitig begonnene antibiotische Therapie und eine Wiederherstellung des Galleabflusses durch ERC oder perkutane Gallengangsdrainaige (perkutane transhepatische Cholangiodrainage – PTCD) indiziert. Da diese Infektion sehr schwer verlaufen kann (Cholangiosepsis) sollten Patienten mit Cholangitis frühzeitig auf eine Intensivstation verlegt werden. Wenn eine ERCP oder PTCD zur Wiederherstellung Abflusses der Galle nicht möglich ist, kann auch eine transhepatische

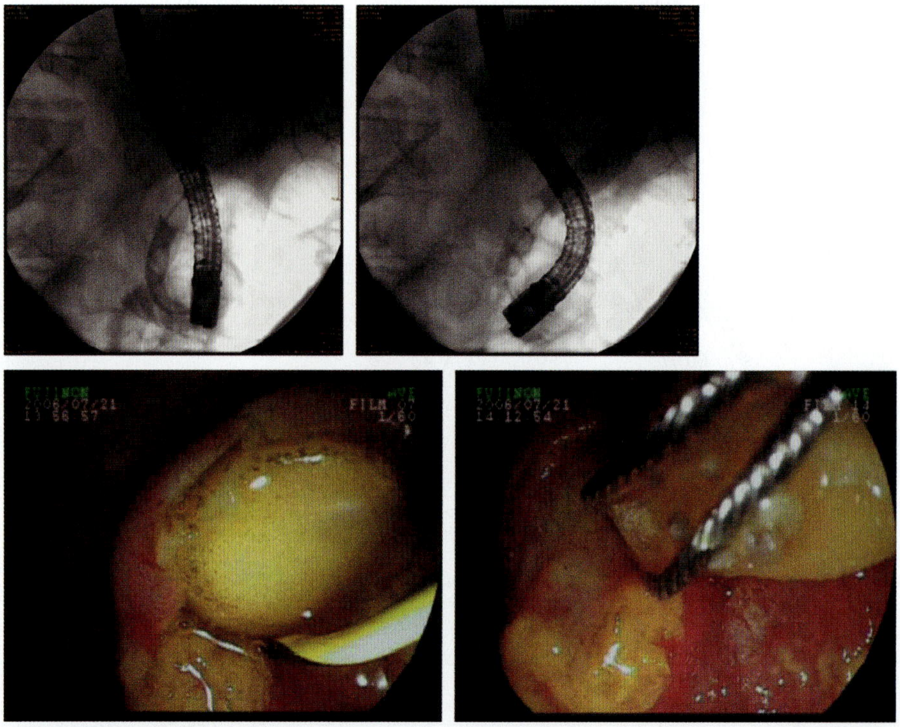

Abb. 42.4 Steinextraktion [P773]

perkutante Gallenblasendrainage angestrebt werden.

Leberabszess Bei pyogenem Leberabszess ist eine antibiotische Behandlung nach Punktion mit mikrobiologischer Probengewinnung und Abszessdrainage indiziert. Amöbenabszesse sollten mit Metronidazol behandelt werden. Eine empirische antibiotische Therapie sollte entsprechend dem typischen Keimspektrum in einer Kombination aus Piperacillin/Tazobactam, Viert-Generations-Cephalosporin und Metronidazol erfolgen.

Komplikationen

Komplikationen eines Gallenblasensteinleidens sind die akute Cholezystitis mit Perforationsrisiko in die freie Bauchhöhle und galliger Peritonitis. Gallenblasensteine können die Funktion der Gallenblase beeinträchtigen oder zur Verkalkung der Gallenblasenwand **(Porzellangallenblase)** führen, die mit einem erhöhten Risiko für ein Gallenblasenkarzinom assoziiert ist. Gallenblasensteine können auch eine chronische Cholezystitis auslösen. Die chronische Entzündung der Gallenblasenwand kann auf die Darmwand übergreifen und zu Adhäsionen führen. Bei Perforation der Gallenblase kann es dadurch gleichzeitig zu einer stillen Darmperforation kommen und die Gallensteine können in den Darm entleert werden. Bei großen Gallensteinen besteht dann ein Risiko für einen Gallensteinileus.

Beim **Mirizzi-Syndrom** löst ein Stein im Infundibulum der Gallenblase einen Verschlussikterus durch direkte Kompression des Ductus hepaticus communis oder durch Übergreifen einer chronischen Entzündung vom Infundibulum der Gallenblase auf den Ductus hepaticus communis aus.

Gallensteine im distalen Choledochus können durch Obstruktion des Ductus pancreaticus auch eine akute Pankreatitis hervorrufen. Daher sollten bei jeder akuten Pankreatitis auch Gallensteine als mögliche Ursache ausgeschlossen werden.

Bei chronischer Cholangitis kann eine sekundär sklerosierende Cholangitis mit Strikturen der Gallenwege und Leberfibrose bis hin zur Zirrhose auftreten.

Prognose

Größere Gallensteine können oft lebenslang symptomlos und ohne Komplikationen in der Gallenblase verbleiben. Kleinere hingegen neigen eher zur Migration in den Ductus choledochus und können dort Koliken verursachen. Im Gegensatz zu Gallegrieß (Sludge), der sich nach Behandlung der Ursache (z. B. Beendigung der parenteralen Ernährung) wieder zurückbilden kann, bleiben einmal gebildete Gallensteine praktisch immer bestehen. Daher ist die **Cholezystektomie (CHE)** auch die einzige etablierte Therapie des Gallenblasensteinleidens.

Trotz CHE bleiben ca. 40 % der Patienten auch nach einer Operation symptomatisch. Daher ist die Operation zwar kein optimales Therapieverfahren, aber aufgrund mangelnder Alternativen die primäre Behandlungsoption. Gallensteine können sich auch nach CHE wieder in den Gallenwegen bilden und Komplikationen verursachen. Daher ist die **Prävention von Gallensteinen durch Anpassung des Lebensstils** mit langsamem Gewichtsverlust, Ausdauertraining und ggf. medikamentöser Therapie mit Ursodeoxycholsäure nach CHE wegen Gallensteinleidens indiziert.

Zusammenfassung

- Die Risikofaktoren für die Bildung von Gallensteinen sind höheres Alter, Übergewicht, mangelnde körperliche Bewegung, rascher Gewichtsverlust und Diabetes.
- Große Gallensteine können lebenslang symptomlos bleiben, während kleine Gallensteine eher zu Komplikationen führen.
- Ein gestörter Gallenabfluss kann eine aszendierende Cholangitis verursachen.
- Die wichtigste Therapie bei Cholangitis ist die rasche Wiederherstellung des Abflusses der Galle.
- Bei symptomatischen oder komplizierten Gallenblasensteinen ist die CHE indiziert.

43 Gutartige Lebertumoren

Definition

Bei den gutartige Lebertumoren werden zystische und solide Malformationen bzw. Neubildungen zusammengefasst, die entweder solitär oder multipel in der Leber vorkommen können. Neben den **Leberzysten** zählen **Hämangiome** der Leber, die **fokal noduläre Hyperplasie (FNH)** zu den häufigsten benignen soliden Lebertumoren. Das **hepatozelluläre Adenom (HCA)** ist ein seltener, aber potenziell komplikationsbehafteter gutartiger Lebertumor.

Epidemiologie

Die Prävalenz von benignen fokalen Leberläsionen (gutartigen Lebertumoren) liegt je nach Alter der untersuchten Population zwischen 15 und 25 %. Leberzysten zählen auch zu den häufigsten benignen Raumforderungen der Leber, die bei ca. 5 % der Bevölkerung nachweisbar sind. Männer und Frauen sind gleich häufig betroffen. Hämangiome sind bei ca. 4 % der Bevölkerung nachweisbar. Die FNH und das HCA sind mit 0,18 % bzw. 0,04 % Prävalenz seltener und kommen ca. 5-mal häufiger bei Frauen als bei Männern vor.

Klinik

Gutartige Lebertumoren sind selten symptomatisch und werden meist als **„Inzidentalome“** als Zufallsbefund bei einer abdominellen Sonografie diagnostiziert.

Gutartige Lebertumoren sind in der Regel asymptomatisch. Bei einer Zystenleber kann es durch die Raumforderung im Oberbauch zu raschem Sättigungsgefühl und in fortgeschrittenen Stadien zu einer Gewichtsabnahme kommen. Solide Lebertumoren führen nur bei Komplikationen wie z. B. Blutungen zu plötzlich einsetzenden Schmerzen und ggf. Blutungsschock. Symptome im Einzelnen:

- **Riesenhämangiome:** Beim **Kasabach-Merritt-Syndrom** kann es durch Riesenhämangiom der Leber zu Blutungen, einer Thromboseneigung oder einer Verbrauchskoagulopathie kommen.
- **FNH:** Große FNHs können traumatisch oder spontan rupturieren und bluten.
- **HCA:** Komplikationen von HCAs sind die Blutung oder Entartung in ein hepatozelluläres Karzinom (HCC). Das Blutungs- und Karzinomrisiko wird durch die Größe und den molekularen HCA-Subtyp determiniert (→ Tab. 43.1).

Diagnostik

Da gutartige Lebertumoren meist asymptomatisch sind, werden diese typischerweise als Zufallsbefund im Rahmen einer bildgebenden Untersuchung festgestellt, die aus anderen Gründen durchgeführt wird. Diese Läsionen werden daher als **Inzidentalome** bezeichnet und sind in erster Linie eine Herausforderung für die Differenzialdiagnose zu Infektionskrankheiten oder bösartigen Lebertumoren.

Unkomplizierte Zysten und Hämangiome können meist eindeutig aufgrund ihres Erscheinungsbildes in der Sonografie diagnostiziert werden. Für atypische oder komplizierte Zysten wird eine weiterführende Abklärung mittels MRI mit leberspezifischem Kontrastmittel empfohlen (→ Tab. 43.2).

Bei unklaren fokalen Leberläsionen kann auch eine gezielte Biopsie zur histologischen Diagnosesicherung führen. Insbesondere bei Verdacht auf Adenome kann eine Biopsie zur Bestimmung des molekularen Subtyps und zur Therapieplanung indiziert sein.

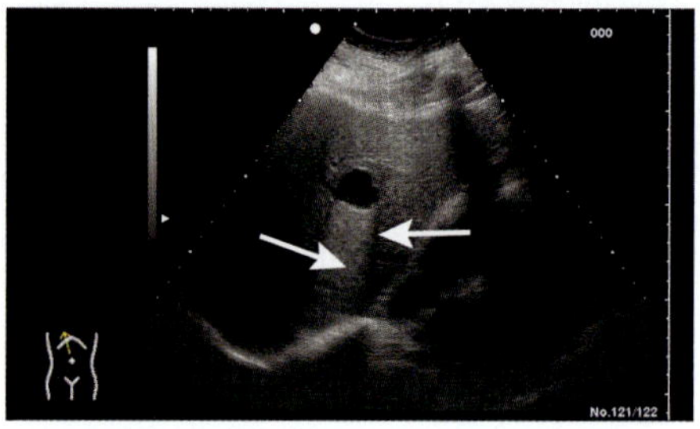

Abb. 43.1 Echofreie Leberzyste mit dorsaler Schallverstärkung (schräger Pfeil) und Zystenrandschatten (waagrechter Pfeil) [M112]

Tab. 43.1 HCA-Subtypen

	Genetische Veränderung	HCC-Risiko
HNF1A-inaktiviertes HCA **34 %**	Inaktivierende Mutationen in HNF1A (beide Allele)	Kein HCC-Risiko bei Tumor < 5 cm
Inflammatorisches HCA **30 %**	Mutationen im Rezeptor und Signalweg für IL6 (IL6ST)	Geringes HCC-Risiko
Bex3-Catenin-aktiviertes HCA **8 %**	Aktivierende Mutationen in Exon 3 des β-Catenin-Gens CTNNB1	Hohes HCC-Risiko
Bex3-Catenin-aktiviertes inflammatorisches HCA **8 %**	Aktivierende Mutationen in Exon 3 des β-Catenin-Gens CTNNB1 in inflammatorischem HCA	Hohes HCC-Risiko
Bex7,8-Catenin-aktiviertes HCA **4 %**	Mutationen in Exon 7/8 des β-Catenin-Gens CTNNB1	Geringes HCC-Risiko
Bex7,8-Catenin-aktiviertes inflammatorisches HCA **5 %**	Mutationen in Exon 7/8 des β-Catenin-Gens CTNNB1 in inflammatorischem HCA	Geringes HCC-Risiko
Sonic hedgehog HCA **4 %**	INBHE/GLI1-Fusionsprotein	Blutungsrisiko
Unklassifiziertes HCA **~7 %**	Unbekannt	Heterogen

Tab. 43.2 Typische radiologische Befunde bei benignen Leberläsionen

	Zyste	Hämangiom	FNH	HCA
Sonografie	Echofrei (→ Abb. 43.1)	Echoreich	Isoechogen (zentrale Narbe echoreich)	Echoarm bis isoechogen
Kontrastmitteldynamik (CEUS, CT, MRI)	Keine KM-Aufnahme	Noduläre KM-Aufnahme von peripher nach zentral	KM-Aufnahme von zentral nach peripher	Früh arteriell hypervaskularisiert
MRI	T1 hypointens T2 hyperintens	T1 hypointens T2 hyperintens	T1 moderat iso- bis hypointens T2 iso- bis hyperintens, aber hyperintense zentrale Narbe	T1 und T2 variables Signalverhalten

Differenzialdiagnosen

Fokale Leberläsionen sind eine **differenzialdiagnostische Herausforderung,** weil insbesondere bei soliden Läsionen die Unterscheidung zwischen den gutartigen Lebertumoren und Metastasen oder primärmalignen Lebertumoren schwierig sein kann.
Die Differenzialdiagnose **zystischer Leberläsionen** umfasst neben dem Leberabszess oder zystischen Metastasen die *Echinococcus*-Zysten, die sich durch eine Mineralisation in der Zystenwand und auch durch den serologischen Nachweis von Antikörpern gegen Antigene von *Echinococcus granulosus* (Hundebandwurm) oder *Echinococcus multilocularis* (Fuchsbandwurm) abgegrenzt werden können. Andere mit multiplen zystischen Leberläsionen verbundene Erkrankungen sind das Caroli-Syndrom und multikokuläre Hamartome der Leber (Von-Meyenburg-Komplexe).
Solide benigne Leberläsionen müssen von harmlosen fokalen Minderverfettungen abgegrenzt werden. Andere Differenzialdiagnosen sind Metastasen oder primäre Lebertumoren wie das Leberzell- oder Gallengangskarzinom.
Die Differenzialdiagnose von **Hämangiomen** sind Hämangiosarkome, die größenprogredient, lokal infiltrativ oder metastasierend sein können. Für diese Differenzialdiagnosen können die Bestimmung der Tumormarker sowie eine Gastro- und Koloskopie zur Primärtumorsuche notwendig sein.
Darüber hinaus gibt es eine Vielzahl von seltenen Lebertumorarten wie zum Beispiel das hepatisch epitheloide Hämangioendotheliom (HEHE).

Leberzysten

Leberzysten können isoliert oder in Kombination mit Nieren- oder Pankreaszysten vorkommen. Häufiger kommen kombinierte Leber- und Nierenzysten bei der autosomal-dominanten **Polyzystischen Leber- und Nierenerkrankung (ADPKD)** vor.
Simple Leberzysten sind gutartige, von Epithel ausgekleidete, flüssigkeitsgefüllte Raumforderungen, die mit zunehmendem Alter minimal größer werden können (→ Abb. 43.2). Simple Leberzysten sind glatt berandet, können aber auch septiert sein und kommen entweder einzeln oder multipel vor. Bei der **Zystenleber** ist das Parenchym von Zysten durchsetzt, was zu rasch einsetzendem Völligkeitsgefühl mit vermindertem Appetit bis hin zur Kachexie führen kann.

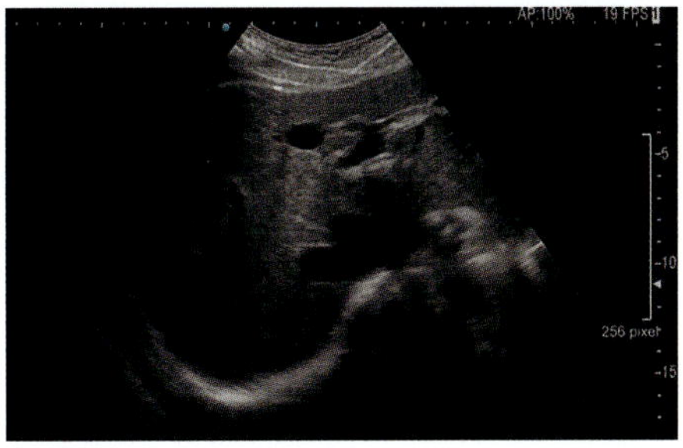

Abb. 43.2 Leberzysten [P773]

Hämangiome der Leber

Kavernöse Hämangiome sind gutartige fokale Leberläsionen, die sonografisch durch ihr hyperechogenes Signalverhalten, eine landkartenartige Begrenzung und eine dorsale Signalverstärkung charakterisiert sind. Eine Sonderform ist das **Riesenhämangiom.**

Fokal Noduläre Hyperplasie

Eine FNH ist eine polyklonale Leberläsion, bei der wahrscheinlich auch eine arterielle Fehlbildung zum Absterben angrenzender Leberzellen wegen des hohen Perfusionsdrucks aus dem arteriellen Gefäß führt. Dadurch bildet sich eine zentrale Fibrosierung (Narbe) mit radialer Ausstrahlung. Zwischen den radspeichenartigen Strahlen der Narbe regenerieren Hepatozyten in Läppchen, die arteriell hyperperfundiert werden. Diese **Kombination aus Absterben und Regeneration von Hepatozyten** ist einer Zirrhose ähnlich, weshalb eine FNH als „fokale Zirrhose" beschrieben werden könnte. Durch diesen Mechanismus kommt es zur typischen Morphologie der FNH, die nur im Frühstadium bzw. bei besonders großem zuführendem Gefäß größenprogedient sein kann. Eine maligne Entartung ist bei einer echten FNH nicht bekannt. Daher ist bei der Diagnose kleiner FNHs keine Nachsorge nötig.

Adenome

Ein Adenom ist eine klonale **Dysplasie der Hepatozyten,** weshalb ein Adenom potenziell weiter maligne in ein HCC entarten kann. Beim Adenom werden mehrere molekulare Subtypen unterschieden, die mit unterschiedlichem Risiko zur malignen Entartung bzw. Blutung assoziiert sind (→ Tab. 43.2). Die Klassifikation der Adenome erfolgt nach histologisch-/immunhistochemischen Kriterien. Unabhängig vom Subtyp sollte bei einem Adenom ab 5 cm wegen des Blutungs- und HCC-Risikos eine Resektion erwogen werden. Das Größenwachstum bei Adenomen ist hormonabhängig, weshalb bei Nachweis eines Adenoms eine Hormontherapie abgesetzt werden sollte und eine Schwangerschaft ein Risiko für ein weiteres Adenomwachstum darstellt. Das Absetzen einer Hormontherapie (orale Kontrazeption) kann zu einer imposanten Größenabnahme von Adenomen führen.
Bei Männern sollten Leberzelladenome wegen des HCC-Risikos unabhängig vom molekularen Subtyp reseziert werden.
Bestimmte Stoffwechselerkrankungen wie z. B. die Glykogenspeicherkrankheit sind mit einem Risiko für die Entwicklung von HCAs assoziiert. Eine besondere Verlaufsform ist die Adenomatose, die durch das Auftreten multipler Adenome gekennzeichnet ist.

Therapie

Leberzysten Der Großteil der einfachen Leberzysten bedarf keiner Kontrolle oder Behandlung. Leberzysten benötigen nur bei klinischer Symptomatik eine Therapie. Einzelne große Leberzysten können laparoskopisch durch eine Fensterung (Marsupialisation) eröffnet werden, wodurch Zystenflüssigkeit in die Peritonealhöhle fließen kann, wo diese resorbiert wird.
Bei raumfordernden multiplen Zysten mit Gewichtsverlust können eine Teilresektion der Leber oder eine Lebertransplantation indiziert sein.

Hämangiome Sie erfordern meist keine spezifische Behandlung. Nur bei Komplikationen (z. B. **Kasabach-Merritt-Syndrom**) besteht eine Therapieindikation.

Fokal Noduläre Hyperplasie Eine chirurgische Resektion von FNHs ist nur in Ausnahmefällen, z. B. bei rascher Größenzunahme, Schmerzen oder sehr großem Tumor mit Blutungsrisiko, nötig. Eine unkomplizierte FNH erfordert keine Therapie.

HCA Jedes HCA über 5 cm im Durchmesser sollte wegen des HCC-Risikos und wegen des Blutungsrisikos reseziert werden. Da das Wachstum hormonabhängig ist, besteht insbesondere in der Spätschwangerschaft ein erhebliches Blutungsrisiko. Wenn möglich, sollte eine HCA-Behandlung vor geplanter Schwangerschaft erfolgen. Bei Diagnose eines HCAs sollte eine hormonelle Kontrazeption abgesetzt werden, was zur Regression des Adenoms führen kann. Bei Männern sollte frühzeitig eine Resektion erwogen werden, weil Männer häufiger an einem β-Catenin aktivierten HCA mit hohem HCC-Risiko leiden.

Adenomatose Eine Lebertransplantation kann indiziert sein.

Komplikationen

Mögliche Komplikationen von benignen Leberläsionen sind in → Tab. 43.3 zusammengefasst

Prognose

Einfache Zysten sind mit einer exzellenten Prognose assoziiert, sodass keine Indikation zur Nachsorge besteht. Prognostisch bedeutsam ist die polyzystische Leber- (und Nieren-)erkrankung, weil diese Zysten meist progredient verlaufen und bei schwerer klinischer Symptomatik mit Kachexie eine **Indikation zur Lebertransplantation** darstellen.

Tab. 43.3 Komplikationen von benignen Leberläsionen

Benigner Lebertumor	Komplikation
Zyste/ Zystenleber	Komplikationen extrem selten. Bei Zystenleber oder großen Zysten: raumfordernde Wirkung mit Inappetenz und Kachexie.
Hämangiom	Komplikationen extrem selten. Bei Riesenhämangiomen Thrombopenie, Verbrauchskoagulopathie (Kasabach-Merritt-Syndrom).
FNH	Selten, Blutung bei großer FNH
HCA	Maligne Entartung in HCC, Blutung

Bei korrekter Diagnose haben kavernöse Hämangiome und FNHs eine exzellente Prognose und werden lediglich bei klinischer Symptomatik kontrolliert oder therapiert. Die Prognose eines HCAs wird durch Größe und molekularen Subtyp bestimmt. Für HCAs über 5 cm oder mit β-Catenin (CTNNB1)-aktivierenden Mutationen bestehen ein HCC und Blutungsrisiko und somit eine Therapieindikation.

Zusammenfassung

- Die häufigsten gutartigen Raumforderungen der Leber sind einfache Zysten – ein harmloser Nebenbefund.
- Die häufigsten soliden gutartigen Lebertumoren sind Hämangiome – ebenfalls ein harmloser Nebenbefund.
- Fokal Noduläre Hyperplasien entstehen aus Gefäßfehlbildungen und können nur in Ausnahmefällen bei raschem Wachstum zu Blutungen führen.
- Alle HCAs bei Männern sollten, wenn möglich, reseziert werden. Bei Frauen sind Behandlungsindikationen eines HCAs eine Größe über 5 cm oder die Aktivierung von β-Catenin. Ansonsten müssen Adenome überwacht werden und eine Hormontherapie sollte, wenn möglich, abgesetzt werden.

Definition

Ein akutes Leberversagen **(acute liver failure, ALF)** ist definitionsgemäß ein spezifisches und seltenes Krankheitsbild, das durch **eine akut einsetzende schwere Funktionsstörung der Leber mit Hyperbilirubinämie gestörter Syntheseleistung und verändertem Bewusstseinszustand** definiert ist. Ein ALF ist eine **akut lebensbedrohliche Erkrankung,** für die unterschiedliche Auslöser bekannt sind.

Das akute Leberversagen kann durch diese Definition vom Akut-auf-chronisches Leberversagen (AoCLF) und von der akuten Leberschädigung (*acute liver injury* – ALI) abgegrenzt werden (→ Kap. 49). Beim Akut-auf-chronischen Leberversagen treten die akute schwere Funktionsstörung bzw. der veränderte Bewusstseinszustand in einer vorerkrankten Leber auf. Eine akute Leberschädigung ist durch eine Hyperbilirubinämie und eine gestörte Gerinnungsfunktion ohne Veränderungen des Bewusstseins definiert.

Epidemiologie

Die Inzidenz des ALF liegt bei 1/200.000 pro Jahr. Die häufigste Ursache für ein ALF in der westlichen Welt ist eine **Paracetamol-Überdosierung.** Die 3-Monats-Mortalität des ALF beträgt knapp 50 %. Zirka 8 % der Lebertransplantationen werden wegen eines ALFs durchgeführt. Ein ALF ist potenziell reversibel, insbesondere wenn die Ursache behandelbar ist.

Klinik

> Zusätzlich zum Ikterus bei akuter Hepatitis mit deutlich erhöhten Transaminasen ist ein akutes Leberversagen durch eine akut einsetzende **Kombination aus gestörter Gerinnungsfunktion und einer Bewusstseinsstörung** (hepatische Enzephalopathie) definiert.

Ein **ALF** ist ein medizinischer Notfall. Obwohl der erste Befund, der auf ein beginnendes ALF hinweist, meist ein Anstieg der Transaminasen ist, ist der erste klinisch fassbare Befund der **Ikterus.** Die **Bewusstseinsstörung** tritt beim ALF typischerweise erst im weiteren Verlauf bei Fortschreiten der Leberfunktionsstörung auf. Ein ALF besteht dann, wenn das Zeitintervall zwischen Beginn des Ikterus und Einsetzen des veränderten Bewusstseinszustands weniger als **12–24 Wochen** beträgt. Wegen der Gerinnungsstörung können sich Patienten mit ALF auch mit einer gesteigerten Blutungsneigung präsentieren.

Im Verlauf und je nach Schweregrad eines ALFs können auch eine **Hypoglykämie** mit entsprechender Symptomatik und eine **Laktatazidose** auftreten . Die neurologische Symptomatik kann bei Erkrankungsbeginn fluktuierend verlaufen. Das Kardinalsymptom ist eine Bewusstseinstrübung. Andere Symptome sind Kopfschmerz, Erbrechen, Asterixis (Flapping Tremor), Agitation, Hyperreflexie und Myoklonien. Bei schweren und protrahierten Verläufen kann es zum Auftreten eines **Hirnödems** kommen, was bis zur Herniation des Kleinhirns in das Foramen magnum mit Einklemmung des Hirnstamms und Hirntod führen kann. Zu den klinischen Symptomen eines Hirnödems zählen Mydriasis, arterielle Hypotonie, Bradykardie und im Endstadium fehlende Hirnstammreflexe.

Diagnostik

Die Diagnose eines ALFs beruht auf den klinischen Symptomen Ikterus und Veränderung des Bewusstseinszustands, was entweder eine Bewusstseinstrübung oder eine Agitation bedeuten kann. Laborchemisch fallen eine **Hyperbilirubinämie,** erhöhte Transaminasen und -als Ausdruck einer gestörten Syntheseleistung der Leber- eine verlängerte INR, eine **Hypofibrinogenämie** und **Hypoalbuminämie** auf. Da die quantitativ bedeutendsten Proteine im Serum außer den Immunglobulinen in der Leber produziert werden, können alle Serumproteine vermindert sein.

Eine Ausnahme ist das als Tumormarker bekannte **α-Fetoprotein (AFP).** Die Regeneration der Leber kann mit einem Anstieg von AFP im Blut einhergehen. Bei fortgeschrittenem ALF ist die Leberfunktion so gestört, dass die Glukosekonzentration im Blut nicht mehr aufrechterhalten werden kann. Daher sind Hypoglykämie und Laktatazidose im Labor Zeichen eines fortgeschrittenen ALFs. Da die Leber auch in der Entgiftung von Ammoniak eine zentrale Rolle spielt, kann es beim ALF auch zu einer **Hyperammonämie** kommen. Eine Hyperammonämie ist beim ALF (nicht aber bei Zirrhose) ein Risikofaktor für ein Hirnödem.

Bei klinischen und laborchemischen Hinweisen auf ein (beginnendes) ALF ist auch eine entsprechende **ätiologische Abklärung** indiziert. Die Suche nach der Ursache eines ALFs sollte folgende Untersuchungen inkludieren:

- Anamnese:
  - Medikamenteneinnahme (auch Pflanzenextrakte wie z. B. Tees und Nahrungsergänzungsmittel)
  - Reisen in besondere Risikogebiete für Infektionskrankheiten (z. B. HIV-Infektion, Malaria, Schistosomiasis)
  - Sexualanamnese (z B. HBV, HCV [→ Kap. 46], HIV, Lues)
  - Drogenanamnese (z. B. Ecstasy)
  - Alkoholanamnese (z. B. schwere Fettleberhepatitis [→ Kap. 45])
  - Ernährungsanamnese (z. B. Pilze, insbesondere Knollenblätterpilz, Alkohol)
  - Schwangerschaft
- Status:
  - Kayser-Fleischer-Kornealring (Morbus Wilson; → Abb. 47.4), ggf. Spaltlampenuntersuchung oder optische Kohärenztomografie der vorderen Augenabschnitte
  - Bräunliches Hautkolorit (Hämochromatose)
  - Lymphknotenschwellungen
- Laboruntersuchungen:
  - Blutbild und Differenzialblutbild (Eosinophilie als indirekter Hinweis für DILI oder parasitäre Infektionen)
  - Direkter Virusnachweis von HAV, HBV, HCV, HDV, HEV, CMV, EBV
  - Hepatitis-Serologie (HAV, HBV, HCV, HDV, HEV)
  - Serologie für nichthepatotrophe Viren (HSV, VZV, CMV, EBV, Parvovirus B19)
  - Bakterielle Infektionen (z. B. Leptospiren bei Morbus Weil)
  - Parasitäre Infektionen (z. B. Malaria)
  - Medikamentenspiegel (z. B. Paracetamol)
  - Nachweis von Toxinen (z. B. Amatoxin bei Knollenblätterpilzvergiftung)
  - Autoimmunparameter (ANA, SMA, LKM) mit quantitativer Bestimmung der Immunglobuline (Autoimmunhepatitis)
  - Eisenstatus (Eisen, Transferrin, Ferritin und Transferrinsättigung) – Hämochromatose
  - α1-Antitrypsinbestimmung (α1-Antitrypsinmangel)
  - Coeruloplasminbestimmung und 24-Stunden-Harnkupferausscheidung (Morbus Wilson) sowie ggf. genetische Abklärung durch ATP7B-Sequenzierung
  - Schwangerschaftstest

- Bildgebende Untersuchungen:
  - Abdominelle Sonografie mit Gefäßdarstellung (Metastasenleber, Pfortaderthrombose, Budd-Chiari-Syndrom)
  - Echokardiografie (Herzinsuffizienz)

Differenzialdiagnosen

Definitionsgemäß kann ein ALF nur bei Abwesenheit einer vorbestehenden Lebererkrankung diagnostiziert werden. Die Schwierigkeit in der Differenzialdiagnose besteht daher in der Abgrenzung von einem **Akut-auf-chronischen Leberversagen (ACLF).** Eine vorbestehende Zirrhose kann im Stadium des Leberversagens durch eine strukturveränderte Leber in der Schnittbilddiagnostik oder durch eine ausgeprägte Thrombopenie diagnostiziert bzw. vermutet werden.

Für die Differenzialdiagose der Gerinnungsstörung beim ALF sollten ein Vitamin-K-Mangel und eine Überdosierung von Vitamin-K-Antagonisten bedacht werden. Auch ein schwerer Vitamin-C-Mangel kann sich mit einer gesteigerten Blutungsneigung präsentieren.

Bestimmte chronische Lebererkrankungen wie z. B. ein Morbus Wilson, ein Budd-Chiari-Syndrom oder eine Autoimmunhepatitis im Stadium der Zirrhose können sich auch mit einem ACLF präsentieren. Einen Sonderfall stellt hier die **Infektion mit Leptospiren (Morbus Weil)** dar, die ein ALF mit ausgeprägter Thrombopenie ohne zugrunde liegende Zirrhose verursachen kann.

Andere Differenzialdiagnosen sind die Leberinfiltration durch ein **Malignom** (z. B. Lebermetastasen oder Lymphominfiltration der Leber). Eine weitere Differenzialdiagnose zum ALF ist die **hämophagozytische Lymphohistiozytose,** die genetisch bedingt, idiopathisch oder im Rahmen einer Infektion bzw. Reaktivierung von Epstein-Barr-Virus (EBV) auftreten kann.

Eine schwere akute **Herzinsuffizienz** kann ebenfalls ein ALF auslösen.

Schwere Systemerkrankungen wie z. B. eine thyreotoxische Krise können ebenfalls ein akutes Leberversagen auslösen, ebenso ein Hitzschlag.

Eine andere wichtige Differenzialdiagnose bei Patienten mit rezentem Alkoholkonsum > 40–60 g/d ist die **alkoholische Steatohepatitis** (ASH, → Kap. 45).

Tab. 44.1 Behandelbare Auslöser eines ALFs

Ätiologie	Potenzielle Therapie
HBV, HCV, HSV, CMV	Antivirale Therapie
Bakterielle Infektion (z. B. Leptospiren)	Antibiotische Therapie
Drug-induced liver failure	Auslösendes Medikament identifizieren und absetzen, ggf. Dialyse
Paracetamolintoxikation	Hochdosiert N-Acetylcystein
Autoimmunhepatitis	Prednisolon
Knollenblätterpilzvergiftung	Silibinin B oder Penicillin G
Morbus Wilson	Therapie mit Kupferchelator
Hämochromatose	Therapie mit Eisenchelator
Budd-Chiari-Syndrom/Pfortaderthrombose	Lebervenenkatheter/TIPS

Therapie

Die Therapie des ALF besteht in der raschen Identifikation und ursächlichen Behandlung des Auslösers (→ Tab. 44.1). Allgemeine Behandlungsprinzipien sind die engmaschige Überwachung des Bewusstseinszustands (ggf. Intubation und Beatmung) sowie der Leberfunktion. Zusätzlich muss eine wiederholte Prognoseeinschätzung erfolgen, um den Zeitpunkt für eine Vorbereitung zur Lebertransplantation nicht zu versäumen.

Eine Behandlung mit **N-Acetylcystein** verbessert bei allen Patienten mit ALF die Prognose. Bei Patienten mit Paracetamol-induziertem ALF ist N-Acetylcystein ein spezifisches Antidot, das einen toxischen Zwischenmetaboliten, der beim Abbau von Paracetamol in der Leber entsteht, entgiftet. Bei schwerem ALF kann auch ein Plasmaaustausch indiziert sein.

Bei ALF wird die frühzeitige Kontaktaufnahme mit einem Lebertransplantationszentrum empfohlen, zur Vorbereitung einer **Lebertransplantation** mit hoher Dringlichkeit.

Komplikationen

Bei schwerem ALF ist ein **Hirnödem** eine lebensbedrohliche Komplikation (→ Abb. 44.1). Patienten mit ALF müssen daher engmaschig auf einer Überwachungs- oder Intensivstation beobachtet und behandelt werden. Bei Bewusstseinstrübung besteht Aspirationsgefahr, sodass bereits vor Auftreten eines respiratorischen Versagens eine Schutzintubation indiziert sein kann. Bei **Nierenversagen** besteht die Indikation zur Nierenersatztherapie. Zur Vorbeugung oder Therapie von **Blutungen** sollte eine Behandlung mit Fibrinogen oder konzentrierten Gerinnungsfaktoren erwogen werden.

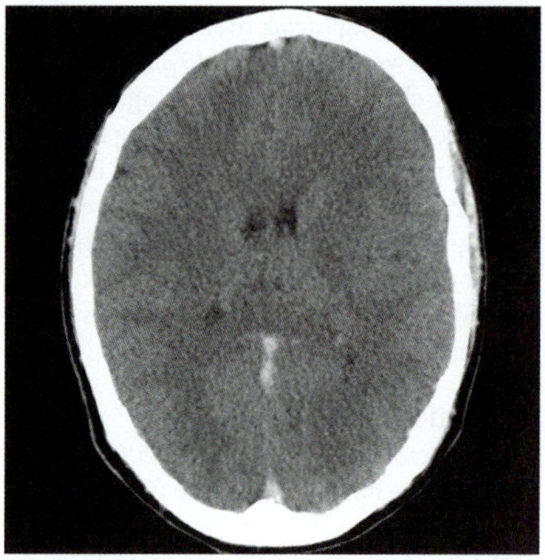

Abb. 44.1 Initiales cCT: Hinweise für ein generalisiertes Hirnödem [P440]

Zur Hirnödemprophylaxe werden die tiefe Analgosedierung, die 30°-Hochlagerung des Oberkörpers, die Vermeidung einer Hypokapnie (Ziel pCO_2 > 40 mmHg), hypertone Kochsalzlösung zum Erreichen eines hochnormalen Zielnatriums und ggf. hyperosmolare Infusionen mit Mannit empfohlen. In Expertenzentren wird die Anlage einer Hirndrucksonde und Drainage von Liquor in Einzelfällen durchgeführt.

Bei Hypoglykämieneigung sollte eine Dauerinfusion mit einer Glukoselösung erfolgen. Durch den spezifischen Auslöser bedingte Komplikationen sind z. B. eine hämolytische Anämie bei Morbus Wilson oder eine Sepsis bei bakteriellen Infektionen. Bei ALF besteht ein generell erhöhtes Infektionsrisiko, sodass eine engmaschige Überwachung auf Infektionen und eine frühzeitige antibiotische und antifungale Therapie empfohlen werden.

Weitere Komplikationen eines ALFs sind die **akute Pankreatitis** und ein **Kreislaufversagen.** Spätestens beim Eintreten von Komplikationen besteht die Indikation zur Lebertransplantation.

Prognose

Die Prognose beim ALF hängt vom Schweregrad der Leberfunktionsstörung und der Bewusstseinstrübung sowie von der Frage ab, ob ein Auslöser identifiziert und behandelt werden kann. Für die Prognose bei ALF und somit für die Entscheidung zur Lebertransplantation steht ein spezifischer Score zur Verfügung: der **King's College Score** (→ Tab. 44.2). Bei einem durch HBV-Infektionen ausgelösten ALF können die **Clichy-Kriterien** für die Prognose verwendet werden (→ Tab. 44.3). Für die Einschätzung der Syntheseleistung der Leber bei den Clichy-Kriterien wird Faktor V verwendet, weil es der einzige Gerinnungsfaktor ist, der von Vitamin K unabhängig in der Leber synthetisiert wird und somit auch bei bestehendem Vitamin-K-Mangel die Leberfunktion widerspiegelt. Die Clichy-Kriterien sind jedoch nur für die Prognose von Patienten mit einem durch eine akute Hepatitis B ausgelöstes ALF validiert.

Tab. 44.2 King's College Score zur Prognose des akuten Leberversagens. Bei Erfüllen dieser Kriterien besteht die Indikation zur Listung zur Lebertransplantation mit hoher Dringlichkeit. [F813-008]

ALF durch Paracetamol	ALF ohne Paracetamol
Arterieller pH-Wert < 7,3 trotz Intensivtherapie > 24 h nach Einnahme **oder**	INR > 6,5 **oder**
Laktat > 3 mmol/l **oder** Alle 3 der folgenden Kriterien: • Hepatische Enzephalopathie > Grad 3 • Serum-Kreatinin > 2,4 mg/dl (> 300 µmol/l) • INR > 6,5 (PT > 100 s)	3 von 5 der folgenden Kriterien: • Unklare Ätiologie oder DILI • Alter < 10 Jahre oder > 40 Jahre • Intervall zwischen Gelbsucht und Enzephalopathie > 7 Tage • Serumbilirubin > 17,4 mg/dl (> 300 µmol/)l • INR > 3,5

Tab. 44.3 Clichy-Kriterien [F813-008]

Bewusstseinstrübung (Enzephalopathie Grad 3 oder 4) oder Koma	
Faktor V < 20 % bei Alter < 30 Jahren	Faktor V < 30 % bei Alter ≥ 30 Jahre

Zusammenfassung

- Das ALF ist eine seltene lebensbedrohliche akute Leberfunktionsstörung ohne vorbestehende chronische Lebererkrankung.
- Die Diagnose ALF erfordert eine Hyperbilirubinämie, eine Gerinnungsstörung und eine Bewusstseinstrübung.
- Der häufigste Auslöser eines ALFs ist die Intoxikation mit Paracetamol.
- Die Prognose beim ALF mittels King's College Score bestimmt die Dringlichkeit auf der Warteliste Lebertransplantation.
- Ein Hirnödem ist eine lebensbedrohliche Komplikation eines ALFs, die durch eine spezifische Prophylaxe vermieden werden sollte.

45 Lebersteatose (Fettleber)

Definition

Eine früher als Fettleber bezeichnete vermehrte Triglyzeridspeicherung in der Leber wird heute als **Lebersteatose** bezeichnet. Diese ist durch einen Fettgehalt der Leber von > 5 % definiert. Eine Fetteinlagerung in Hepatozyten ist eine Reaktion der Leber auf unterschiedliche Einflüsse und beruht meist auf einer Kombination aus Ernährung, mangelnder Bewegung und genetischem Risiko. Die häufigsten Risikofaktoren sind ein erhöhter Alkoholkonsum und das metabolische Syndrom. Auch seltene Ursachen wie ein Morbus Wilson, bestimmte monogenetische Erkrankungen oder Medikamente und Umweltgifte können zu einer sekundären steatotischen Lebererkrankung führen. Da unterschiedliche Risikofaktoren gemeinsam vorkommen können, gibt es auch Mischformen von steatotischen Lebererkrankungen. Früher wurde die alkoholische von einer nichtalkoholischen steatotischen Lebererkrankung abgegrenzt. Die Unterscheidung ist veraltet und sollte nicht mehr verwendet werden. Die aktuelle Klassifikation erfolgt je nach Vorhandensein von kardiometabolischen Risikofaktoren und Alkoholkonsum in eine mit metabolischer Dysfunktion assoziierte steatotische Lebererkrankung (MASLD), in eine Alkohol-assoziierte Lebererkrankung (*Alcohol-related liver disease* – ALD) oder eine Kombination aus beidem (MetALD). Darüber hinaus gibt es noch andere Ursachen für eine Lebersteatose, nämlich eine Medikamenten-induzierte Lebererkrankung (*drug-induced liver injury* – DILI) oder durch monogenetische Erkrankungen bedingte Fettleber (z. B. Morbus Wilson, saure lysosomale Lipasedefizienz, familiäre Hyperlipidämie etc.). → Abb. 45.1.

Epidemiologie

In der erwachsenen Allgemeinbevölkerung haben ca. 25–30 % eine Lebersteatose im Ultraschall. Mit dem Schweregrad des Übergewichts und mit zunehmendem Alkoholkonsum steigt die Prävalenz einer Lebersteatose auf ca. 75 % an. Männer sind häufiger als Frauen von einer Lebersteatose betroffen. Neben der ätiologischen Unterscheidung zwischen MASLD, ALD und MetALD ist auch die Prognose der Fettleber bedeutsam. Hier wird eine nicht progrediente mit metabolischer Dysfunktion assoziierte steatotische Lebererkrankung (MASLD) von der durch eine Leberentzündung und Fibrose charakterisierten progredienten Verlaufsform der mit metabolischer Dysfunktion assoziierten Steatohepatitis (MASH) unterschieden. Die Risikofaktoren für einen progredienten Verlauf sind Diabetes mellitus, Übergewicht, Gewichtszunahme > 5 % und Alkoholkonsum.

Klinik

> Bei Patienten mit steatotischer Lebererkrankung besteht nicht nur ein erhöhtes Risiko für Zirrhose und Leberzellkarzinom, sondern auch ein erhöhtes kardiovaskuläres Risiko.

Eine Lebersteatose verläuft in frühen Erkrankungsstadien **asymptomatisch** und ist ein häufiger Befund bei der abdominellen Sonografie. Der klinische Verdacht auf eine Lebersteatose besteht dann, wenn Patienten Übergewicht, Diabetes oder Risikofaktoren für ein metabolisches Syndrom haben.

Sonderform: Akute alkoholische Steatohepatitis

Eine besondere Verlaufsform der Alkohol-assoziierten steatotischen Lebererkrankung, die bei Patienten mit schwerem Alkoholkonsum auftreten kann, ist eine **akute Steatohepatitis (ASH).**

Klinik Dieses Krankheitsbild ist durch eine plötzlich auftretende Gelbsucht mit Hyperbilirubinämie und Gerinnungsstörung (erhöhter INR) gekennzeichnet.

Diagnostik Laborchemisch finden sich auch Zeichen des chronisch erhöhten Alkoholkonsums (erhöhte γ-GT, Makrozytose der Erythrozyten, erhöhtes Karbohydrat-defizientes Transferrin – CDT). Die Sonografie zeigt bei ASH neben der Steatose eine Hepatomegalie. Histologisch besteht bei einer ASH eine Steatose mit granulozytärer Entzündung und Mallory-Denk -Körpern.

Therapie Die Behandlung der ASH besteht in einer **sofortigen Alkoholkarenz.** Eine schwere ASH ist die durch einen MELD Score zwischen 21 und 51 Punkten gekennzeichnet. Die Therapie einer schweren ASH ist die Gabe von 40 mg Methylprednisolon für 28 Tage. Patienten mit ASH sind besonders infektionsgefährdet. Bei Nichtansprechen auf die Behandlung mit Methylprednisolon

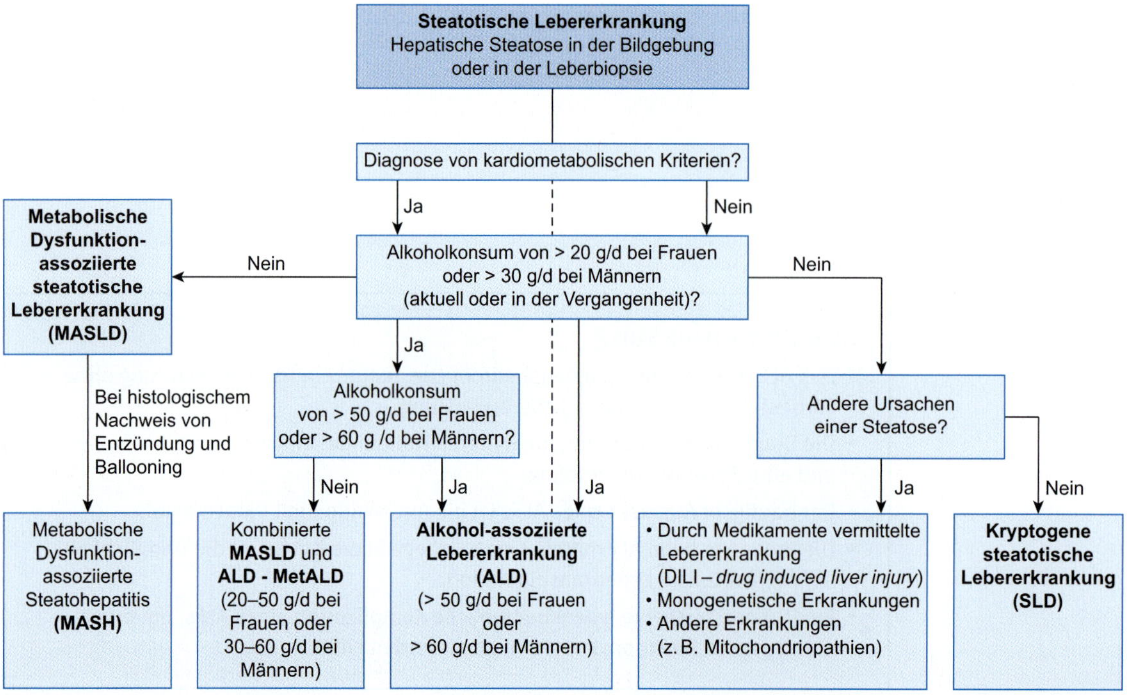

Abb. 45.1 Spektrum der steatotischen Lebererkrankungen [L231]

nach 7 Tagen soll die Therapie abgebrochen werden. Bei ausgewählten Patienten kann eine Lebertransplantation erwogen werden, wobei hier in Deutschland spezielle rechtliche Regularien zu beachten sind. Zur Prophylaxe einer **Wernicke-Enzephalopathie** sollten alle Patienten auf einen Mangel auf Mikronährstoffe untersucht werden und frühzeitig eine Substitution von Vitamin B_1 (Thiamin) erhalten.

Diagnostik

Die Diagnose einer Lebersteatose beruht auf dem Nachweis einer vermehrten hepatischen Triglyzeridspeicherung, die sich sonografisch als erhöhte Echogenität der Leber im Vergleich zum Nierenparenchym zeigt (→ Abb. 45.2). Alternativ kann eine Fettleber in der Magnetresonanztomografie (MRT) diagnostiziert werden. Auch in der nativen Computertomografie erscheint eine verfettete Leber hypodens. In der histologischen Untersuchung einer Leberbiopsie kann Fett quantifiziert werden.

Bei jeder Diagnose einer Lebersteatose sollte eine **Bestimmung des Fibrosestadiums** durch Berechnung des Fib-4-Scores bzw. durch eine Elastografie erfolgen (→ Kap. 6).

Aufgrund der Assoziation mit erhöhtem Alkoholkonsum sollte bei jedem Patienten mit Lebersteatose eine **Alkoholanamnese** erhoben werden. Bei einem Alkoholkonsum von > 50 g/Tag bei Frauen und > 60 g/Tag bei Männern kann die Diagnose einer Alkohol-assoziierten Lebererkrankung (ALD) gestellt werden. Bei Patienten mit metabolischen Risikofaktoren einem Alkoholkonsum von 20–50 g bei Frauen und bei 30–60 g/Tag bei Männern gilt Alkohol als signifikanter Kofaktor und die Kriterien für die Diagnose einer MetALD sind erfüllt.

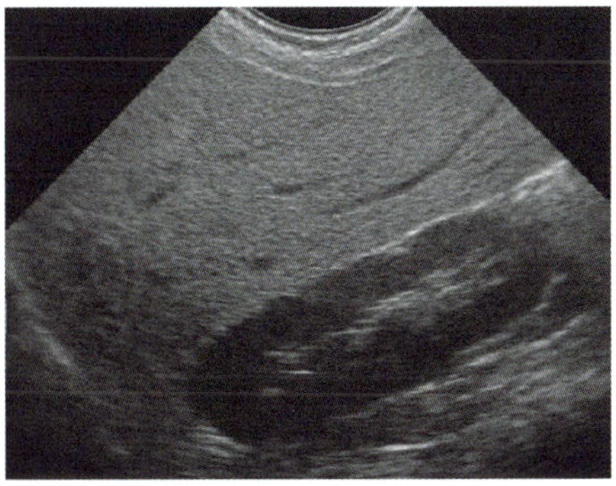

Abb. 45.2 Sonografiebefund bei Fettleber mit deutlich echoreicherer (hellerer) Leber (im Bild oben) als Niere (im Bild unten) [P773]

Bereits ab einer Alkoholmenge von 10 g Alkohol (= 1 Standarddrink) pro Tag steigt das Risiko, an Leberkrebs zu erkranken.

Das Risiko, an einer Alkohol-assoziierten Zirrhose zu versterben, steigt bei Frauen ab 12 g pro Tag und bei Männern ab 24 g Alkohol pro Tag. Empfehlungen zu risikoarmem Konsum von Alkohol für Erwachsene ab 21 Jahren liegen daher bei maximal 12 g reinem Alkohol pro Tag für Frauen und maximal 24 g reinem Alkohol für Männer. Zusätzlich werden mindestens 2 alkoholfreie Tage pro Woche empfohlen. Alkohol ist aber auch im risikoarmen Bereich nicht gesund und eine Beendigung des Alkoholkonsums hat in jedem Stadium einer Lebererkrankung einen günstigen Effekt auf den weiteren Krankheitsverlauf. *Binge Drinking* ist als einem Konsum von ≥ 4 Standarddrinks pro Stunde für Frauen und ≥ 5 Standarddrinks pro Stunde für Männer definiert. Auch *Binge Drinking* ist mit einem erhöhten Risiko für die Entwicklung einer Lebererkrankung assoziiert.

Patienten mit negativer Alkoholanamnese, normalem Körpergewicht und fehlenden kardiometabolischen Risikofaktoren sollten auf sekundäre Ursachen für eine Lebersteatose untersucht werden. Sekundäre Ursachen für eine Lebersteatose sind:

- Medikamenten-induzierte Leberschädigung (*drug-induced liver Injury* – DILI)
- Monogenetische Erkrankungen (→ Tab. 45.1)

Differenzialdiagnosen

Die Diagnose einer diffusen Lebersteatose im Ultraschall ist eindeutig. Die ätiologische Zuordnung der Steatose als MASLD, MetALD, ALD oder sekundäre Form basiert auf der Anamnese, klinischen und laborchemischen und gegebenenfalls genetischen Untersuchungen.

Differenzialdiagnostisch bedeutsam sind bei jungen Patienten alle sekundären Erkrankungen, für die es eine spezifische Therapie gibt – insbesondere der Morbus Wilson.

Fokale Lebersteatosen oder fokale Aussparungen einer diffusen Lebersteatose, die sog. **Non-Steatose.** Differenzialdiagnosen von fokalen Lebersteatosen sind gefäßreiche Lebertumoren, Adenome, HCCs oder Metastasen.

Ebenso können sich gutartige oder bösartige Lebertumoren in einer steatotischen Leber als echoärmere Raumforderungen darstellen und schwer von fokalen Non-Steatosearealen abgrenzbar sein. Typische Befunde, die auf eine fokale Non-Steatose hinweisen, sind eine scharfe landkartenförmige Begrenzung des hypoechogenen Areals und eine Lokalisation im Bereich des Gallenblasenbetts oder zentral im Bereich der Pfortader.

Therapie

Die Therapie einer Lebersteatose beruht auf der **Behandlung der bestehenden Risikofaktoren.** Bei übergewichtigen Patienten wird eine Reduktion des Körpergewichts von ≥ 7 % des Ausgangsgewichts empfohlen. Bei morbider Adipositas mit einem BMI ≥ 30 kg/m² kann bei unzureichender Gewichtsreduktion durch Diät und Bewegungsprogramm auch eine Behandlung mit Glucagon-like peptide 1 (GLP1)-Rezeptoragonisten oder eine bariatrisch-chirurgische Therapie empfohlen werden. Zusätzlich ist Ausdauertraining von zumindest 30 min pro Tag an zumindest 5 Tagen pro Woche in der Behandlung einer Lebersteatose effektiv. Jedem Patienten mit Lebersteatose sollte eine **dauerhafte Alkoholkarenz** empfohlen werden.

Die medikamentöse Therapie der MASLD richtet sich nach den Komorbiditäten, wobei eine Therapieindikation insbesondere bei der progredienten Verlaufsform der MASH

Tab. 45.1 Sekundäre Ursachen einer Lebersteatose

Erkrankung	Gen	Häufigkeit	Klinische Besonderheiten
Morbus Wilson	*ATP7B*	1:30.000	Neurologische Symptome Kayser-Fleischer-Kornealring
Familiäre Hyperlipidämie	*LDLR, PCSK9, APOB*	1:160.000-300.000	Hxpercholesterinämie
Abetalipoproteinämie	*MTTP*	< 1:1 Million	Apolipoprotein B vermindert
Hypobetalipoproteinämie	*APOB, PCSK9, ANGPTL3*	1:1000–1:3000	Apolipoprotein B vermindert
Saure lysosomale Lipasedefizienz	*LIPA*	1:40.000–1:300.000	Triglyzeridspeicherung in Kupffer-Zellen in der Leberbiopsie
Kongenitale Lipodystrophie	*AGPAT2, BSCL2, LMNA, PPARγ*	1:1 Million	Vermindertes subkutanes Fettgewebe
Glykogenspeicherkrankheiten	15 Subtypen	1:40.000	Hypoglykämieneigung
Hereditäre Fruktoseintoleranz	*ALDOB*	Ca. 1:6.000	Abneigung gegen Fruktose
Citrullinämie	*SLC25A13*	Ca. 1:150.000	Adult onset: citrullinaemia type 2 (CTLN2)

besteht. Zum Zeitpunkt des Verfassens dieses Abschnitts gibt es keine spezifisch für die Therapie einer MASH zugelassene Therapie. Bei Typ-2-Diabetes und MASH ist eine Therapie mit Glucagon-like peptide-1-Rezeptor Agonisten (GLP1RA) (z. B. Semalgutid) oder Co-Agonisten (z. B. Tirzepatid) effektiv. Auch eine Therapie mit Sodium-Glukose-Transport Protein-2 (SGLT2)-Inhibitoren (z. B. Empaglifozin oder Dapaglifozin) sind effektiv. Auch Metformin und Insulin kann für die Therapie bei MASH und Diabetes mellitus Typ 2 eingesetzt werden.
Bei Hyperlipidämie bei MASH ist eine Therapie mit Statinen indiziert. Zur medikamentösen Therapie der MASH bei Übergewicht können ebenfalls GLP1RA und Co-Agonisten eingesetzt werden.
Bei **alkoholischer Lebersteatose** sollten Patienten auf eine Mangelernährung und auf Mikronährstoffmangel untersucht werden und eine entsprechende Substitution – insbesondere von Vitamin-B-Komplex – erhalten. Besonders für die Prävention einer Wernicke-Enzephalopathie sollte Vitamin B_1 hochdosiert substituiert werden. Bei makrozytärem Blutbild sollte Vitamin B_{12} in Kombination mit Vitamin B_9 (Folsäure) substituiert werden.

Komplikationen

Komplikationen einer Lebersteatose sind neben kardiovaskulären Erkrankungen wie Schlaganfall oder Myokardinfarkt ein erhöhtes Risiko für eine **Zirrhose** und ein erhöhtes Risiko für ein **hepatozelluläres Karzinom (HCC).** Daher werden für alle Patienten mit einer Lebersteatose ein Fibrosestaging durch Bestimmung des Fib-4-Scores oder eine Elastografie empfohlen. Bei Lebersteatose kann ein HCC bereits vor der Entwicklung einer Zirrhose auftreten. Prognostisch ungünstig ist die progrediente Form einer MASLD, die MASH (→ Abb. 45.3). Die Unterscheidung zwischen MASLD und MASH kann nur durch eine histologische Untersuchung einer Leberbiopsie erfolgen. Die Indikation zur Diagnosestellung einer MASH mittels Leberbiopsie ist höchst individuell und sollte außerhalb von Studien sehr streng geprüft werden und nur erfolgen, wenn das Ergebnis der auch die Therapie beeinflusst.

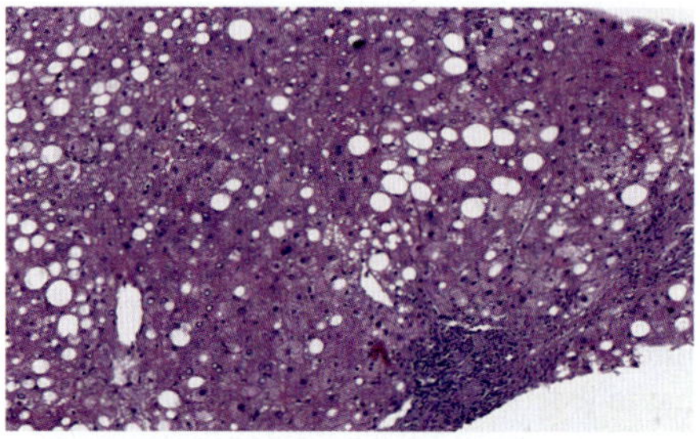

Abb. 45.3 Unterscheidung der mit metabolischer Dysfunktion assoziierten Lebersteatose in eine nicht progrediente Form (MASLD) und eine progrediente Form (MASH) kann in der histologischen Untersuchung der Leberbiopsie erfolgen. Das histologische Bild zeigt einen mit Hämatoxylin und Eosin gefärbten histologischen Schnitt einer Leberbiopsie einer Patientin mit MAS, bei der neben der Steatose der Leberzellen ein Ballooning der Hepatozyten und eine Infiltration mit Entzündungszellen auffallen. [P773]

Prognose

Die Prognose einer Lebersteatose hängt in erster Linie vom Fibrosestadium ab. Das Risiko für die Entwicklung einer **Fibrose** kann durch nichtinvasive Methoden wie den **Fib-4-Score** oder die **Elastografie** abgeschätzt werden. Eine Leberbiopsie ist für diese Prognoseeinschätzung nur in Ausnahmefällen nötig. Bei zusätzlich bestehendem Diabetes mellitus ist das HCC-Risiko erhöht. Daher wird bei Patienten mit histologisch nachgewiesener MASH eine Sonografie zum HCC-Screening alle 6 Monate empfohlen. Die Prognose einer Lebersteatose ist auch durch die individuelle genetische Prädisposition determiniert. Der stärkste genetische Risikofaktor für die Entwicklung einer progredienten Fibrose und eines HCCs ist der PNPLA3-Genotyp. Bei Vorliegen einer heterozygoten oder homozygoten PNPLA3-Variante p.Ile148Met ist nicht nur das Risiko für die Entwicklung einer Lebersteatose-, sondern auch das Fibrose- und HCC-Risiko erhöht.

Zusammenfassung

- Die Diagnose einer Lebersteatose beruht auf einer sonografisch erhöhten Echogenität der Leber.
- Übergewicht, Diabetes mellitus Typ 2 und ein erhöhter Alkoholkonsum sind die wichtigsten Risikofaktoren für eine Lebersteatose.
- Eine Sonderform der Fettleber bei schwerem Alkoholkonsum ist die akute alkoholische Steatohepatitis (ASH).
- Gewichtsabnahme, Ausdauertraining und Alkoholabstinenz sind die wichtigsten Säulen der Therapie einer steatotischen Lebererkrankung.
- Die progrediente Verkaufsform einer mit metabolischer Dysfunktion assoziierten steatotischen Lebererkrankung (MASLD) ist die mit metabolischer Dysfunktion assoziierte Steatohepatitis MASH.

Definition

Die meisten Virusinfektionen betreffen direkt oder indirekt auch die Leber. Virale Hepatitiden können entweder durch **hepatotrope Viren** (Hepatitis-A-, -B-, -C-, -D- und -E-Virus: HAV, HBV, HCV, HDV und HEV), die primär in der Leber replizieren, ausgelöst werden. Auch Infektionen mit **nicht-hepatotropen Viren** (insbesondere Herpesviren oder Parvovirus B19) können mit einer Hepatitis assoziiert sein. Neben dieser ätiologischen Unterscheidung wird auch zwischen **akuter und chronischer Virushepatitis** differenziert, wobei eine chronische Virushepatitis ab einer Viruspersistenz von mehr als 6 Monaten diagnostiziert wird.

Epidemiologie

Hepatitis A Die häufigste Virushepatitis ist die Hepatitis A, von der jährlich weltweit ca. 1,5 Millionen Patienten mit klinisch apparentem Verlauf diagnostiziert werden. Die Zahl der Neuinfektionen ist wahrscheinlich 10-mal höher. Aufgrund des fäkal-oralen Übertragungswegs durch Schmierinfektionen und kontaminierte Lebensmittel wird die HAV-Inzidenzrate von sozioökonomischen Faktoren wie dem Zugang zu sauberem Trinkwasser bestimmt. Entsprechend ist die Rate an Neuinfektionen in Ländern mit niedrigem sozioökonomischem Standard höher.

Hepatitis E Neben HAV kann auch die HEV **fäkal-oral** übertragbar sein, weshalb unter schlechten hygienischen Verhältnissen epidemische Ausbrüche einer Hepatitis E auftreten können. HEV-Genotyp-1- oder -2-Hepatitis kommen endemisch in Südasien oder in Subsahara-Afrika vor. In diesen Endemiegebieten treten sporadische Ausbrüche auf, die durch enterale Übertragung von Mensch zu Mensch verursacht werden. Diese Genotypen treten in Europa fast ausschließlich bei Patienten auf, die in Endemiegebiete gereist sind. In Europa steigt in den letzten Jahren bei abnehmender Inzidenz der akuten Hepatitis A die Häufigkeit der akuten Hepatitis E. Die Infektion in Europa ist meist Folge einer Übertragung des Virus von Tieren (insbesondere von **Haus- oder Wildschweinen oder Wildtieren**). Ein besonderes Risiko für eine akute HEV-Infektion besteht daher für Landwirte, Tierärzte, Förster und Jäger. HEV kann auch parenteral durch **Transfusion** von Blut oder Blutprodukten übertragen werden kann, weshalb in Deutschland seit 2019 eine Testung von Blutspendern auf HEV-RNA erfolgt und positiv getestete Blutprodukte von der Verwendung zu Transfusion ausgeschlossen werden.

Hepatitis B und C Ausschließlich **parenteral übertragbar** sind HBV-, HCV- und HDV. Im Gegensatz zur **HCV-Infektion,** die praktisch nur durch direkten Blutkontakt parenteral übertragbar ist, kann **HBV** auch durch Sexualkontakte und vertikal bei der Geburt von der Mutter auf das Kind übertragen werden. Schätzungen der WHO zufolge sind weltweit ca. 250 Millionen mit HBV infiziert. Die globale Prävalenz der **HCV-Infektion** liegt bei ca. 50 Millionen Menschen mit einer jährlichen Neuinfektionsrate von 1 Million pro Jahr. Auch bei diesen Virushepatitiden unterscheidet sich die Epidemiologie in Mitteleuropa, wo die Prävalenz einer HBs-Antigen-positiven **HBV-Infektion** und der HCV-Infektion bei ca. 0,3–0,4 % liegt. Für HBV und HCV ist die Prävalenz bei Menschen mit Migrationshintergrund höher.

Hepatitis D Auch die Epidemiologie der Hepatitis-D-Infektion, die nur in Assoziation mit HBV-Infektionen vorkommt, ist regional sehr unterschiedlich, wobei **Hepatitis delta** in Europa besonders in Rumänien und im Mittelmeerraum häufiger vorkommt und dort bis zu 15 % der HBV-Patienten mit HDV koinfiziert sind. Die Koinfektionsrate in Mitteleuropa und Nordeuropa liegt bei < 1 %.

Klinik

> Das Kardinalsymptom akuter Virushepatitiden ist die **Gelbsucht.** Chronische Virushepatitiden verlaufen meist asymptomatisch und präsentieren sich entweder durch erhöhte Transaminasen oder Komplikationen der chronischen Lebererkrankung.

Akute Virushepatitis

Die klinische Präsentation einer akuten Virushepatitis hängt vom Alter zum Zeitpunkt der Infektion ab. Bei Kindern und Jugendlichen verlaufen akute Virushepatitiden häufiger asymptomatisch, bei symptomatischem Verlauf milder. Nach allgemeinem Krankheitsgefühl und Diarrhö oder Erbrechen im **Prodromalstadium** tritt bei symptomatischer akuter Virushepatitis ein **ikterisches Stadium** auf. Diese Krankheitsphase ist auch mit bierbrauner Verfärbung des Urins und acholischem Stuhl assoziiert. Weitere Symptome können in diesem Stadium eine Leberschwellung bedingte Schmerzen im rechten Oberbauch und Hautjucken sein. Akute Virushepatitiden verlaufen in < 10 % der symptomatischen Fälle protrahiert und heilen bei den restlichen Patienten innerhalb von wenigen Tagen bis Wochen spontan ab. Fulminante Verläufe bis zum akuten Leberversagen sind selten, aber bei immunkompromittierten Patienten und älteren Personen relativ häufiger. Akute Virushepatitiden können durch HAV, HBV (insbesondere bei HDV Co- oder Superinfektion), HCV oder HEV auftreten (→ Tab. 46.1). HAV-Infektionen verlaufen selbstlimitiert und vermitteln eine lebenslange Immunität. Bei Infektion mit anderen hepatotropen Viren können diese nach einer akuten Hepatitis persistieren.

Tab. 46.1 Klinische und virologische Charakteristika von Virushepatitiden

	HAV	HBV	HCV	HDV	HEV
Übertragungsweg	Fäkal-oral	Parenteral (i. v., sexuell, vertikal)	Parenteral	Parenteral	Fäkal-oral
Inkubationszeit	15–50 Tage	45–180 Tage	Wenige Tage (bis HCV RNA-positiv)	45–180 Tage	15–64 Tage
Verlauf	Akut	Chronisch	Akut oder chronisch	Chronisch	Akut oder chronisch bei Immunsupprimierten
Komplikationen	Fulminantes Leberversagen	Zirrhose, HCC, Vaskulitis	Zirrhose, HCC, Vaskulitis	Zirrhose, HCC	Neurologische Symptome, Zirrhose
Impfung	+	+	–	–	+/– (nur in China)

Chronische Virushepatitis

Chronische Virushepatitiden können entweder nach einer akuten Hepatitis oder nach einer klinisch inapparenten Infektion auftreten. Die meisten Patienten mit chronischer Virushepatitis sind asymptomatisch.
In **Frühstadien** einer chronischen Virushepatitis können unspezifische Symptome wie Müdigkeit oder Schmerzen im rechten Oberbauch auftreten. In fortgeschrittenen Stadien sind Symptome einer Zirrhose, deren Komplikationen oder spezifische Komplikationen der jeweiligen Virusinfektion möglich.

Diagnostik

Akute Virushepatitis

Der Verdacht auf eine akute Virushepatitis beruht auf der beschriebenen klinischen Symptomatik und auf dem Nachweis erhöhter Transaminasen sowie einer **Hyperbilirubinämie.** Die Diagnose selbst beruht entweder auf dem direkten Virusnachweis oder bei einer akuten Infektion auf dem Nachweis **spezifischer Antikörper der Immunglobulin Klasse M (IgM).**

Hepatitis A und E Bei HAV und HEV sind spezifische IgM bereits beim Auftreten erster Symptome positiv. Auch der Nachweis von HAV-RNA oder HEV-RNA im Stuhl oder Blut ist möglich.

Hepatitis B Bei akuter Hepatitis B beruht die Diagnose auf dem Nachweis des Hepatitis-surface-Antigens (HBs-Antigen) sowie von IgM gegen Hepatitis-B-core-Antigen (anti-HBc-IgM) und der Hepatitis-B-DNA (HBV-DNA), die zwar als erste, aber auch erst Wochen nach der Infektion positiv wird.

Hepatitis D Die Diagnose einer akuten HDV-Infektion erfordert den Nachweis einer Hepatitis-B-Infektion und zusätzlich einen HDV-RNA-Nachweis oder von IgM gegen das HDV-Antigen.

Hepatitis C Die Diagnose einer akuten Hepatitis C beruht auf dem Nachweis von spezifischen Antikörpern und auf einem positiven Test auf HCV-RNA.

Chronische Virushepatitis

Der wichtigste Hinweis auf eine **chronische Virushepatitis** ist der Nachweis **erhöhter Transaminasen.** Daher wird empfohlen, bei jeder Abklärung auf chronisch erhöhte Transaminasen auch einen Test auf HBV- und HCV-Infektionen zu veranlassen.

Hepatitis B Die Diagnose einer chronischen Hepatitis B erfordert erhöhte Transaminasen oder einen histologischen Hepatitisnachweis sowie zwei positive Tests auf HBs-Antigen im Abstand von zumindest **6 Monaten.**

Hepatitis C Eine chronische Hepatitis C besteht bei zweimalig positiver HCV-RNA im Abstand von zumindest 6 Monaten.

Hepatitis D Zweimaliger Nachweis der HDV RNA im Abstand von zumindest 6 Monaten.

Hepatitis E Bei immunsupprimierten Patienten kann auch eine Hepatitis-E-Infektion auch chronisch verlaufen.

Verlauf und Virologie

Hepatitis A Eine HAV-Infektion verläuft selbstlimitiert und nach abgeheilter Infektion besteht eine lebenslange Immunität.

Hepatitis B → Tab. 46.2. Nach einer Infektion mit HBV bleibt das Virus lebenslang als **zirkuläre kovalent geschlossene DNA (circu-**

Tab. 46.2 Klinische Verlaufsformen der HBV-Infektionen und chronischen Hepatitis B

	HBs-Antigen	Anti-HBs	Anti-HBc	Anti-HBc-IgM	HBe-Antigen	Anti-HBe	HBV-DNA	ALT	Histologie
Kein Kontakt, keine Immunität	Neg.	Neg.	Neg.	Neg.	Neg.	Neg.	Nicht nachweisbar	Normal	Unauffällig
Immunität nach Impfung	Neg.[1]	> 10 IU/ml	Neg.	Neg.	Neg.	Neg.	Nicht nachweisbar	Normal	Unauffällig
Durchgemachte Infektion[2]	Neg.	> 10 IU/ml[3]	Pos.	Neg.	Neg.	Neg./pos.[5]	Nicht nachweisbar	Normal	Unauffällig
Akute Hepatitis B	Pos.	Neg.	Pos.	Pos.	Neg./pos.	Neg.	> 15 IU/ml	Erhöht	Infiltration durch Entzündungszellen
HBe-Ag-negative HBV-Infektion	Pos.	Neg.	Pos.	Neg.	Neg.	Pos.	> 15 IU/ml[3]	Normal	Unauffällig
HBe-Ag-positive HBV-Infektion	Pos.	Neg.	Pos.	Neg.	Pos.	Neg.	> 2.000 IU/ml	Normal	Unauffällig
Chronische HBe-Ag-negative Hepatitis B	Pos.	Neg.	Pos.	Neg.	Neg.	Neg.	> 15 IU/ml	Normal	Infiltration durch Entzündungszellen ± Fibrose
Chronische HBe-Ag-positive Hepatitis B	Pos.	Neg.	Pos.	Neg.	Pos.	Neg.	> 2.000 IU/ml	Erhöht	Infiltration durch Entzündungszellen ± Fibrose
Okkulte Hepatitis B[4]	Neg.	Neg.	Pos.	Neg.	Neg.	Pos./neg.	> 15 IU/ml	Erhöht	Unauffällig

[1] Kann kurz nach Impfung vorübergehend positiv sein.
[2] Gilt als Sonderform der chronischen HBV-Infektion.
[3] Auch bei nicht nachweisbarer HBV-DNA kann eine HBe-Ag-negative HBV-Infektion vorliegen. Diese Patienten sind HBs-Antigen-Carrier.
[4] Okkulte Hepatitis B kann durch Mutationen im HBs-Antigen falsch-negative Testergebnisse liefern.
[5] Mutationen in der sog. Core/Precore-Region des HBV-Genoms können „falsch negative" HBe-Antigen-Testergebnisse liefern.

lar covalently closed, cccDNA) in infizierten Hepatozyten und kann auch ins Genom der Leber integrieren. Das heißt, selbst nach jahrelang zurückliegender Infektion kann eine Hepatitis B reaktivieren, wenn z. B. später eine immunsuppressive Therapie oder Chemotherapie begonnen wird. Immunität gegen HBV wird durch Anti-HBs-Antikörper determiniert. Eine Unterscheidung zwischen Immunität nach durchgemachter Infektion und Impfung kann anhand der Anti-HBc-Antikörper erfolgen.

Insbesondere bei Übertragung im Rahmen der Geburt kann eine **hochreplikative (HBe-Antigen-positive) HBV-Infektion** ohne Entzündungsreaktion persistieren. Diese besondere Verlaufsform ist durch hohe HBV-DNA-Konzentration im Blut, den Nachweis von HBe-Antigen und normale Transaminasen sowie durch fehlende Entzündungsreaktion in der Leberbiopsie gekennzeichnet. Da dieses „Stadium" einer chronischen HBV-Infektion somit zu keiner progressiven Lebererkrankung führt und ein nur geringes Risiko für eine Progression in ein HCC hat, besteht zwar ein Übertragungsrisiko, aber keine Behandlungsindikation.

Eine ähnliche Verlaufsform mit nur sehr geringem Komplikationsrisiko und keiner progressiven Lebererkrankung ist die **niedrigreplikative (HBe-Antigen) negative HBV-Infektion,** bei der die HBV-DNA < 2.000 IU/ml ist oder sogar nicht nachweisbar sein kann und nur mit einer HBs-Antigen-Positivität auffallen kann.

HBV-Infektionsverläufe, die eine progressive Lebererkrankung verursachen, werden als „chronische Hepatitis B" bezeichnet. Diese kann entweder als **HBe-Antigen-negative oder HBe-Antigen-positive chronische Hepatitis B** verlaufen. Im Gegensatz zur sog. HBV-Infektion sind bei beiden genannten Formen der **chronischen Hepatitis B** die Transaminasen erhöht und in der Histologie zeigen sich Entzündungsinfiltrationen der Leber oder eine Leberfibrose. Aufgrund der progressiven Verlaufs dieser Erkrankung besteht bei chronischer Hepatitis B eine Therapieindikation.

Mit zunehmendem Alter werden mild verlaufende HBV-Infektionen seltener und das Risiko für eine chronische Hepatitis B nimmt zu. Welche Faktoren genau den Krankheitsverlauf einer Hepatitis B bestimmen, ist unklar.

Neben diesen klassischen Krankheitsverläufen sind bei der Hepatitis B bei bestimmten genetischen Varianten des Virus auch spezielle Krankheitsverläufe bekannt. Die Diagnose des jeweiligen Erkrankungsstadiums bzw. Krankheitsverlaufs erfolgt aus einer Kombination biochemischer und serologischer Befunde.

Hepatitis D HDV ist ein inkomplettes Virus und kann nur als **Koinfektion** mit HBV übertragen werden oder Patienten infizieren, die eine chronische HBV-Infektion oder chronische Hepatitis B haben. HDV unterdrückt die HBV-Replikation, führt aber mit hohem Risiko zu einer progressiven Fibrose, Zirrhose und HCC. Bei einer **HDV-Superinfektion** kann eine HBV-Infektion zu einer akuten Hepatitis B aufflammen (*flare*) oder sogar ein akutes Leberversagen auslösen. Die durch HDV ausgelöste Lebererkrankung wird als **Hepatitis delta** bezeichnet.

Hepatitis C Eine Infektion mit HCV verläuft in den meisten Fällen asymptomatisch. Wenn aber eine symptomatische akute Hepatitis C mit Ikterus auftritt, können ca. 50 % dieser Patienten das Virus aus dem Körper eliminieren. Positive Anti-HCV-Antikörper schützen aber nicht vor einer Reinfektion mit HCV. Bei asymptomatischer Infektion ist das Risiko für eine anhaltende Virusreplikation und Persistenz des Virus höher. Da Antikörper gegen HCV in der Regel keine Immunität vermitteln, kann die Unterscheidung zwischen durchgemachter Infektion und chronischer Hepatitis C nur anhand der HCV-RNA erfolgen.

Hepatitis E Eine HEV-Infektion kann sich als akute Hepatitis präsentieren. Bei immunkompetenten Patienten heilt eine akute HEV meist spontan ab. Bei Immunsupprimierten kann es zu einer **chronischen HEV**-Infektion mit progressiver Fibrose und Zirrhose kommen.

Differenzialdiagnosen

Differenzialdiagnosen bei akuter Virushepatitis sind Autoimmunhepatitis, **medikamentös-toxische Leberschädigung** (z. B. Diclofenac, Paracetamol), Vergiftungen (z. B. Gift des Knollenblätterpilzes – Amatoxin), Infektionen mit nicht-hepatotropen Viren (z. B. CMV), bakterielle **Infektionen** (z. B. Leptospirose bei Morbus Weil), Pilzinfektionen (z. B. *Cryptococcus*) oder Infektionen mit Protozoen (z. B. Malaria). Auch bestimmte **Stoffwechselerkrankungen** können sich mit einer akuten Hepatitis präsentieren (z. B. Morbus Wilson). Eine wichtige Differenzialdiagnose zu einer EBV-Hepatitis ist die hämophagozystische Lymphohistiozytose (HLH), die ebenfalls eine akute Hepatitis oder ein akutes Leberversagen auslösen kann.

Differenzialdiagnosen bei chronischer Virushepatitis sind andere Erkrankungen, die zu einer Zirrhose führen können, wie z. B. eine ASH (→ Kap. 45), eine MASLD (→ Kap. 45), genetische Lebererkrankungen (→ Kap. 47), Autoimmunhepatitis (→ Kap. 48) oder PBC (→ Kap. 48).

Therapie

Akute Virushepatitis

Die Therapie von akuten Virushepatitiden ist **symptomatisch,** wobei Patienten mit schwerem Krankheitsverlauf klinisch und laborchemisch engmaschig auf die Entwicklung eines akuten Leberversagens hin untersucht werden sollten. Bei Auftreten klinischer Zeichen eines akuten Leberversagens mit Enzephalopathie oder bei laborchemischen Hinweisen auf ein Leberversagen mit INR-Verlängerung oder gar Laktatazidose und Hypoglykämie müssen Patienten an ein Lebertransplantationszentrum verlegt werden. Für Viren, bei denen eine antivirale Therapie verfügbar ist, kann diese den Krankheitsverlauf günstig beeinflussen, sodass bei schwerem Verlauf eine antivirale Therapie empfohlen wird:

- Akute Hepatitis A: keine antivirale Therapie verfügbar
- Akute Hepatitis B: bei schwerem Verlauf Lamivudin, Tenofovir oder Entecavir
- Akute Hepatitis C: bei schwerem Verlauf Velpatasvir/Sofosbuvir oder Glecaprevir/Pibrentasvir
- Akute HDV-Superinfektion: eventuell Therapie mit Bulevirtide
- Akute Hepatitis E: wenn möglich, immunsuppressive Therapie reduzieren
- Herpes simplex: Aciclovir
- Zytomegalievirus: Ganciclovir oder Maribavir

Chronische Virushepatitis

Da bei chronischer Virushepatitis die immunologische Kontrolle der Virusreplikation versagt, sollte bei Patienten mit einer chronischen Virushepatitis auf Vorliegen einer Firbose als Folge eines progressiven Erkrankungsverlauf untersucht werden.

Weitere Therapieindikationen für eine Therapie bei chronischer Hepatitis sind die Prävention der Übertragung oder auch extrahepatische Krankheitsmanifestationen viraler Hepatitis.

Hepatitis B Bei chronischer Hepatitis B kann eine Therapie mit **pegyliertem Interferon** für 48 Wochen zu einer anhaltenden Suppression der Virusreplikation führen. Die Wirksamkeit dieser Therapie ist begrenzt und die Behandlung ist nebenwirkungsreich bzw. bei Zirrhose und in der Schwangerschaft kontraindiziert.

Keine der aktuell verfügbaren Therapien kann HBV eliminieren, sodass ohne Änderung der Immunitätslage (z. B. Absetzen einer immunsuppressiven Therapie) eine einmal begonnene Therapie dauerhaft (meist lebenslang) fortgeführt werden muss. Die Indikationen für eine medikamentöse Therapie sind die chronische Hepatitis B (HBe-Antigen-positiv und HBe-Antigen-negativ) oder jede HBV-Infektion mit nachweisbarer HBV-DNA, wenn der Patient eine Zirrhose hat. Für die medikamentöse Therapie der chronischen Hepatitis B können die **HBV-Polymeraseinhibitoren** (z. B. Tenofovir-Disoproxilfumarat, Tenofovir-Alafenamid oder Entecavir) eingesetzt werden. Eine weitere Therapieindikation ist die Prophylaxe einer akuten Hepatitis B bei Patienten mit chronischer HBV-Infektion, die immunsupprimiert sind (insbesondere bei einer Therapie mit Rituximab). Die Behandlung kann nur abgesetzt werden, wenn es zu einer HBs-Antigen-Serokonversion mit Ausbildung von Anti-HBs-Antikörpern kommt. Neue Behandlungskonzepte, die die Struktur oder Funktion des Core-Antigens stören, sind in Entwicklung.

Hepatitis delta Für eine Therapie einer chronischen Hepatitis delta steht aktuell eine Behandlung mit Bulevirtide als Monotherapie oder in Kombination mit pegyliertem Interferon zur Verfügung.

Hepatitis C Für die Therapie der chronischen Hepatitis C stehen hocheffektive medikamentöse Behandlungsoptionen zur Verfügung. Da auch eine chronische HCV durch eine medikamentöse Therapie eliminiert werden kann, wird bei jedem Patienten mit chronischer HCV-Infektion unabhängig vom Schweregrad der Leberschädigung eine antivirale Therapie empfohlen. Für die Behandlung stehen **Inhibitoren der HCV-Protease,** der **RNA-abhängigen Polymerase** und des **nichtstrukturellen Proteins 5A (NS5A)** zur Verfügung. Durch eine Kombination eines NS5A-Inhibitors mit einem Polymeraseinhibitor oder einem Proteaseinhibitor kann durch eine 8- bis 12-wöchige Therapie nicht nur die Virusreplikation unterdrückt, sondern auch eine komplette Viruselimination bei > 95 % der Patienten erzielt werden. Bei Therapieversagen wird eine Behandlung mit einer Dreierkombination als Reservetherapie empfohlen.

Hepatitis E Bei chronischer Hepatitis E sollte, wenn möglich, eine immunsuppressive Behandlung reduziert werden. Wenn dies nicht möglich oder nicht erfolgreich ist, kann eine Behandlung mit **Ribavirin** versucht werden.

Komplikationen

Das Risiko für einen schweren Verlauf einer akuten viralen Hepatitis bis zum **akuten Leberversagen** steigt mit dem Lebensalter zum Zeitpunkt der Infektion. Patienten mit Fibrose oder Zirrhose haben ebenfalls ein erhöhtes Risiko für ein durch eine akute virale Hepatitis induziertes Leberversagen. Daher wird auch allen Patienten mit Zirrhose eine Immunisierung gegen HAV und HBV empfohlen, sofern die Serologie negativ ist. Bei vorgeschädigter Leber kann eine Hepatitis A auch prolongiert verlaufen.

Bei allen chronischen viralen Hepatitiden besteht ein Risiko für eine **progrediente Fibrose oder Zirrhose** mit Komplikationen der Zirrhose (portale Hypertension und HCC). Bei chronischer Hepatitis B besteht auch ohne Zirrhose ein Risiko für ein HCC, weshalb bei chronischer Hepatitis B und anderen Risikofaktoren (männliches Geschlecht, Alter, positive Familienanamnese für HCC) empfohlen wird, alle 6 Monate ein HCC-Screening mittels abdomineller Sonografie durchzuführen.

Bei Hepatitis B und Hepatitis C besteht auch ein erhöhtes Risiko für Kryoglobulinämie und Vaskulitis und somit auch ein erhöhtes **kardiovaskuläres Risiko** mit häufigeren Herzinfarkten, Schlaganfällen und chronischer Niereninsuffizienz und Glomerulonephritis.

Komplikationen einer HEV-Infektion sind **neurologische Erkrankungen.** HEV-Genotyp 3 führt aber häufig auch zu neurologischen Erkrankungen ohne Hepatitis wie z. B. Guillain-Barré-Syndrom oder dem Parsonage-Turner-Syndrom.

Prophylaxe

Die Infektion mit fäkal-oral übertragbaren Hepatitisviren (HAV und HEV) kann durch **Hygienemaßnahmen** verhindert werden.

Hepatitis A Bei Hepatitis-A-Ausbrüchen sollte eine **Riegelungsimpfung** als aktive Immunisierung von Kontaktpersonen erfolgen. Zur Prophylaxe einer Hepatitis A steht auch eine passive Impfung zur Verfügung, die dann eingesetzt wird, wenn zwischen Impfung und Expositionsrisiko weniger als 2 Wochen Zeit zur Verfügung stehen. Es kann eine allgemeine Empfehlung zur HAV-Impfung abgegeben werden. Von Gesundheitsbehörden wird eine aktive Impfung für Risikogruppen wie z. B. medizinisches Personal, Heimbewohner oder Kanalarbeiter ausdrücklich empfohlen.

Hepatitis B Auch zur Prophylaxe einer HBV-Infektion steht ein Impfstoff zur Verfügung. Die **universelle HBV-Impfung** hat zu einem deutlichen Rückgang der der HBV-Prävalenz und auch zu einer Abnahme der HCC-Inzidenz geführt. Für die Hepatitis B gibt es eine allgemeine Impfempfehlung der WHO. Das heißt, dass alle Menschen gegen Hepatitis B geimpft werden sollten. Für Risikogruppen sollte der Impfschutz durch Bestimmung des Anti-HBs-Titers überprüft werden und im Bedarfsfall eine Nachimmunisierung erfolgen. Um das Risiko für eine Übertragung von HBV von der Mutter auf das Kind bei der Geburt zu minimieren, sollte bei Schwangeren mit chronischer HBV-Infektion im 3. Trimenon eine antivirale Therapie erfolgen. Zusätzlich sollen Neugeborene von HBV-positiven Müttern unmittelbar nach der Geburt aktiv und passiv immunisiert werden. Da HBV auch sexuell übertragbar ist, sollten Sexualpartner von HBV-Infizierten immunisiert oder die sexuelle Übertragung durch Barieremethoden verhindert werden.

Hepatitis C Für die Prophylaxe einer HCV-Infektion werden Blutprodukte getestet und Menschen, die i. v. Drogen konsumieren, sollen bei Abhängigkeit, einem Entwöhnungs- bzw. Opiat-Substitutionsprogramm mit Gelegenheit zum Nadeltausch versorgt werden und Informationen über saubere i. v. Injektionspraxis erhalten, um das Infektionsrisiko gering zu halten.

HBV, HCV und HIV sind durch direkten Blutkontakt übertragbar. HBV und HIV sind auch sexuell übertragbar, sodass bei Verdacht auf eine der drei Viruserkrankungen und speziell bei Risikogruppen jeweils alle auch eine Infektion mit allen drei Viren getestet werden sollte.

Prognose

Die Prognose einer akuten viralen Hepatitis wird durch den Verlauf und assoziierte Komplikationen bestimmt. Bei einem durch akute virale Hepatitis induzierten akuten Leberversagen sollten Patienten frühzeitig in ein **Transplantationszentrum** transferiert werden. Die Prognose hängt vom Stadium des Leberversagens ab (→ Kap. 44). Bei akuter Hepatitis A ohne Leberversagen ist die Prognose gut und nach Ausheilen der akuten Hepatitis B besteht lebenslange Immunität. Die Prognose einer chronischen Hepatitis hängt vom **Stadium der Fibrose bzw. Zirrhose** ab. Ohne Fibrose, Zirrhose oder extrahepatische Manifestationen (z. B. Vaskulitis) ist die Prognose einer chronischen viralen Hepatitis gut, aber das Risiko für die Entwicklung einer Fibrose oder Zirrhose steigt mit zunehmendem Lebensalter. Daher sollte jeder Patient mit chronischer viraler Hepatitis antiviral behandelt werden. Bei HBV-Infektion wird das Komplikationsrisiko auch durch die HBV-Viruslast bestimmt. Patienten mit < 2.000 IU/ml HBV-DNA ohne Hepatitis oder Fibrose in Leberbiopsie haben kein erhöhtes Risiko für ein Leberzellkarzinom oder eine Zirrhose und müssen daher nicht sofort behandelt werden. Ein Prozent dieser Patienten pro Jahr verliert spontan HBs-Antigen im Serum und serokonvertiert zu positiven anti-HBs-Antikörpern.

Zusammenfassung

- Akute virale Hepatitiden können durch Hepatitisviren (A, B, C, D, E) oder nicht-hepatotrophe Viren (Herpes simplex, Varizella-Zoster-, Epstein-Barr-Virus, Zytomegalievirus oder Parvovirus B19) ausgelöst werden.
- Jede akute Virushepatitis kann ein akutes Leberversagen auslösen. Das Risiko für einen schweren Verlauf steigt mit dem Lebensalter.
- Impfung schützt vor akuter Hepatitis A und HBV-Infektionen.
- HAV und HEV werden enteral, HBV, HCV und HDV parenteral und HBV auch durch Sexualkontakte übertragen.
- Chronische Virushepatitiden können zu Fibrose, Zirrhose und Leberzellkarzinom (HCC) führen.
- Für die chronische Hepatitis B, C und D sind effektive und nebenwirkungsarme antivirale Therapien verfügbar, die bei chronischer Hepatitis B meist lebenslang, bei Hepatitis C nur zeitlich begrenzt durchgeführt werden müssen.

Definition

Zu den häufigeren genetischen Lebererkrankungen im Erwachsenenalter zählen die Eisenspeicherkrankheit (Hämochromatose), die Kupferspeicherkrankheit (Morbus Wilson) sowie der Alpha-1-Antitrypsinmangel (A1ATM) (→ Tab. 47.1). Die Liste der selteneren genetischen Erkrankungen, die die Leber betreffen, ist lang. Schwere Manifestationsformen dieser Erkrankungen werden meist aber nicht ausschließlich im Kindesalter diagnostiziert. Monogene Erkrankungen, die sich primär mit einer Lebersteatose manifestieren, wurden im → Kap. 45 (Lebersteatose) vorgestellt. Zu den genetischen Lebererkrankungen, die in diesem Kapitel abgehandelt werden, zählen auch genetische Cholestasesyndrome, Bilirubinstoffwechselstörungen und hepatische Porphyrien, die wie andere genetische Lebererkrankungen auch erst im Erwachsenenalter erstdiagnostiziert werden können.

Epidemiologie

Die in Europa häufigsten genetisch bedingten Lebererkrankungen sind die Hämochromatose mit einer Prävalenz von 1:1.000 in der Allgemeinbevölkerung, der A1ATM mit einer Prävalenz von ca. 1:2.500 und der Morbus Wilson mit einer Prävalenz von 1:30.000. Häufiger sind lediglich Varianten im UGT1A1-Promoter, die ein Gilbert-Syndrom (früher Morbus Gilbert-Meulengracht) verursachen. Diese Veränderung ist aber lediglich mit erhöhten Bilirubinkonzentrationen, nicht aber mit einem erhöhten Krankheitsrisiko assoziiert. Andere genetische Lebererkrankungen haben wahrscheinlicher eine geringere Prävalenz als 1:50.000.

Diagnostik

Durch eine gezielte genetische Testung kann das Risiko für genetische Lebererkrankungen bereits vor deren Manifestation abgeschätzt werden. Die Diagnose genetischer Erkrankungen beruht auf der klinischen Symptomatik, Laborbefunden, den Ergebnissen bildgebender Untersuchungen und gegebenenfalls den Untersuchungsergebnissen einer Leberbiopsie.

Hämochromatose

Klinik

Typische Symptome bei Hämochromatose sind Müdigkeit, braungraue Hautverfärbungen und Gelenkschmerzen. Männer sind 4-mal häufiger als Frauen von einer Hämochromatose betroffen. In fortgeschrittenen Stadien kann sich eine Hämochromatose klinisch mit den Symptomen einer Zirrhose manifestieren. Eine weitere klinische Manifestation ist die Hämochromatose-Arthropathie mit Gelenksschwellungen und Knorpelverkalkungen (→ Abb. 47.1), die typischerweise die Fingergrundgelenke (Metakarpophalangealgelenke) des 2. und 3. Fingers oder die Handgelenke betreffen. Zusätzlich können die große Gelenke (Hüfte, Knie, Sprunggelenk oder Schulter) betroffen sein, was zu einem vorzeitigen Gelenksersatz führen kann. Wegen Eisenablagerungen in den endokrinen Organen können bei Hämochromatose auch Diabetes, hypogonadotropher Hypogonadismus und Nebenniereninsuffizienz auftreten. Wegen der Eiseneinlagerungen im Myokard können betroffene Patienten auch eine Hämochromatose-Kardiomyopathie entwickeln. Endokrine Manifestationen und Kardiomyopathie treten meist bei schweren Hämochromatose-Varianten auf, die sich im Kinder- und Jugendalter primär als dekompensierte Herzinsuffizienz, sekundäre Amenorrhö oder dekompensierte Zirrhose präsentieren können **(juvenile Hämochromatose).**

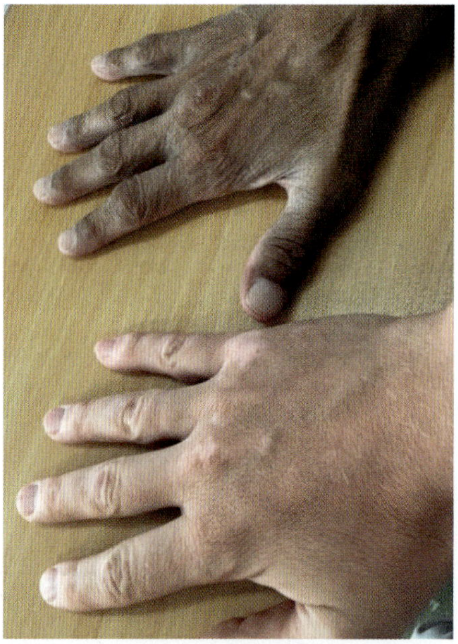

Abb. 47.1 Hämochromatose-Arthropathie [P773]

Diagnostik

Die Diagnose einer Hämochromatose beruht auf einer erhöhten Transferrinsättigung und dem Nachweis einer krankheitsassoziierten Genvariante. In Nord- und Mitteleuropa sind ca. 85 % aller Patienten mit der klinischen und laborchemischen Diagnose einer Hämochromatose homozygot für die sog. p.Cys282Tyr-Variante im HFE-Gen. Bei Patienten mit einer Compound-Heterozygotie im HFE-Gen für p.Cys282Tyr/p.His63Arg reicht dieser Genotyp allein nicht für die Diagnose einer Hämochromatose aus. Diese Patienten haben durch diesen Genotyp allein kein erhöhtes Risiko für die Entwicklung einer Lebererkrankung. Wenn bei Patienten mit diesem Genotyp eine manifeste Hämochromatose mit signifikanter Eisenüberladung besteht, müssen weitere Untersuchungen durchgeführt werden. Der Algorithmus zur Abklärung einer Hämochromatose ist in → Abb. 47.2 zusammengefasst.
Eine juvenile Hämochromatose folgt ebenfalls einer autosomal-rezessiven Vererbung und kann bei pathogenen Mutationen in den Genen für TFR2, HJV oder HAMP auftreten. Der Schweregrad einer Hämochromatose kann durch die Konzentration von Ferritin im Serum abgeschätzt werden. Da die Höhe

Tab. 47.1 Auswahl der häufigsten metabolischen Lebererkrankungen und deren krankheitsassoziierten Gene (* Die Differenz zwischen Frequenz pathogener Genotypen und Prävalenz der Erkrankung ist durch die inkomplette Penetranz der Erkrankung bedingt.)

Erkrankung	Häufigste krankheitsassoziierte Gene	Häufigste pathogene Varianten	Pathogene Genotypen-Frequenz*	Prävalenz Erkrankung*
Hämochromatose	HFE, SLC40A1, HAMP, TFR2, HJV	p.Cys282Tyr	1:625	1:1.000
A1ATM	SERPINA1	p.Glu366Lys p.Glu288Val	ca. 1:2.500	1:20.000 für Lebererkrankung
Morbus Wilson	ATP7B	p.His1068Gln	1:4.000	1:30.000
Morbus Gilbert-Meulengracht	UGT1A1	c.-53(TA)7TAA	1:10	1:25
Genetische Cholestasesyndrome	ABCB4, ABCB11, ABCG5, ABCG8, NR1H1	Verschiedene Varianten	Unbekannt, Wahrscheinlichkeit < 1:5.000	Unbekannt
Akute hepatische Porphyrien	HMBS, CPOX, PPOX	Verschiedene Varianten	1:1.600	1:75.000
CESD	LIPA	Verschiedene Varianten	1:177.000	1:177.000

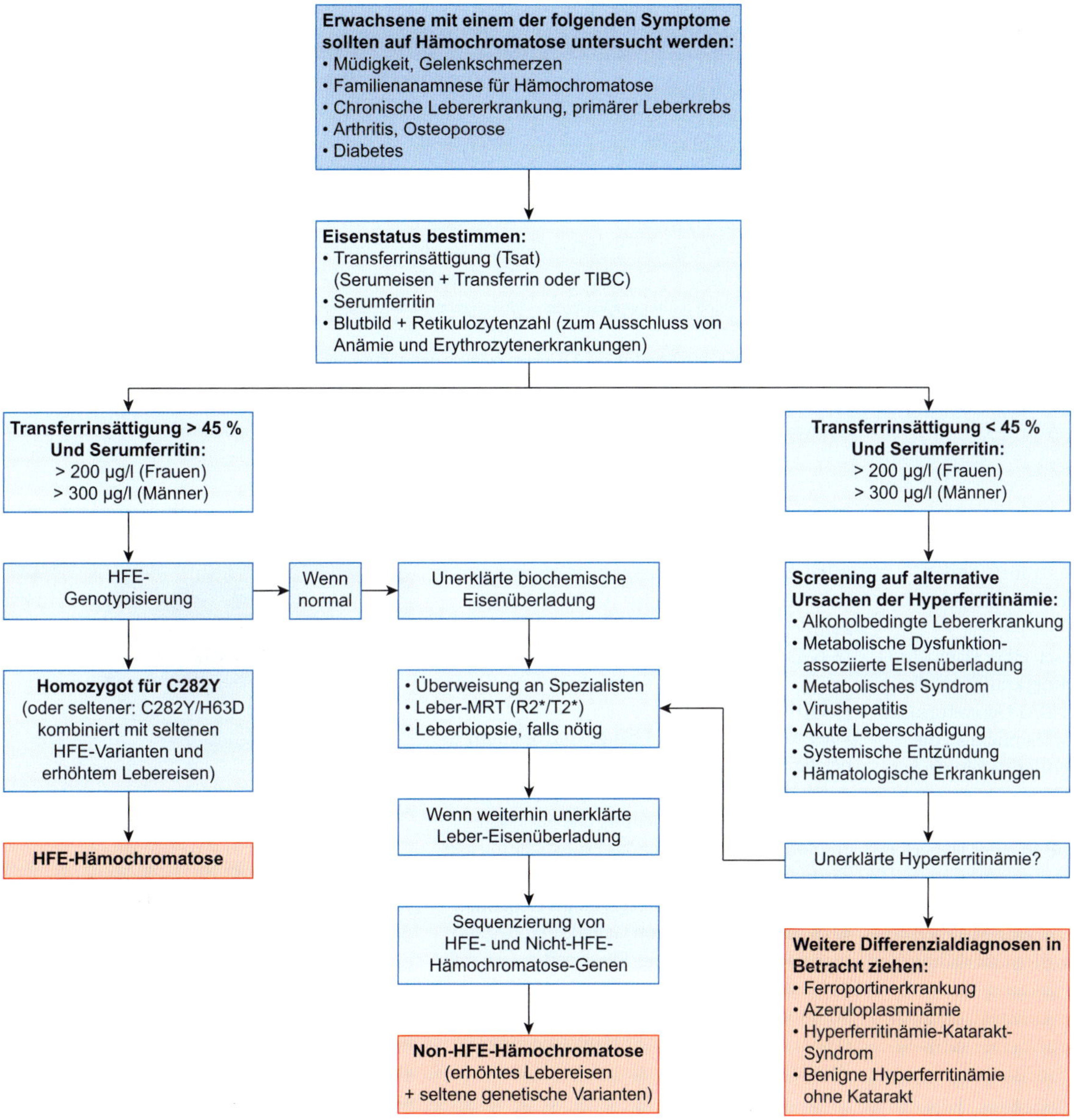

Abb. 47.2 Algorithmus zur Abklärung einer Hämochromatose [L231]

der Ferritinkonzentration nicht nur durch die Eisenkonzentration bestimmt wird, sondern auch bei metabolischem Syndrom oder bei Entzündungen erhöht ist, kann der Schweregrad einer Eisenüberladung nicht invasiv mittels Magnetresonanztomografie (MRT) bestimmt werden. Eine MRT mit bestimmten Sequenzen – der sog. R2*-Relaxationszeitbestimmung – erlaubt eine Quantifizierung von Eisen in Leber, Milz, Pankreas und Herz. Diese Methode eignet sich daher zur Diagnose, Bestimmung des Schweregrads und Differenzialdiagnose bei Hämochromatose. Für eine Hämochromatose typische Befunde im MRT sind eine erhöhte Eisenkonzentration in der Leber (R2* > 70 Hertz, entsprechend einer Eisenkonzentration von > 37 µmol/g Lebertrockengewicht) bei normaler Eisenkonzentration in der Milz (R2* < 60 Hertz). Bei schwerer Eisenüberladung können auch die Eisenkonzentration in der Milz, im Pankreas und im Herzen erhöht sein.

Bei unklaren Fällen kann auch eine invasive Abklärung mittels Leberbiopsie erfolgen. Der Nachweis von Eisen in Hepatozyten bei der Eisenfärbung (→ Abb. 47.3) bzw. bei Nachweis einer Eisenkonzentration vom > 36 µmol/g Lebertrockengewicht bei der chemischen Gewebsanalyse sind hinweisend auf eine Hämochromatose.

Da eine Eisenüberladung bei Hämochromatose mit eine progrediente Fibrose verursacht, sollte bei allen Patienten mit Hämochromatose auch eine Bestimmung des Fibrosestadiums mittels Fib-4 Score, Sonografie und ggf. Elastografie oder Leberbiopsie erfolgen.

Differenzialdiagnosen

Differenzialdiagnostisch unterscheidet sich eine Hämochromatose von anderen

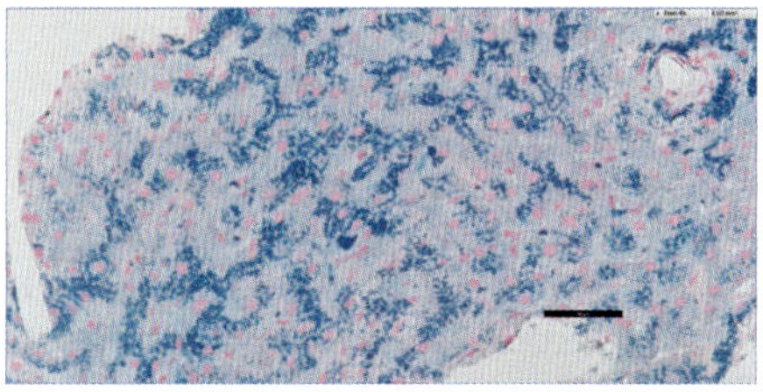

Abb. 47.3 Intrazellulär in den Hepatozyten blau angefärbtes und eingelagertes Eisen bei Hämochromatose (Berliner Blau Färbung) [P773]

Erkrankungen, die eine Hyperferritinämie verursachen, vor allem durch die erhöhte Transferrinsättigung. Wenn eine erhöhte Transferrinsättiung vorliegt und der HFE-Gentest keine Homozygotie für p.Cys282Tyr ergibt, sollte daher eine MRT erfolgen. Der Nachweis einer vermehrten Eisenspeicherung in der Leber (MRT: R2*-Relaxationsfrequenz

Tab. 47.2 Leipzig Score (Ferenci Score) [F1226-001]

	–1 Punkt	0 Punkte	1 Punkt	2 Punkte
Neurologische Symptome oder typisches MRT		Keine	Milde/atypische Symptome	Schwere/typische Symptome
Kayser-Fleischer-Kornealring (→ Abb. 47.4)		Keiner		Nachweisbar
Caeruloplasmin im Serum		> 20 mg/dl	10–20 mg/dl	< 10 mg/dl
Coombs-negative hämolytische Anämie		Nicht vorhanden		Vorhanden
24-Stunden-Harnkupfer-Ausscheidung		< 1,6 mmol/24 h < 100 µg/24 h	1,6–3,2 mmol/24 h 100–200 µg/d	> 3,2 mmol/24 h > 200 µg/d**
Leberkupfer	< 0,8 mmol/g* < 50 µg/g		0,8–4 mmol/g 50–250 µg/g	> 4 mmol/g > 250 µg/g
ATP7B-Genetik		Keine pathogene Variante	Pathogene Variante auf einem Allel	Pathogene Varianten auf beiden Allelen

Bei einem Score von ≤ 2 Punkten ist die Diagnose eines Morbus Wilson unwahrscheinlich, bei 3 Punkten möglich und sollte durch weitere Tests evaluiert werden. Bei ≥ 4 Punkten ist die Diagnose etabliert.

* Bei einem Leberkupfer von < 0,8 mmol/l wird 1 Score-Punkt abgezogen, weil die Diagnose eines Morbus Wilson bei einer normalen Leberkupfer-Konzentration unwahrscheinlich ist.
** Auch ein Anstieg des Harnkupfers auf > 4 mmol/24 h nach D-Penicillamin ergibt 2 Punkte.

> 70 Hertz) bestätigt eine Non-HFE Hämochromatose, wenn keine Anämie mit Eisenüberladung und keine Bluttransfusionen bzw. Eiseninfusionen in der Vergangenheit durchgeführt wurden.
Seltene Differenzialdiagnosen einer Hämochromatose sind die Ferroportinerkrankung, die durch Mutationen im SLC40A1 Gen verursacht werden, und die Acaeruloplasminämie, die durch Mutationen im Caeruloplasmingen verursacht wird. Bei beiden Erkrankungen ist die Transferrinsättigung typischerweise normal.
Häufige Erkrankungen, die zu einer Hyperferritinämie ohne Eisenüberladung führen, sind Entzündungen, Malignome und vor allem das Metabolische Syndrom bzw. eine MASLD. Andere Ursachen für eine Eisenüberladung sind wiederholte Eiseninfusionen, Transfusionen und angeborene Anämien, die auch ohne Transfusionen aufgrund einer vermehrten Eisenaufnahme aus dem Darm zu einer Eisenüberladung führen können.

Therapie

Die Therapie der Hämochromatose mit Eisenüberladung ist der **Aderlass,** der als Induktions- und Erhaltungstherapie durchgeführt werden soll. Durch wöchentliche bis 14-tägige Entnahme von ca. 500 ml Vollblut kann Speichereisen aus dem Körper entfernt werden. Sobald ein grenzwertiger Eisenmangel induziert wurde, indem die Ferritinkonzentration auf < 50 µg/l und Transferrinsättigung auf < 50 % sinken, ist die Induktionsphase abgeschlossen.
Vor dem Aderlass muss immer eine Bestimmung der Hämoglobinkonzentration erfolgen und der Aderlass darf nur bei normaler Hämoglobinkonzentration durchgeführt werden. In der Erhaltungsphase sollen durch wiederholte Aderlässe in individuell zu bestimmenden Intervallen (typisch 2- bis 6-mal/Jahr) die Ferritinkonzentration < 100 ng/ml und die Transferrinsättigung dauerhaft im Normbereich gehalten werden.
Bei juveniler Hämochromatose oder Unverträglichkeit des Aderlasses bzw. ungenügendem Venenstatus für eine Aderlasstherapie kann eine Therapie mit einem Eisenchelator (z. B. Deferasirox) erwogen werden.

Prognose

Die Prognose einer HH hängt vom Stadium bei der Erstdiagnose ab und wird bei Zirrhose durch diese bestimmt. Bei Zirrhose wird eine HCC-Vorsorgeuntersuchung alle 6 Monate empfohlen. Fibrose oder das Frühstadium einer Zirrhose können diese durch eine konsequente Aderlasstherapie reversibel sein. Im Gegensatz dazu ist die Prognose von Gelenksmanifestationen einer HH ungünstig. Diese verbessern sich nicht durch Aderlässe, sondern können nur symptomatisch bzw. durch chirurgischen Ersatz großer Gelenke mittels Implantation einer Prothese behandelt werden.

Prävention

Zur Prävention einer Hämochromatose wird die konsequente Therapie anderer Risikofaktoren, wie z. B. eines erhöhten Alkoholkonsums oder einer chronischen Virushepatitis, empfohlen. Zusätzlich kann durch den Konsum von Tee und eine Reduktion des Konsums von Fleisch die Eisenaufnahme aus dem Darm reduziert werden. Zur Früherkennung soll auch die Untersuchung von Geschwistern und Kindern von Patienten mit Hämochromatose im Rahmen eines Familienscreenings empfohlen werden. Bei Nachweis eines krankheitsassoziierten HFE-Genotyps (Homozygotie für die p.Cys282Tyr Mutation) und normalen Serum Eisenparametern sollte eine Kontrolle der Eisenparameter im Verlauf erfolgen.

Morbus Wilson

Die **Kupferspeicherkrankheit** (Morbus Wilson) ist eine autosomal-rezessive Störung des Kupferstoffwechsels, die durch eine Akkumulation von Kupfer in der Leber und den Basalganglien im Gehirn zu Lebererkrankung und neurologischen Krankheitsmanifestationen führt.

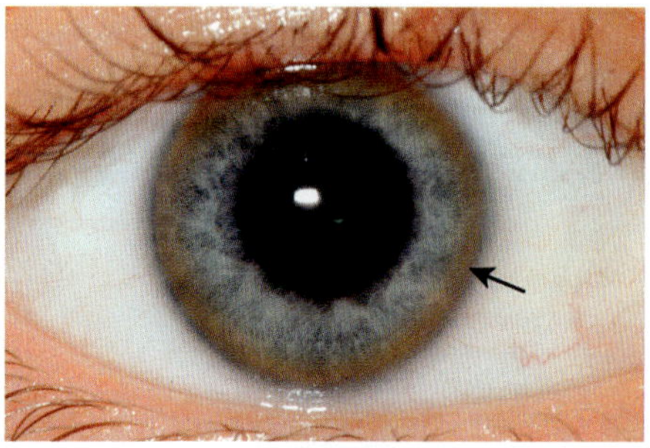

Abb. 47.4 Kayser-Fleischer-Kornealring [E396]

Klinik

Patienten mit Morbus Wilson können sich klinisch entweder mit primär hepatischen oder primär neurologischen Symptomen präsentieren. Als genetische Lebererkrankung kann die Diagnose eines Morbus Wilson auch vor dem Auftreten von Symptomen gestellt werden. Hepatische Krankheitsmanifestationen sind erhöhte Transaminasen, Fibrose, Zirrhose, akutes oder Akut-auf-chronisches Leberversagen und selten ein Leberzellkarzinom. Typische neurologische Symptome bei Morbus Wilson sind extrapyramidal-motorische Bewegungsstörungen mit grobschlägigem Tremor (wing-beat Tremor), Dystonie, Gang- und Sprach- und Schluckstörung sowie vermehrtem Speichelfluss. Die Impulskontrollstörung zählt zu den psychiatrischen Krankheitsmanifestationen eines Morbus Wilson.

Diagnostik

Die Diagnose eines Morbus Wilson basiert auf dem **Ferenci Score (oder Leipzig Score)** (→ Tab. 47.2).

Neben den Befunden, die im Leipzig Score gelistet sind, können bei Morbus Wilson auch erhöhte Transaminasen und andere Zeichen der chronischen Lebererkrankung wie z. B. eine Gerinnungsstörung, eine Thrombopenie oder eine Hyperbilirubinämie vorliegen. Ein für einen Morbus Wilson typischer Befund ist eine niedrig normale oder verminderte Alkalische Phosphatase. Neuroradiologisch zeigt sich bei der MRT-Untersuchung des Gehirns bei Patienten mit Morbus Wilson eine Volumenminderung der Basalganglien (→ Abb. 47.5).

Tab. 47.3 Modifizierter King's College Prognose Score bei akutem Leberversagen durch Mb Wilson. Ab einem Score von > 11 Punkten sollte eine akute Lebertransplantation durch geführt werden [F813-008]

Punkte	1	2	3	4
Serum Bilirubin (mg/dl)	5,8–8,8 (100–150 µM)	8,9–11,7 (151–200 µM)	9–17,5 (201–300 µM)	> 17,5 (> 300 µM)
AST (IU/l)	100–150	151–300	301–400	> 400
INR	1,3–1,6	1,7–1,9	2,0–2,4	> 2,4
Leukozyten (10^9/l)	6,8–8,3	8,4–10,3	10,4–15,3	> 15,3
Albumin (g/l)	34–44	25–33	21–24	< 21

Differenzialdiagnosen

In Abhängigkeit von der klinischen Präsentation bzw. je nach Hauptbefund, der zum Verdacht auf Morbus Wilson führt, kommen unterschiedliche Differenzialdiagnosen infrage. Bei vermindertem Caeruloplasmin kann ein Kupfermangel durch Malabsorptionssyndrome wie z. B. Zöliakie oder chronische Zinkingestion erwogen werden. Eine genetische Ursache für fehlendes Caeruloplasmin im Plasma ist die Acaeruloplasminämie, die auch mit neurologischer Symptomatik assoziiert ist.

Die Differenzialdiagnosen bei erhöhtem Harnkupfer sind eine Leberzellnekrose, cholestatische Lebererkrankungen und eine Kontamination des Sammelgefäßes, weshalb für die Untersuchung der 24-h-Harnkupferausscheidung spezielle Sammelgefäße verwendet werden sollten. Bei cholestatischen Lebererkrankungen anderer Genese kann die Leberkupferkonzentration ebenfalls erhöht sein. Selten kann es auch bei Primär Biliärer Cholangitis zum Auftreten eines Kayser-Fleischer-Rings kommen.

Für die Differenzialdiagnose eines Morbus Wilson mit akutem Leberversagen oder Zirrhose siehe → Kap. 44 und → Kap. 49.

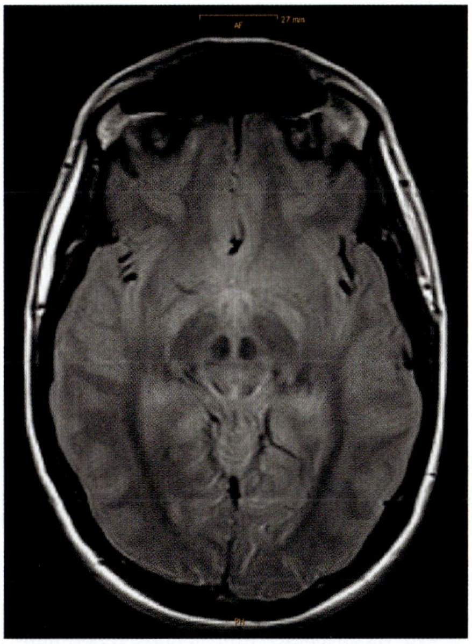

Abb. 47.5 MRT bei Morbus Wilson: Die Signalverteilung der Basalganglien in der zerebralen MRT-Untersuchung bei Patienten mit Morbus Wilson erinnert an das Gesicht einen Pandabären und wird daher als *face of the giant panda sign* bezeichnet. [P773]

Therapie

Die Therapie des Morbus Wilson ist stadienabhängig. In frühen Erkrankungsstadien wird eine Behandlung mit einem Kupferchelator-D-Penicillamin oder Trientene empfohlen. Beide Therapien sollten mit Vitamin-B-Komplex kombiniert werden. Eine Behandlungsalternative sind Zinksalze, die im Gegensatz zu Kupferchelatoren bei neurologischer Symptomatik besser verträglich sind. Bei akutem Leberversagen oder dekompensierter Zirrhose kann eine Lebertransplantation indiziert sein. Bei Coombs-negativer hämolytischer Anämie und im akuten Leberversagen ist eine Plasmapherese indiziert.

Prognose

Bei Therapiebeginn in frühen Stadien, ohne neurologische Symptomatik und bei gutem Ansprechen auf die Therapie (Normalisierung der Transaminasen), ist die Prognose gut. Bei neurologischer Symptomatik kann durch die Therapie ein weiteres Fortschreiten verhindert werden, aber neurologische Symptome sind selten reversibel. Zu Beginn der medikamentösen Therapie kann es zu einer vorübergehenden Verschlechterung der Symptome kommen. Eine Lebertransplantation heilt den biochemischen Defekt und die Lebererkrankung und ist bei Patienten mit dekompensierter Zirrhose oder Leberzellkarzinom in einem frühen Stadium indiziert.

Die neurologische Symptomatik verbessert oder stabilisiert sich bei ca. zwei Dritteln der Patienten durch eine Lebertransplantation. Daher kann eine Lebertransplantation auch aufgrund der neurologischen Symptomatik bei Patienten mit vergleichsweise frühem Stadium einer dekompensierten Zirrhose erwogen werden, wenn neurologische Symptome bestehen, die auf eine medikamentöse Therapie refraktär verlaufen.

Da die frühe Diagnose und der rasche Therapiebeginn also kritisch sind, wird bei Morbus Wilson wie bei Hämochromatose ein Familienscreening von Geschwistern und eventuell Kindern der Patienten empfohlen.

Patienten mit Morbus Wilson wird zusätzlich zur Therapie mit Kupferchelatoren oder Zinksalzen auch ein Verzicht auf kupferreiche Nahrung (Meeresfrüchte, Nüsse und Schokolade) empfohlen.

Für die Prognose und die Indikationsstellung zur Lebertransplantation bei Patienten mit akutem oder Akut-auf-chronischem Leberversagen wurde ein eigener prognostischer Score entwickelt. Ab einem Score von ≥ 11 Punkten sollte eine akute Lebertransplantation erwogen werden (→ Tab. 47.3).

Alpha-1-Antitrypsinmangel (A1ATM)

Alpha-1-Antitrypsinmangel (A1ATM) ist eine autosomal-rezessive Erkrankung, die Lungenemphysem, cholestatische Hepatitis bei Neugeborenen oder progressive Leberfibrose und Leberzirrhose bei Erwachsenen verursachen kann. Auch für heterozygote Anlageträger für A1ATM haben ein erhöhtes Risiko für eine Progression von Lebererkrankungen anderer Ätiologie.

Das Lungenemphysem entsteht bei A1ATM durch das Fehlen von A1AT im Plasma. Die Lebererkrankung entsteht durch die pathologische Speicherung von mutationsbedingt **fehlgefaltetem A1AT** in Hepatozyten. Daher sind nur bestimmte genetische Varianten, die A1ATM verursachen, mit Lebererkrankungen assoziiert – die häufigste dieser Varianten ist das Pi*Z-Allel.

Klinik

Klinische Symptome bei Patienten mit A1ATM sind Ausdruck eines fortgeschrittenen Erkrankungsstadiums. Typische Symptome sind Atemnot und Zeichen der dekompensierten Zirrhose wie Zunahme des Bauchumfangs, Beinödeme, Ikterus, Enzephalopathie und Ösophagusvarizenblutung. In frühen Stadien können erhöhte Transaminasen und Hinweise auf eine Leberfibrose auffallen. Neugeborene mit

A1ATM können sich mit einer cholestatischen Hepatitis präsentieren. Eine seltene klinische Manifestation des A1ATM ist eine Pannikulitis.

Diagnostik

Bei Verdacht auf einen A1ATM sollte die A1AT-Konzentration im Blut gemessen werden. Die Diagnose beruht entweder auf dem Nachweis von qualitativ verändertem A1AT. Historisch war die Methode der isoelektrischen Fokussierung die Methode zur qualitativen Untersuchung von A1AT, wobei das normale Protein als „Proteaseinhibitor M (Pi*M)“ bezeichnet wird. Das am häufigsten mit Lebererkrankung assoziierte Protein wird „Pi*Z“ genannt. Heute wird die Diagnose jedoch meist durch den Nachweis der ursächlichen Genvariante gestellt. Die Variante p.Glu366Lys im Gen SERPINA1 kodiert für Pi*Z. Die Variante p.Glu288Val kodiert für Pi*S, das allein nicht mit einem erhöhten Risiko für Lebererkrankung assoziiert ist, sondern nur in Compound-Heterozygotie mit dem Z-Allel. Der SERPINA1-Genotyp, der mit dem höchsten Risiko für eine Lebererkrankung bei AT1AM ist die Homozygotie für p.Glu366Lys (Pi*ZZ), gefolgt von der Compound-Heterozygotie für Pi*SZ. Histologisch finden sich bei A1ATM-assoziierter Lebererkrankung in der Periodic-Acid-Schiff (PAS)-Färbung positive Granula, die durch einen Verdau mit Diastase vor der Färbung nicht abgebaut werden (→ Abb. 47.6).

Therapie

Eine spezifische Therapie für A1ATM ist die *short-interfering-RNA (siRNA)*-Therapie mit Fazirsiran. Durch diese Therapie kann die Produktion von mutiertem A1AT blockiert werden. Diese Therapie ist in fortgeschrittenen Stadien der klinischen Entwicklung. Bei dekompensierter Zirrhose kann eine Lebertransplantation die Zirrhose und den genetischen Defekt in Hepatozyten heilen, was auch die weitere Progression einer Lungenerkrankung verhindert.

Prognose

Die Prognose eines A1ATM wird durch das Stadium und die Geschwindigkeit der Progression von Leber- und Lungenerkrankung bestimmt. Mit der potenziell zukünftigen Verfügbarkeit von kausalen Therapien werden die Frühdiagnose und ggf. präventive Therapie möglich. Da es aktuell keine solche Therapie gibt, spielt das Familienscreening beim A1ATM eine untergeordnete Rolle, weil die Empfehlung, nicht zu rauchen und auch Staubexposition sowie Passivrauchen zu meiden, nicht nur für Risikoallelträger, sondern im Sinne einer allgemeinen Gesundheitsvorsorge für alle Patienten empfohlen werden kann.

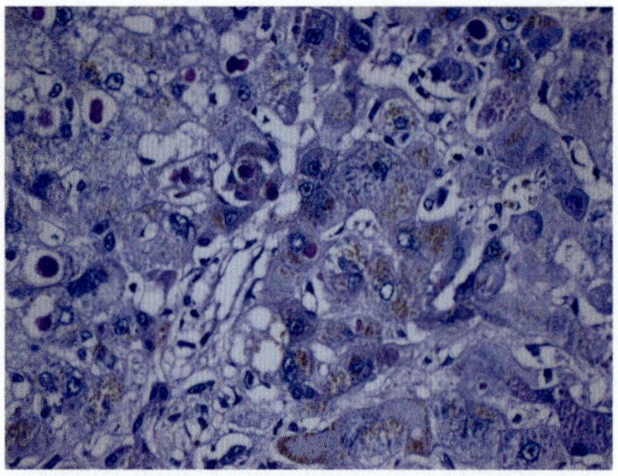

Abb. 47.6 Diastase-resistente PAS-positive Einschlüsse in Hepatozyten bei A1ATM [P773]

Genetische Cholestasesyndrome

Genetische Cholestasesyndrome sind hereditäre Lebererkrankungen, bei denen es zur Akkumulation von Gallensäuren und meist auch von konjugiertem Bilirubin in der Leber und in der systemischen Zirkulation kommt. Schwere Manifestationen dieser Erkrankungen werden bereits im Kindesalter symptomatisch. Aufgrund von Fortschritten in der genetischen Diagnostik werden mildere Verlaufsformen genetischer Cholestasesyndrome auch immer häufiger im Erwachsenenalter diagnostiziert. Heterozygote Analageträger dieser meist autosomal-rezessiv vererbten Erkrankungen können sich mit milder Erhöhung der alkalischen Phosphatase und der Transaminasen präsentieren. Andere klinische Formen manifestieren sich aber auch als vermehrte Gallensteinbildung, Schwangerschaftscholestase oder episodische Cholestase. Auch A1ATM kann sich als cholestatische Hepatitis präsentieren.

Klinik

Klinisch präsentieren sich genetische Cholestasesyndrome variabel, weshalb diese Erkrankungen als *Spectrum Disorders* gesehen werden. Das typische Leitsymptom einer Cholestase ist Hautjucken (Pruritus), das bei schweren Cholestasesyndromen die Lebensqualität extrem einschränkt. Weitere Symptome können Müdigkeit und Blutungsneigung sein.

Die wichtigsten Befunde sind Ikterus und eine erhöhte Alkalische Phosphatase (mit oder ohne Erhöhung der γ-GT). Bei schweren Verläufen kann es zur progressiven Fibrose und Zirrhose kommen. Andere Symptome sind Gallenkoliken, Gallensteinleiden mit rechtseitigem Oberbauchschmerz oder Cholangitis.

Diagnostik

Die Abklärung bei Cholestase sollte als Stufendiagnostik erfolgen (→ Abb. 47.7). Bei der ausführlichen Anamnese sollten auch die Vormedikation sowie die Frage nach der Einnahme von pflanzlichen Heilmitteln und Nahrungsergänzungsmitteln erhoben werden. Im nächsten Schritt sollte eine laborchemische Diagnostik mit Bestimmung von Bilirubin, AST, ALT γ-GT und Alkalischer Phosphatase sowie Gerinnungsparametern, Thrombozyten und Albumin zur Bestimmung des Schweregrads der Cholestase und zum Staging der Lebererkrankung erfolgen. Im zweiten Schritt sollte bei der Abklärung einer Cholestase eine Sonografie und ggf. eine MRCP erfolgen. Die differenzierte Labordiagnostik sollte AMA, Immunglobulin G – Subklasse 4 (IgG4), aber auch eine Hepatitisserologie, ANA und α1-Antitrypsin umfassen. Bei Unklarheit oder Verdacht auf eine medikamenteninduzierte Leberschädigung sollte auch eine Leberbiopsie erwogen werden.

Bei chronischer Cholestase ohne klare Ursache wird dann im Abklärungsalgorithmus auch eine genetische Testung empfohlen (→ Abb. 47.7). Hierbei sollten multiple Gene getestet werden. Die schweren Formen der mit rezessiven Mutationen im jeweiligen Gen verbundenen Erkrankungen können am besten beschrieben werden.

Die **Progressive familiäre intrahepatische Cholestase Typ 1 (PFIC1)** ist ein schweres meist progressiv verlaufendes genetisches Cholestasesyndrom. FIC1 kann durch Mutationen in den Genen ATP8B1, ABCB11, ABCB4, TJP2, FXR, MYO4B, USP53, PLECTIN und ABCC12 ausgelöst werden. Eine schubweise verlaufende Form der Cholestase, die **benigne rekurrente intrahepatische Cholestase (BRIC),** ist bei Patienten ebenfalls durch Mutationen in ATP8B1 und ABCB11 sowie bei Patienten mit Mutationen im ABCB4-Gen, das für das *multidrug resistance protein* 3 (MDR3) kodiert und Mutationen im für das *tight junction protein* 2 kodierende Gen TJP2 und im Gen USP53, das für die Ubiquitin-spezifische Peptidase 53 kodiert, hervorgerufen. Weitere klinische Manifestationsformen von genetischen Cholestasesyndromen sind die **Schwangerschaftscholestase (intrahepatic cholestasis of pregnancy – ICP).** Diese ist ebenfalls mit Mutationen in ABCB4 assoziiert. Ebenso ist die mit intrahepatischer Gallensteinbildung verbundene **low phosphatitdylcholine associated cholestasis – LPAC** auch durch Mutationen in ABCB4 ausgelöst. Eine genetisch bedingte Cholestase, die selten im Erwachsenenalter erstdiagnostiziert wird und histologisch durch Verlust von interlobulären Gallengängen (*bild*

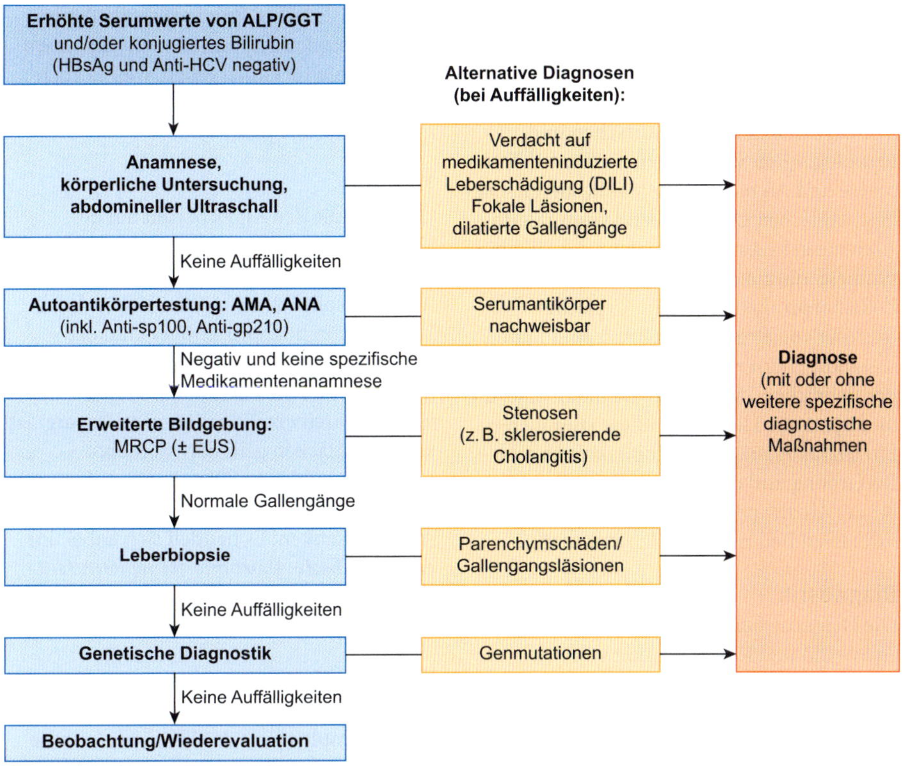

Abb. 47.7 Abklärungsalgorithmus bei chronischer Cholastase [L231]

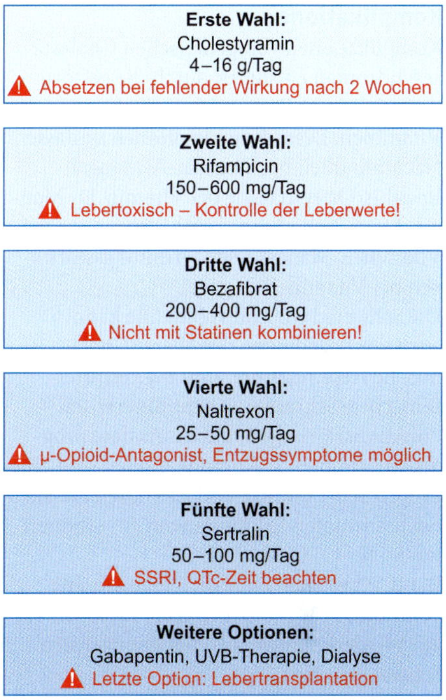

Abb. 47.8 Pruritustherapie [L231/P773]

duct paucity) charakterisiert ist, ist das **Alagille-Syndrom,** das durch pathogene Mutationen in JAG1 oder NOTCH verursacht wird. Auch Synthesestörungen der Gallensäuren **(Bile acid synthesis defects – BASD)** zählen zu den genetischen Cholestasesyndromen. Aufgrund der großen Zahl an Genen, die zu unterschiedlichen und überlappenden Cholestasesyndromen führen können, wird zur Abklärung eine Sequenzierung von multiplen Genen oder Whole-Exome- bzw. sogar eine Whole-Genome-Sequenzierung empfohlen.

Differenzialdiagnose

Für die Differenzialdiagnostik bedarf es einer differenzierten Anamnese, einer abdominellen Sonografie und Gallengangsdarstellung mittels MRCP und ggf. einer Leberbiopsie. Einerseits können bestimmte Medikamente (z. B. Clavulansäure) Cholestase auslösen, andererseits sind bestimmte Genvarianten mit einem erhöhten Cholestaserisiko verbunden, sodass die Abgrenzung zwischen genetischen Cholestasesyndromen und *drug-induced liver injury* (DILI) unscharf ist. Ebenso ist das Gallensteinleiden eine wichtige Differenzialdiagnose, wobei auch hier bestimmte Genvarianten zu Gallensteinbildung prädisponieren, sodass die Abgrenzung zu genetischen Cholestasesyndromen unscharf ist. Bei interhepatischen Gallensteinen sollte in jedem Falle eine Sequenzierung des ABCB4 Gens (MDR3) erfolgen.

Therapie

Für die Therapie von genetischen Cholestasesyndromen gibt es medikamentöse, interventionelle und chirurgische Behandlungsoptionen. Pruritus ist mitunter das schwerste Syndrom genetischer Cholestasesyndrome. Die Behandlung des Pruritus sollte nach einem Stufenplan erfolgen (→ Abb. 47.8).

Für die Therapie der Schwangerschaftscholestase sollte nur Ursodeoxycholsäure eingesetzt werden.

Für die Therapie des Pruritus bei anderen genetischen Cholestasesyndromen wird Bezafibrat als Erstlinientherapie für Erwachsene empfohlen. Bezafibrat wirkt über eine Aktivierung von allen drei bekannten Peroxisom-Proliferator-aktivierten Rezeptoren (PPAR-α, PPAR-β/δ, PPAR-γ), indem unter anderem die Neusynthese von Gallensäuren reduziert wird. Fenofibrat wirkt hingegen nur aktivierend auf PPAR-α und der kürzlich für die Therapie der PBC zugelassene selektive PPAR-β/δ Agonist Seladelpar wirkt insbesondere in Cholangiozyten. Der ebenfalls für die Therapie der PBC zugelassene duale PPAR-α/PPAR-β/δ Agonist Elafibranor wirkt sich ebenfalls auch über die erhöhte Produktion von Phospholipiden positiv auf die Zusammensetzung der Galle aus.

Bei schwereren Cholestasesyndromen kann eine Behandlung mit Rifampicin erwogen werden. Rifampicin wirkt ebenfalls über die Aktivierung eines Kernrezeptors, nämlich dem Pregana-X-Rezeptors (PXR), durch eine Hydroxylierung am 6. Kohlenstoffatom von Gallensäuren und eine vermehrte Ausscheidung von Gallensäuren über die Niere durch eine gesteigerte Sulfatierung.

Bei LPAC wird eine interventionelle Therapie von Gallensteinen und eine medikamentöse Therapie mit Ursodeoxycholsäure empfohlen. Bei bestimmten Störungen der Gallensäuresynthese kann mit einer Therapie mit Chenodeoxycholsäure eine klinische und biochemische Verbesserung erzielt werden.

Bei chronischer Cholestase sollten auch fettlösliche Vitamine substituiert werden.

Bei progredienter Fibrose oder medikamentös nicht beherrschbarer Cholestase kann neben Diversionsoperationen, bei denen der enterohepatische Kreislauf von Gallensäuren unterbrochen wird, eine Verbesserung erzielt werden. Durch die medikamentöse Therapie mit ilealen Gallensäuretransportern (IBAT-Inhibitoren) Odevixibat (zur Therapie von PFIC) und Maralixibat (zur Therapie von PFIC und Alagaille Syndrom) sind diese chirurgischen Therapien aber praktisch obsolet geworden.

Bei medikamentös und durch interventionelle Therapie nicht beherrschbaren Symptomen oder Zirrhose mit Dekompensation ist eine Lebertransplantation indiziert.

Komplikationen

Komplikationen von genetischen Cholestasesyndromen entstehen durch die gestörte Aufnahme von Fett und fettlöslichen Vitaminen. Diese Komplikationen umfassen Nachtblindheit bei Vitamin-A-Mangel, Rachitis/Osteomalazie bei Vitamin-D- Mangel, Muskelschwäche, Gefühlsstörungen bei Vitamin-E-Mangel und Gerinnungsstörungen bei Vitamin-K-Mangel.
Die schwere Hyperbilirubinämie kann auch zur Schädigung der Niere (Cholämische Nephropathie) und bei gestörter Blut-Hirn-Schranke zu zentralnervösen Funktionsstörungen führen. Andere prognosebestimmende Komplikationen sind eine progrediente Fibrose und Zirrhose bzw. auch bei bestimmten Erkrankungen ein erhöhtes Risiko für CCC oder HCC.
Bei ICP bestehen zusätzlich eine erhöhte Fehl- und Frühgeburtlichkeitsrate sowie ein Wiederholungsrisiko bei der nächsten Schwangerschaft.

Akute hepatische Porphyrien

Klinik

Zu den akuten hepatischen Porphyrien zählt die akute intermittierende Porphyrie, die Porphyria variegata und die hereditäre Koproporphyrie sowie die extrem seltene Doss-Prophyrie. Diese autosomal-dominant vererbbaren Lebererkrankungen können sich klinisch mit rezidivierenden **abdominellen Schmerzattacken,** psychiatrischen und neurologischen Symptomen bis hin zur Tetraparese und Atemlähmung manifestieren. Die biochemischen Ursachen sind verminderte Aktivitäten bestimmter Enzyme der Hämbiosynthese, die zur Anhäufung von toxischen Zwischenprodukten führen. Typische Auslöser von Prophyrieattacken sind Fastenzustände, endogene Hormone im Rahmen des weiblichen Zyklus oder Medikamente, die die hepatische Hämbiosynthese stimulieren. Ein charakteristischer Befund ist auch eine Rotfärbung und ein Nachdunkeln des Urins bei der Lichtexposition des Urins unter den oxidativen Bedingungen der Raumluft.

Diagnostik

Die Diagnose beruht auf dem Nachweis einer erhöhten Konzentration von Aminolävulinsäure und von Porphobilinogen im Spontanurin. Erhöhte Gesamtporphyrine sind ebenfalls häufig bei AHPs. Diese können aber unspezifisch auch bei anderen chronischen Lebererkrankungen erhöht sein. Ein weiterer typischer, aber nicht spezifischer Befund bei akuten Attacken ist eine Hyponatriämie. Erhöhte Prophyrinvorläufer im Harn müssen nicht immer mit Symptomen einer Porphyrie einhergehen, weil es auch asymptomatische Ausscheider (*asymptomatic high excreter*) gibt.

Therapie

Die Therapie der AHPs beruht auf der Vermeidung von Fastenzuständen und von medikamentösen Auslösern. Bei akuten Attacken sollte eine Kalorienzufuhr durch Infusion von hochprozentiger Glukose erfolgen, ein langsamer Ausgleich der Hyponatriämie und eine Schmerztherapie stattfinden. Durch eine Infusion von Hämarginat können Attacken gelindert werden.
Bei wiederholten Anfällen kann auch eine Therapie mit Givosiran die Frequenz der Attacken senken. Es handelt sich dabei um eine spezifische *short interfering RNA (siRNA),* die die Expression des ersten Enzyms der Hämbiosynthese hemmt.

Komplikationen

Eine Komplikation der akut intermittierenden Prophyrie ist das HCC, weshalb für Patienten mit AIP ein HCC-Screening alle 6 Monate empfohlen wird. Eine Lebertransplantation kann den biochemischen Defekt bei AHPs heilen, wird aber nur in Ausnahmefällen empfohlen.

Zusammenfassung

- Die Diagnose einer Hämochromatose beruht auf einer erhöhten Transferrinsättigung und einer Homozygotie für p.Cys282Tyr im HFE-Gen. Eine konsequente Aderlasstherapie verhindert die Progression zur Zirrhose. Die Therapiemöglichkeiten bei einer Hämochromatose-Arthropathie sind begrenzt.
- Eine Therapie mit Kupferchelatoren oder Zinksalzen ist bei Morbus Wilson präventiv für ein Fortschreiten der Lebererkrankung. Bei akutem Leberversagen oder dekompensierter Zirrhose ist eine Lebertransplantation indiziert. Neurologische Komplikationen sind meist irreversibel, das Fortschreiten kann aber durch eine medikamentöse Therapie gestoppt werden.
- Ein heterozygoter A1ATM ist ein häufiger Risikofaktor bei Lebererkrankungen, aber isoliert eine nur dann eine Ursache für eine Zirrhose, wenn eine Homozygotie für Pi*ZZ oder Pi*SZ vorliegt.
- Genetische Cholestasesyndrome sind Spektrumerkrankungen und können sich als BRIC, PFIC, ICP, Gallensteine oder DILI manifestieren.
- *Small interfering RNAs* (siRNAs) sind erste Anwendungen eines neuen Therapiekonzeptes bei AHPs, das bei anderen Erkrankungen getestet wird.

48 AIH, PBC und PSC

Definition

Die **Autoimmunhepatitis (AIH)** ist eine entzündliche Autoimmunerkrankung, bei der eine Inflammation zu einer progressiven chronischen Lebererkrankung führen kann und sich meist als Hepatitis oder in fortgeschrittenem Stadium als dekompensierte Zirrhose manifestiert. Bei der **primär biliären Cholangitis (PBC),** die früher als primär biliäre Zirrhose bezeichnet wurde, kommt es durch eine immunologische Schädigung von kleinen Gallenwegen, zu einer Lebererkrankung, die als Cholestase klinisch auffällt. Die **primär sklerosierende Cholangitis (PSC)** ist eine idiopathische Entzündung und konsekutive Fibrosierung und segmentaler Stenosierung von größeren Gallenwegen, die sich primär als cholestatische Lebererkrankung mit Komplikationen des gestörten Abflusses der Galle manifestiert.

Epidemiologie

AIH Die Prävalenz der AIH in Europa beträgt ca. 18 pro 100.000 Personen. Die Erkrankung betrifft **Frauen** ca. 4-mal häufiger als Männer und hat einen Inzidenzgipfel zwischen dem 40. und 60. Lebensjahr.

PBC Die Prävalenz der PBC hat in den letzten 20 Jahren auf 35–40 pro 100.000 zugenommen und tritt ebenfalls ca. 10-mal häufiger bei Frauen als bei Männern auf. Das Erkrankungsalter liegt meist über dem 45. Lebensjahr.

PSC Die Prävalenz der PSC liegt bei ca. 6–10 pro 100.000 und tritt doppelt so häufig bei Männern wie bei Frauen auf. Das mediane Alter zum Zeitpunkt der Diagnose beträgt ca. 40 Jahre.

Klinik

> AIH und PBC präsentieren sich häufig mit dem Leitsymptom Müdigkeit. Typisch für die PBC ist das Symptom Pruritus. Die Leitsymptome einer PSC sind die Cholestase und bakterielle Cholangitiden.

AIH Das dominierende Symptom bei AIH ist Müdigkeit, aber viele Patienten mit AIH präsentieren sich auch asymptomatisch. Wenn bei der Erstdiagnose eine akute Hepatitis der AIH vorliegt, präsentieren sich Patienten mit **Ikterus.** Da eine AIH häufig mit anderen Autoimmunerkrankungen assoziiert ist, können Symptome dieser zusätzlichen Erkrankungen im Vordergrund stehen. Besonders häufig tritt eine AIH gemeinsam mit einer Hypothyreose auf.

PBC Typische Symptome einer PBC sind **Hautjucken (Pruritus),** Sicca-Symptomatik (Trockenheit von Mund und Augen), Xanthelasmen oder Ikterus. Andere Symptome einer PBC sind Oberbauchschmerzen und Arthralgien.

PSC Auch Patienten mit PSC können in Frühstadien asymptomatisch sein. Typische klinische Symptome sind **Gewichtsverlust,** Fieber mit Ikterus und Jucken als Hinweise für rezidivierende Cholangitiden. Typisch für eine PSC ist die Assoziation mit einer Colitis-ulcerosa-ähnlichen chronisch-entzündlichen Darmerkrankung.

Diagnostik

AIH Eine Abklärung auf AIH sollte bei klinischem Verdacht, aber auch bei beschwerdefreien Patienten mit erhöhten Transaminasen **(ALT und AST)** erfolgen. Die Diagnose einer AIH wird anhand weiterer Labortests und ggf. einer Leberbiopsie gestellt (→ Abb. 48.1). Die Interpretation von Laborbefunden und histologischen Befunden zur AIH-Diagnose erfolgt mithilfe des **simplified AIH score** (→ Tab. 48.1).

PBC Laborchemische Befunde, die auf eine PBC hindeuten, sind eine erhöhte **Alkalische Phosphatase und γ-GT.** In fortgeschrittenen Stadien können auch eine Hyperbilirubinämie und eine Hypercholesterinämie auffallen. Serologisch wird die Diagnose einer PBC durch den Nachweis von antimitochondrialen Antikörpern **(AMA der Subklasse M2)** gestellt. Zusätzlich sind erhöhte Immunglobuline der Klasse M (IgM) für eine PBC charakteristisch.
Bei 5 % der Patienten mit PBC sind AMA-Antikörper negativ, aber auch der alleinige Nachweis von AMA ist für die Diagnose einer PBC nicht ausreichend. Es gibt auch PBC-spezifische ANA (anti-sp100 und anti-GP210). Bei klinischem Verdacht kann auch eine Leberbiopsie für die PBC-Diagnose erforderlich sein. Charakteristische histologische Befunde sind eine granulomatöse destruierende Cholangitis, die interlobuläre Gallengänge betrifft und zu einem progressiven Verlust an Gallenwegen, Cholestase und Fibrose führt.

PSC Die Diagnose einer PSC beruht auf typischen Befunden in der Gallengangsdarstellung **(MRC).** Im Labor sind bei der PSC die **Alkalische Phosphatase und γ-GT** erhöht und in fortgeschrittenen Stadien liegt auch eine Hyperbilirubinämie vor. Histologisch ist die PSC durch eine

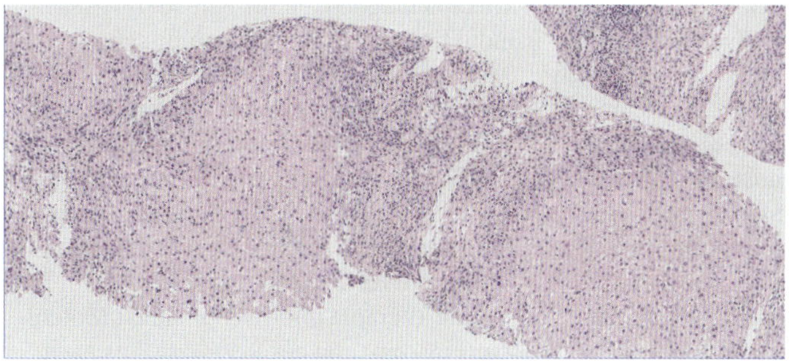

Abb. 48.1 Histologische Diagnose einer Autoimmunhepatitis mit dichtem entzündlichen Infiltrat im Leberläppchen [O696]

Tab. 48.1 Vereinfachter AIH Score (*simplified AIH score*) [F220-010]

	0 Punkte	1 Punkt	2 Punkte
ANA oder SMA	< 1 : 40	≥ 1 : 40	≥ 1 : 80
LKM	< 1 : 40	≥ 1 : 40	
SLA	Negativ		Positiv
Immunglobuline G	Normal	≥ Normwert	≥ 1,1-fach der oberen Grenze des Referenzbereichs
Leberhistologie	Normal	Kompatibel mit AIH	Typisch für AIH
Virushepatitis	Negativ		Positiv

Für die Interpretation dieses Scores gilt die Punktesumme:
- Score 6: mögliche AIH
- Score ≥ 7: gesicherte AIH

ANA = antinukleäre Antikörper, SMA = Antikörper gegen *smooth muscle antigen*, SLA = Antikörper gegen *soluble liver antigen*

zwiebelschalenartige Fibrose um die Gallenwege gekennzeichnet.
Da alle drei Erkrankungen zu einer progredienten Fibrose und Zirrhose führen können, sollte bei Erstdiagnose und im Verlauf auch eine Bestimmung des Fibrosestadiums mittels Fib-4 und Elastografie erfolgen.

Differenzialdiagnosen

AIH Die Differenzialdiagnosen einer AIH sind in erster Linie **chronisch virale Hepatitiden** und medikamentös-toxische Leberschädigungen **(drug-induced liver injury – DILI).** Daher sollten alle Patienten mit erhöhten Transaminasen – insbesondere mit einer erhöhten ALT und einer AST-Erhöhung – im ersten Schritt der Diagnostik gleichzeitig auf HBV und HCV getestet werden. Andere Differenzialdiagnosen sind je nach AIH-Stadium eine Fettleberhepatitis oder andere Ursachen einer Zirrhose.
PBC Die Differenzialdiagnose der PBC und PSC sind andere cholestatische Lebererkrankungen. Da sich auch medikamentös-toxische Leberschädigungen mit einer Cholestase manifestieren können, sollte auch die Abklärung bei PBC-Verdacht eine umfassende Medikamentenanamnese beinhalten. Weitere Differenzialdiagnose einer PBC ist die sog. **small-duct PSC,** die nur kleine Gallenwege betrifft und somit nur histologisch diagnostiziert werden kann. Auch eine Sarkoidose der Leber und genetische Cholestasesyndrome können sich ähnlich einer PBC manifestieren. Bei Erstmanifestation einer cholestatischen Lebererkrankung in der Schwangerschaft kommen auch eine intrahepatische Schwangerschaftscholestase **(intrahepatic cholestatis of pregnancy – ICP)** oder andere schwangerschaftsassoziierte Lebererkrankungen infrage.
PSC Eine Differenzialdiagnose der PSC ist die **Immunglobulin-Subklasse G4-assoziierte Autoimmuncholangiopathie (IAC),** die typischerweise durch eine erhöhte IgG4-Konzentration im Serum charakterisiert ist. Eine andere Differenzialdiagnose ist das hiläre Cholangiokarzinom **(Klatskin-Tumor),** das auch als Komplikation einer PSC auftreten kann. Weitere Differenzialdiagnosen sind sekundäre **sklerosierende Cholangitiden (SSC)** (z. B. *SSC of the critically ill patient* – SSC-CIP). Diese Erkrankung kann als Komplikation nach einer Intensivtherapie, insbesondere nach Verbrennungen, auftreten. Auch iatrogene Gallengangsverletzungen, z. B. im Rahmen einer Cholezystektomie, oder Verschlüsse der A. hepatica können zur **ischämischen Cholangiopathie** führen, die sich mit Strikturen der großen Gallenwege wie eine PSC präsentieren kann.

Therapie

AIH Bei der Therapie einer AIH werden zwei Phasen unterschieden. Während der Remissionsinduktion wird die akute Hepatitis behandelt und während der Erhaltungstherapie soll ein Wiederauftreten der AIH verhindert werden. Ein mögliches Therapieschema für die Behandlung einer AIH ist in → Tab. 48.2 dargestellt. Eine alternative Therapiemöglichkeit für eine Remissionsinduktion ist der Einsatz von Budensonid 9 mg/d für 6 Monate.
Die **remissionserhaltende Therapie** kann als Monotherapie mit Azathioprin durchgeführt werden und sollte über ein Jahr nach Normalisierung der Transaminasen fortgesetzt werden. Eine neue Behandlungsalternative zur Behandlung mit Azathioprin ist eine Therapie mit Mycophenolat Mofetil. Zur Einschätzung des Rezidivrisikos nach Absetzen der Behandlung kann eine Leberbiopsie hilfreich sein.
Bei unzureichendem Ansprechen auf die Therapie mit Prednisolon kann eine immunmodulatorische Zweilinientherapie mit Infliximab, Rituximab oder Tacrolimus indiziert sein.
PBC Für die medikamentöse Therapie der PBC wird **Ursodeoxycholsäure (UDCA)** in einer Dosierung von 12–15 mg pro kg Körpergewicht empfohlen. Bei Nichtansprechen auf UDCA ist eine Erweiterung der Therapie mit dem pan-PPAR Agonisten Bezafibrat wirksam. Bei unzureichendem Ansprechen auf die Behandlung mit Ursodeoxycholsäure und Nachweis einer progredienten Fibrose kann auch eine Behandlung mit dem selektiven PPAR-β/δ Agonist Seladelpar oder mit dem dualen PPAR-α und PPAR-β/δ Agonisten Elafibranor erfolgen.
PSC Für die medikamentöse Therapie der PSC kann ebenfalls UDCA eingesetzt werden. Bei Besserung der alkalischen Phosphatase und guter Verträglichkeit kann die Behandlung fortgesetzt werden. Wenn die Therapie in der Standarddosierung nicht ausreicht, kann bei hochgradigen Strikturen der großen Gallenwege eine interventionelle ERC mit Ballondilatation eine symptomatische Verbesserung bringen.
Bei **fortgeschrittener AIH, PBC und PSC im Stadium der Zirrhose** wird eine **Lebertransplantation (LTx)** empfohlen, wobei auch bei medikamentös nicht beherrschbarem Pruritus oder bei rezidivierenden Cholangitiden bereits bei nicht-zirrhotischen Patienten mit PSC eine LTx indiziert sein kann. Alle drei Erkrankungen können nach einer LTx rezidivieren, wobei das Rezidivrisiko bei der PSC am höchsten ist.

Komplikationen

AIH Neben anderen Autoimmunerkrankungen ist eine progressive Fibrose mit Fortschreiten bis zu einer dekompensierten Zirrhose die häufigste Komplikation der AIH.

Tab. 48.2 Therapieschema zur Remissionsinduktion einer AIH

	Prednisolon	Azathioprin
Woche 1	60 mg/d	–
Woche 2	50 mg/d	–
Woche 3	40 mg/d	50 mg
Woche 4	30 mg/d	50 mg
Woche 5	25 mg/d	100 mg
Woche 6	20 mg/d	100 mg
Woche 7	15 mg/d	100 mg
Woche 8–9	12,5 mg/d	100 mg
Woche 10–11	10 mg/d	100 mg

PBC Dank der Wirksamkeit der Behandlung mit UDCA kann ein Fortschreiten zur Zirrhose bei PBC dann verhindert werden, wenn die Diagnose frühzeitig gestellt wird. Komplikationen einer PBC sind Hautjucken und Hypercholesterinämie sowie ein Mangel an fettlöslichen Vitaminen.
PSC Die Komplikationen einer PSC sind chronisch entzündliche Darmerkrankungen, insbesondere eine etwas atypisch rechtsseitig betonte Colitis ulcerosa, seltener ein Morbus Crohn. Andere Komplikationen sind Pruritus und rezidivierende Cholangitiden. Die prognosebestimmende Komplikation bei PSC ist das cholangiozelluläre Karzinom, das einem Inzidenzrisiko von ca. 0,5–1,5 % pro Jahr häufiger als in der Kontrollbevölkerung ist. Die Lebenszeitinzidenz für ein cholangiozelluläres Karzinom liegt für PSC-Patienten bei 20 %.
Bei AIH, PBC und PSC ist das Risiko für Knochenfrakturen wegen eines erhöhten Osteomalazie-/Osteoporoserisikos durch die Steroidtherapie oder durch Vitamin-D-Mangel erhöht.

Prognose

Die Prognose einer AIH, PBC und PSC hängt vom Stadium der Erkrankung zum Diagnosezeitpunkt und vom Ansprechen auf die Therapie ab.
AIH Ansprechraten auf eine Steroidtherapie bei AIH liegen bei ca. 50–75 %.
PBC Ebenso erreichen ca. 70 % der Patienten mit PBC ein komplettes Ansprechen auf Ursodeoxycholsäure mit Normalisierung der alkalischen Phosphatase und haben ein nur gering erhöhtes Risiko für das Fortschreiten der Erkrankung zur Zirrhose.
PSC Die Prognose bei PSC ist variabel und wird durch das Auftreten von Komplikationen bestimmt. Bei Auftreten eines Cholangiokarzinoms (CCC) ist diese Erkrankung für die PSC prognosebestimmend. Nur bei früher CCC-Diagnose kann eine kurative Therapie durch Resektion oder Lebertransplantation erfolgen (→ Kap. 52).

Zusammenfassung

- AIH und PBC sind immunmediierte Lebererkrankungen, die durch spezifische Tests diagnostiziert werden können.
- Die PSC ist eine seltene Erkrankung der Gallenwege unklarer Ursache, die in der MRC diagnostiziert werden kann.
- Bei AIH sind ALT, AST, ANA und Immunglobuline der Klasse IgG erhöht. Die Therapie erfolgt mit Prednisolon und Azathioprin.
- Bei der PBC sind γ-GT und AP erhöht und AMA positiv. Für die Therapie wird Ursodeoxycholsäure eingesetzt.
- Ursodeoxycholsäure kann bei PSC die AP normalisieren. Das Cholangiokarzinom ist die prognosebestimmende Komplikation der PSC.

49 Zirrhose und Akut-auf-chronisches Leberversagen

Definition

Eine Zirrhose ist ein Stadium chronischer Lebererkrankungen, bei dem Leberzellschädigung, Narbenbildung und Leberzellregeneration so weit fortgeschritten sind, dass die normale Architektur der Leber histologisch nicht mehr erkennbar ist. Durch diesen **Umbauprozess** bilden regenerierende Leberzellnester Knoten, die vollständig von Narbengewebe (= Fibrose) umschlossen werden. Daher kann die Diagnose einer Zirrhose eigentlich nur histologisch gestellt werden (→ Abb. 49.1). Bei großknotigem Umbau oder fortgeschrittener Zirrhose zeigen sich auch makroskopisch typische Form- und Strukturveränderungen in schnittbildgebenden Untersuchungen. Die Vorstufe einer Zirrhose ist die **Leberfibrose,** bei der eine Narbenbildung durch Leberzellschädigung stattfindet, ohne dass die Architektur der Leber vollständig aufgehoben ist.

Da die Diagnose einer Zirrhose somit in engerem Sinne eine histologische ist, wurde der Begriff der **kompensierten fortgeschrittenen chronischen Lebererkrankung (compensated advanced chronic liver disease – cACLD)** geprägt. In diesem Stadium ergibt die nichtinvasive Diagnostik mittels Elastografie, dass eine Zirrhose sehr wahrscheinlich ist, aber es bestehen keine klinischen Zeichen einer **dekompensierten Zirrhose.** Im Gegensatz dazu kann die Diagnose einer dekompensierten Zirrhose durch klinische Diagnostik und bildgebende Untersuchungen gestellt werden. Zusammenfassend wurde die Diagnose Zirrhose ersetzt, weil dafür streng genommen eine Leberbiopsie und histologische Untersuchung notwendig wären. Bei Patienten ohne klinische Symptome, aber stark erhöhter Elastografie (Fibroscan > 15kPa oder > 13 kPa bei der *acoustic radiation force imaging* Scherwellen-Elastografie ARFI SWE) kann die Diagnose einer cACLD gestellt werden. Bei Patienten mit Zeichen der Dekompensation (Aszites, Ösophagusvarizenblutung, Enzephalopathie oder Leberzellkarzinom) sowie klinischen und laborchemischen Zeichen der Zirrhose kann die Diagnose einer dekompensierten Zirrhose gestellt werden.

Wenn bei Patienten mit dekompensierter Zirrhose eine weitere Verschlechterung der Leberfunktion eintritt, tritt häufig ein Einzel- oder Mehrorganversagen auf. Dieses Stadium einer Zirrhose ist als **Akut-auf-chronisches Leberversagen (ACLF)** definiert. Je nach Zahl der beteiligten Organsysteme spricht man von ACLF1–4.

Epidemiologie

In Europa beträgt die Prävalenz einer Zirrhose bei Männern ca. 0,13 % und bei Frauen 0,07 %, wobei die jährliche Inzidenzrate bei 22 bzw. 11 pro 100.000 Personen liegt.

Ätiologie

Die Zirrhose ist die „gemeinsame Endstrecke" unterschiedlicher chronischer Lebererkrankungen. Weitere Information finden sich in → Kap. 6.

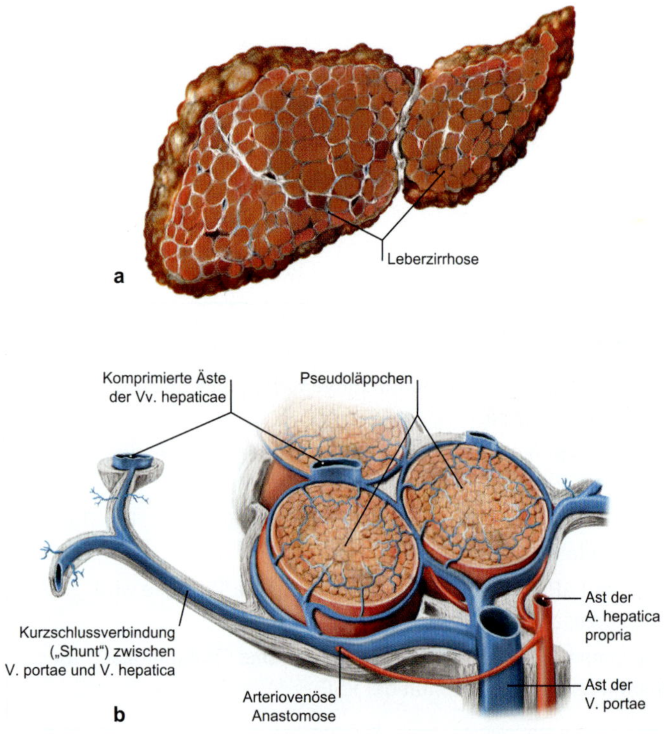

Abb. 49.1 Zirrhose in der histologischen Untersuchung [L266]

Klinik

> Das häufigste Symptom bei Patienten mit chronischen Lebererkrankungen ist **Müdigkeit.**

Die Symptome einer Leberfibrose oder Zirrhose sind unspezifisch. Typische, aber unspezifische Symptome sind Müdigkeit, Schmerzen im rechten Oberbauch, Jucken oder Schlafstörung bzw. ein gestörter Tag-Nacht-Rhythmus. Patienten mit Zirrhose präsentieren sich oft erst mit Symptomen von Komplikationen der Erkrankung (→ Tab. 49.1).

Symptome

> **Klinisch-physikalische Befunde** einer Zirrhose der Haut werden als **„Leberhautzeichen"** bezeichnet. Diese Leberhautzeichen sind Folge einer Vasodilatation und Eröffnung von Shunts in Haut und Schleimhäuten.

Leberhautzeichen, als Folge von Vasodilatation oder Eröffnung von kollateralen Gefäßen in Haut und Schleimhäuten (→ Abb. 49.2):

- Spider nävi
- Palmarerythem
- Lacklippen
- Lackzunge
- Selten Trommelschlägelfinger mit Uhrglasnägeln

Klinische Manifestationen des gestörten Energiestoffwechsels bei Zirrhose:

- Kachexie und Sakropenie
- Weißnägel

Symptome der **gestörten Entgiftungsfunktion** der Leber sind:

Tab. 49.1 Komplikationen einer Zirrhose, die eine dekompensierte Zirrhose definieren [F220-009]

Aszites	Zunahme des Bauchumfangs, abdominelles Spannungsgefühl und Appetitlosigkeit
Ösophagusvarizen ohne Blutung	Asymptomatisch (Diagnose mittels Gastroskopie)
Ösophagusvarizen mit Blutung	Teerstühle, Hämatochezie oder Hämatemesis
Hepatische Enzephalopathie	Müdigkeit, kognitive Einschränkung, Bewusstseinstrübung bis zum Coma hepaticum, Umkehr des Tag-Nacht-Rhythmus
Hepatozelluläres Karzinom	Asymptomatisch in Frühstadien, Gewichtsverlust, Aszites oder Ösophagusvarizenblutung bei Pfortaderinfiltration durch den Tumor

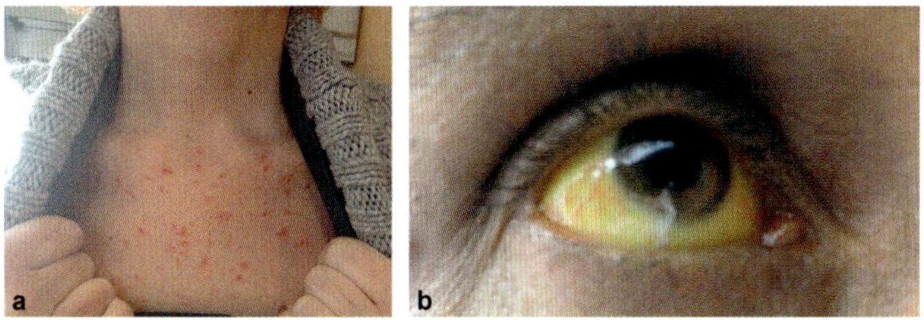

Abb. 49.2 Zirrhose. [P773]
a) Leberhautzeichen: Spider naevi im Dekolleté.
b) Sklerenikterus.

- Ikterus von Skleren und Haut (→ Abb. 49.2)
- Asterixis (*flapping tremor*) als spezifisches Zeichen einer Enzephalopathie
- Umkehr des Tag-Nacht-Rhythmus
- Verlangsamung kognitiver Leistungen
- Störungen des Bewusstseins bis hin zum Koma
- Affektive Störungen

Klinische Zeichen der Ausbildung von **portokavalen Anastomosen** sind:

- Caput medusae bei wiedereröffneter Umbilikalvene
- Hämorrhoiden

Zu den klinisch feststellbaren Folgen des **gestörten Hormonhaushalts** zählen:

- Beinödeme
- Amenorrhö, Hypogonadismus
- Gynäkomastie
- Hirsutismus

Diagnostik

Die Diagnose einer Zirrhose im engeren Sinne erfordert eine Leberbiopsie. Da die Elastografie eine nichtinvasive Methode ist und eine Zirrhose mit guter Sensitivität und Spezifität vorhersagen kann, beruht die Diagnose einer cACLD auf dieser Methode. Weiter fortgeschrittene Stadien der Zirrhose können mithilfe einer Lebervenendruckmessung, Gastroskopie, Sonografie, CT, MRI oder klinisch gestellt werden. Typische laborchemische Befund bei Zirrhose sind.

Zirrhose-typische Laborbefunde

- Hyperbilirubinämie
- Erhöhte INR oder verlängerte Prothrombinzeit
- Hypoalbuminämie
- Thrombopenie
- Verminderte Cholinesterase
- Hypergammaglobulinämie

Schnittbildgebende Untersuchungen (Sonografie, Computertomografie, Magnetresonanztomografie) zeigen bei Zirrhose eine höckerige Leberoberfläche, inhomogenes Leberparenchym, Gefäßrarefizierung, Splenomegalie, Aszites, eine wiedereröffnete Umbilikalvene, splenorenale Shunts, Gallenblasenwandverdickung.

Endoskopische Befunde Ösophagus- oder Fundusvarizen und/oder eine kongestive Gastropathie, Rektumvarizen.

Weitere Untersuchungsbefunde, die auf eine Zirrhose deuten, sind eine starke Erhöhung der Lebersteifigkeit in der Elastografie oder ein erhöhter Lebervenenverschlussdruck in der Lebervenenkatheteruntersuchung. Da die Elastografie nicht nur weniger invasiv als eine Leberbiopsie, sondern auch weniger invasiv als die Lebervenendruckmessung ist, wurde die Rule of 5 entwickelt, die für die Risikostratifizierung für die Vorhersage von Komplikationen und somit die Behandlungsempfehlungen bei Zirrhose basierend auf den Ergebnissen der Elastografie und der Blutplättchen ermöglich (→ Abb. 49.3).

Differenzialdiagnosen

Aufgrund der unspezifischen klinischen Symptome mit Müdigkeit, Jucken, Schmerzen im rechten Oberbauch und Verwirrtheit kommen als klinische Differenzialdiagnosen Anämie, Eisenmangel, Hypothyreose, Nebenniereninsuffizienz oder chronisch entzündliche Erkrankungen infrage. Der laborchemische Befund der Hypoalbuminämie kann differenzialdiagnostisch auch durch chronische Entzündungen bedingt sein. Eine Thrombopenie kann alternativ bei hämatologischen Erkrankungen auftreten. Zu den wichtigsten Differenzialdiagnosen für eine INR-Erhöhung zählen der Vitamin-K-Mangel oder die Therapie mit einem Vitamin-K-Antagonisten (z. B. Marcumar®). –

Stadienbestimmung

Da die Prognose und Therapie einer Zirrhose nicht nur von der Ätiologie abhängen, sondern auch durch das Stadium der Erkrankung bestimmt werden, erfordert die Diagnose einer cACLD/Zirrhose eine Stadienbestimmung.
Für die Bestimmung des Schweregrads einer Zirrhose kann der **Child Turcotte Pugh Score** verwendet werden (→ Tab. 49.2).
Da der Child Turcotte Pugh Score auch subjektive Parameter enthält, wurde der **Model of End Stage Liver Disease Score (MELD)** eingeführt, der in unterschiedlichen Versionen verwendet wird. Die aktuellste Version ist der MELD 3.0, bei dem zusätzlich auch Geschlecht, Natrium und Albumin berücksichtigt werden (→ Tab. 49.3).

Staging beim ACLF

Da eine fortgeschrittene Zirrhose eine Systemerkrankung ist, können als Komplikationen einer Zirrhose auch andere Organe versagen.

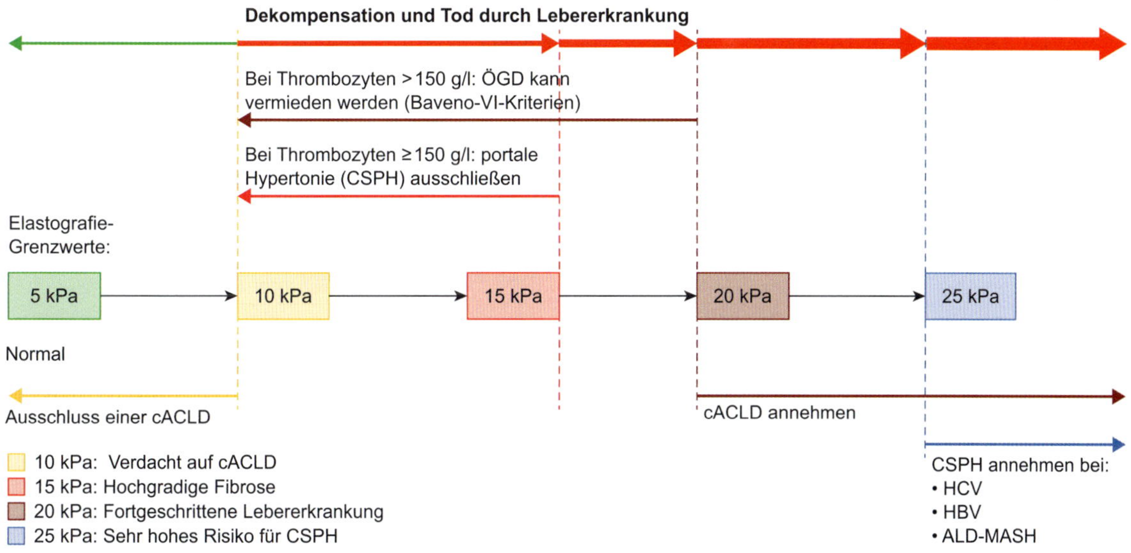

Abb. 49.3 Rule of 5: Fibrosescreening per Elastografie. cACLD = kompensierte fortgeschrittene chronische Lebererkrankung, Plat = Thrombozyten (Plättchenzahl), CSPH = klinisch signifikante portale Hypertension, HCV = Hepatitis-C-Virus, HBV = Hepatitis-B-Virus, ALD = Alkohol-assoziierte Lebererkrankung), ALD-MASH = mit metabolischer Dysfunktion assoziierte Steatohepatitis. [L231]

Tab. 49.2 Child Turcotte Pugh Score [G350]

	1 Punkt	2 Punkte	3 Punkte
Bilirubin (mg/dl)	< 2	2–3	> 3
Albumin (g/dl)	> 3,5	2,8–3,5	< 2,8
Prothrombinzeitverlängerung in Sekunden (INR)	< 4 (< 1,7)	4–6 (1,7–2,3)	> 6 (> 2,3)
Aszites	Keiner	Mild (oder kontrolliert durch Medikation)	Moderat oder schwer
Enzephalopathie	Keine	Grad I–II	Grad III–VI
Entsprechend den Laborbefunden und klinischen Befunden wird die Punktesumme gebildet. Child A 5–6 Punkte, Child B 7–9 Punkte, Child C 10–15 Punkte.			

Tab. 49.3 MELD Score und MELD 3.0

MELD = 10 × (0,957 × ln[Serumkreatinin {mg/dl}] + 0,378 × ln[Bilirubin ges. {mg/dl}] + 1,12 × ln[INR] + 0,643) MELD 3.0 = 1,33 (falls weiblich) + 4,56 × ln(Bilirubin) + 0,82 × (137 – Na) – 0,24 × (137 – Na) × ln(Bilirubin) + 9,09 × ln(INR) + 11,14 × ln(Kreatinin) + 1,85 × (3,5 – Albumin) – 1,83 × (3,5 – Albumin) × ln(Kreatinin) + 6
Für die Eingabe und Berechnung gelten folgende Regeln: Für Patienten, bei denen die konkreten Messwerte für Kreatinin, Bilirubin oder INR < 1 sind, werden diese auf 1 gesetzt. Der MELD-Score wird auf eine ganze Zahl gerundet. Wenn die Berechnung höhere Werte als 40 ergibt, wird die Zahl auf 40 gesetzt.

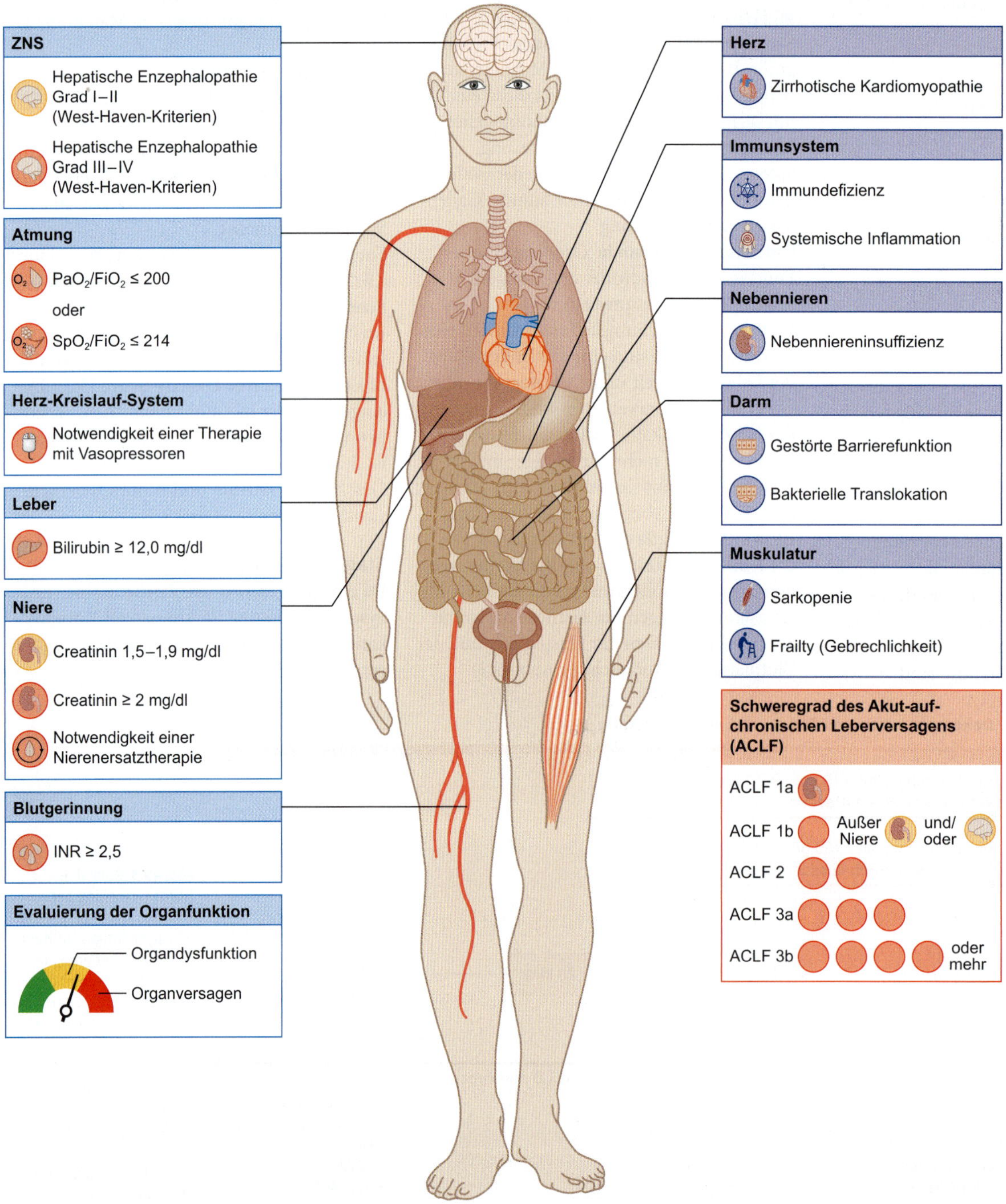

Abb. 49.4 Bestimmung des Schweregrads des Akut-auf-chronischen Leberversagens (ACLF). PaO_2 = O_2-Partialdruck im arteriellen Blut, FiO_2 = Sauerstoffanteil in der Einatemluft, SpO_2 = periphere Sauerstoffsättigung [F220-011/L231]

Eine Zirrhose mit Organversagen wird als **Akut-auf-chronisches Leberversagen (ACLF)** bezeichnet.

Gemäß der in Europa verwendeten Definition kann ein ACLF nur bei Patienten mit Zirrhose auftreten. Der CLIF SOFA-Score berücksichtigt den Schweregrad der Dysfunktion anderer Organe (→ Abb. 49.4).

Komplikationen

Die häufigsten Komplikationen sind durch den erhöhten **Pfortaderhochdruck** (→ Kap. 50) bedingt. Ein **Leberzellkarzinom** (→ Kap. 52) kann unabhängig vom Pfortaderhochdruck eine Zirrhose komplizieren und tritt je nach Ätiologie und Schweregrad der Zirrhose mit einer Inzidenz von ca. 0,5–2 % pro Jahr bei Patienten mit Zirrhose auf. Als Systemerkrankung haben Patienten mit Zirrhose auch ein erhöhtes Risiko für Infektionen. Da akute virale Hepatitiden bei Patienten mit Zirrhose fulminant verlaufen können, wird eine Impfung gegen Hepatitis A und Hepatitis B empfohlen.

Therapie

Eine Säule in der Therapie einer Zirrhose ist die konsequente **Behandlung der Grunderkrankung,** weil dadurch ein weiteres Fortschreiten und das Auftreten von Komplikationen verhindert werden können. Bei portaler Hypertension sollte immer auch die Indikation für eine Therapie mit nicht selektiven Betablockern erwogen werden (→ Kap. 50). Unabhängig von Ätiologie und Stadium wird auch allen Patienten mit Zirrhose eine absolute Alkohol- und Nikotinkarenz empfohlen. Wegen der Störung der Stoffwechselfunktion und verminderter Glykogenspeicher sollten Patienten mit fortgeschrittener Zirrhose eine ausgewogene Ernährung inklusive einer Spätmahlzeit mit ca. 200 kcal einnehmen, um nächtliche Fastenzustände zu meiden. Der Konsum von Kaffee senkt das Komplikationsrisiko. Aufgrund der schlechten Prognose einer dekompensierten Zirrhose sollten Patienten mit dekompensierter Zirrhose, in frühen Stadien eines HCCs oder ACLF für eine **Lebertransplantation** evaluiert werden.

Prognose

Die Prognose einer Zirrhose ist **stadienabhängig** und kann durch den Child Turcotte Pugh- und den MELD-Score abgeschätzt werden. Die 1-Jahresüberlebensrate im Stadium Child Turcotte Pugh A beträgt ca. 100 %, im Stadium B ca. 80 % und im Stadium C ca. 45 %. Eine genauere Abschätzung der kurzfristigen Prognose kann durch den MELD Score erfolgen. Ab einem MELD Score von 15 Punkten sollte eine Lebertransplantation erwogen werden. Bei einem MELD Score von 22 Punkten beträgt die 3-Monatsmortalität 30 %. Bei einem MELD Score von 40 Punkten steigt die 3-Monatsmortalität ohne Lebertransplantation auf beinahe 100 % an. Beim ACLF beträgt die 28-Tage-Letalität 23 % beim ACLF 1, 74 % beim ACLF 3. Die genaue Prognosebestimmung sollte 3–7 Tage bei vollem Organersatz erfolgen und aufgrund der schlechten Prognose von Patienten mit ACLF4 sollte bei einer fehlenden Option zur Lebertransplantation bei so schwer kranken Patienten mit Multiorganversagen auch ein Abbruch der lebenserhaltenden Maßnahmen erwogen werden, wenn **keine** Option für eine Lebertransplantation besteht.

Zusammenfassung

- Die Zirrhose ist die gemeinsame Endstrecke chronischer Lebererkrankungen unterschiedlicher Ätiologie.
- Eine Zirrhose ist eine histologische Diagnose, die durch das gleichzeitige Auftreten von Zellschädigung, Regeneration von Leberzellen und Narbenbildung gekennzeichnet ist.
- In frühen Stadien kann sich eine Zirrhose durch unspezifische Symptome wie Müdigkeit oder Druckgefühl im rechten Oberbauch manifestieren und erfordert im engeren Sinne eine histologische Diagnosesicherung. Da in diesem Stadium die Diagnose meist auf dem Ergebnis einer Elastografie beruht, wurde die Diagnose cALCD eingeführt.
- Bei fortgeschrittener Zirrhose kann die Diagnose klinisch, durch Schnittbilddiagnostik und laborchemisch gestellt werden. Dieses Erkrankungsstadium wird als dekompensierte Zirrhose bezeichnet.
- Bei akuter Verschlechterung bzw. Organversagen kann ein ACLF vorliegen.
- Je nach Stadium der Zirrhose (cACLD, dekompensierte Zirrhose oder ACLF) kann die Prognose durch eine Bestimmung des Lebervenenverschlussdrucks, mithilfe des Child Turcotte Pugh- bzw. MELD-Scores oder durch das ACLF-Stadium bzw. den CLIF SOFA Score abgeschätzt werden.
- Eine Zirrhose ist bestenfalls in frühen Stadien durch eine Therapie der Grunderkrankung heilbar. Bei dekompensierter Zirrhose und ACLF ist diese nur durch eine Lebertransplantation heilbar.

Pathophysiologie

Die **portale Hypertension (PH)** ist ein Hochdruck im Pfortadersystem, der durch eine Blockade des Abflusses des Blutes aus dem Pfortadersystem entsteht. In die Pfortader fließt venöses Blut aus der Milz, dem Magen, Duodenum, Dünn- und Dickdarm sowie aus Pankreas, Gallenblase und aus den Wänden der großen Gallengänge. Somit sammelt die Pfortader das Blut aus allen unpaaren Bauchorganen, bevor es über ein System aus speziellen Kapillaren – den Lebersinusoiden – über die Lebervenen in den rechten Vorhof fließt.

Eine Zirrhose ist die häufigste Ursache einer portalen Hypertension, bei der die Leberfibrose und der Umbau der Leberarchitektur zu Mikrozirkulationsstörung führen und somit nicht nur eine passive Stauung des Blutes, sondern auch ein vermehrter Einstrom vom Blut durch eine arterielle Vasodilatation im Truncus coeliacus, der Aa. mesenterica superior und inferior zum Hochdruck in der Pfortader beiträgt. Da bei einer Zirrhose die Ursache der PH in der gestörten Mikrozirkulation der Lebersinusoide liegt, wird dies auch als sinusoidale PH bezeichnet. Wenn granulomatöse Entzündungen in den Portalfeldern, wie zum Beispiel bei einer PBC oder bei einer Sarkoidose zu einer PH führen, wird diese präsinusoidale PH genannt. Bei Veränderungen in den Zentralvenen der Leberläppchen oder bei Fibrose der kleinen Lebervenen kann eine postsinusoidale PH entstehen.

Neben diesen **intrahepatischen** Formen der PH gibt es auch eine **prähepatische** PH, die zum Beispiel durch eine Milzvenen-, Mesenterialvenen- oder Pfortaderthrombose entsteht. Eine **posthepatische** PH tritt bei Lebervenenthrombose (Budd-Chiari-Syndrom) oder Rechtsherzinsuffizienz auf.

Durch die PH kann es zur Ausbildung von **Umgehungskreisläufen (portokavalen Anastomosen)** kommen, über die venöses Blut aus Magen, Dünn- und Dickdarm und der Milz unter Umgehung der Leber zum rechten Vorhof zurückfließt.

Die PH hat auch Folgen für den systemischen Blutkreislauf. Die Zunahme des Blutvolumens im splanchnischen Gefäßbett führt zu einer Abnahme des effektiven arteriellen Blutvolumens und zur Sympathikusaktivierung. Dies resultiert in einer Aktivierung des Renin-Angiotensin-Systems (RAAS) mit **sekundärem Hyperaldosteronismus.** Durch die Aldosteronwirkung kommt es zu einer Abnahme der renalen Natriumausscheidung und zur positiven Natrium- und Wasserbilanz mit **isotoner Hyperhydratation.**

Wenn auch bei maximaler Aktivierung des RAAS und vollständiger Natriumresorption aus dem Harn das effektive arterielle Blutvolumen nicht mehr aufrechterhalten werden kann, reagiert der Körper mit einer Ausschüttung von **antidiuretischem Hormon** (ADH). Dadurch wird in der Niere freies Wasser resorbiert, was in weiterer Folge zur hypotonen Hyperhydratation und **Verdünnungshyponatriämie** führt. Die Konzentration von Natrium im Blut ist bei Zirrhose daher auch prognostisch bedeutsam, weil es eine Erschöpfung des RAAS als Folge der PH anzeigt. Daher wird die Natriumkonzentration auch in der Berechnung des MELD 3.0 berücksichtigt.

Klinik

Die PH selbst ist **asymptomatisch** und kann bei Komplikationen symptomatisch werden. Das häufigste klinische Symptom einer portalen Hypertension ist **Aszites,** der multifaktorielle Ursachen hat. Aszites ist eine Ansammlung einer proteinhaltigen Flüssigkeit in der Peritonealhöhle, die zu einer Zunahme des Bauchumfangs und abdominellen Spannungsgefühl, Atemnot sowie Inappetenz führen kann. Einerseits entsteht durch die Zirrhose der Leber eine Störung des Abflusses der Lymphe aus der Leber, andererseits kommt es durch die beschriebene Retention von Natrium und Wasser zu einer Hyperhydratation, die zu Aszites und Beinödemen führen kann. Seltener kommt es zu einer Flüssigkeitsansammlung, insbesondere im rechten Hemithorax, was als **hepatischer Hydrothorax** bezeichnet wird und dann zu Atemnot führt.

Durch den Rückstau von Blut in die Milz entsteht eine Splenomegalie als Zeichen der PH, die sich klinisch ebenfalls als Organgefühl oder als abdominelles Spannungsgefühl präsentieren kann.

Bei Ausbildung von portokavalen Anastomosen können Hämorrhoiden oder ein Caput medusae auftreten. Ausgeprägte Kollateralen können zur „Shunt-Enzephalopathie" führen.

Klinisch sind die Ösophagusvarizen ebenfalls asymptomatisch, die aber bei einem Anstieg des Pfortaderdrucks auf > 12 mmHg (normal < 6 mmHg) bluten können. Eine Ösophagusvarizenblutung ist eine lebensbedrohliche Komplikation einer PH mit hohem Rezidivrisiko, die durch Primär- oder Sekundärprävention vermieden werden sollte.

Bei einer Lebervenenthrombose kann es zusätzlich durch den gestörten Abfluss des Blutes aus der Leber zu einer Schwellung der Leber mit Schmerzen im rechten Oberbauch kommen. Wegen des akuten Druckanstiegs in der Pfortader bei Pfortaderthrombose kann diese Form der prähepatischen PH zu portal hypertensiven Blutungen führen.

Diagnostik

In der klinischen Praxis wird die Diagnose einer PH meist indirekt durch eine Splenomegalie, Aszites oder durch die Diagnose von Ösophagusvarizen festgestellt. Ein typischer Laborbefund bei PH ist eine Thrombopenie, die mit einer Leukopenie und einer Anämie verbunden sein kann und beispielsweise Folge der Splenomegalie ist (Hypersplenismus), weil die Splenomegalie zu einem *pooling* der Thrombozyten und Leukozyten in der Milz führt.

Die PH ist als Erhöhung der Pfortaderdrucks auf ≥ 6 mm definiert. Diese Druckmessung kann durch direkte Punktion der Pfortader über einer perkutan-transhepatische Punktion invasiv gemessen werden, was wegen der damit verbundenen Risiken in der klinischen Praxis sehr selten erfolgt. Eine weniger invasive Messung des Pfortaderdrucks kann durch den **hepatovenösen Druckgradienten** (*hepatic venous pressure gradient,* **HVPG)** erfolgen, bei dem nicht transhepatisch, sondern über einen transvenösen Zugang (meist über die V. jugularis interna) gemessen wirLebervenenkatheter. Bei dieser Methode wird der Pfortaderdruck indirekt abgeschätzt, indem der Druck in der Lebervene gemessen wird, der sich aufbaut, wenn der Blutabfluss durch die Lebervene mit einem Ballon blockiert wird (*wedged hepatic venous pressure,* WHVP) (→ Abb. 50.1). Für die Abschätzung des Pfortaderdrucks wird von diesem WHVP der freie Lebervenendruck (FHVP) abgezogen. Die Differenz von WHVP–FHVP ergibt den *hepatic venous pressure gradient* (HVPG), der bei sinusoidaler PH sehr gut mit dem direkt gemessenem Pfortaderdruck korreliert.

Auch die Messung mittels Lebervenenkatheter ist invasiv und daher nur begrenzt wiederholbar. Studien haben gezeigt, dass der HVPG wiederum gut mit den Ergebnissen der Elastografie der Leber korrelieren, weshalb für die Einschätzung, ob keine oder eine klinisch relevante portale Hypertension

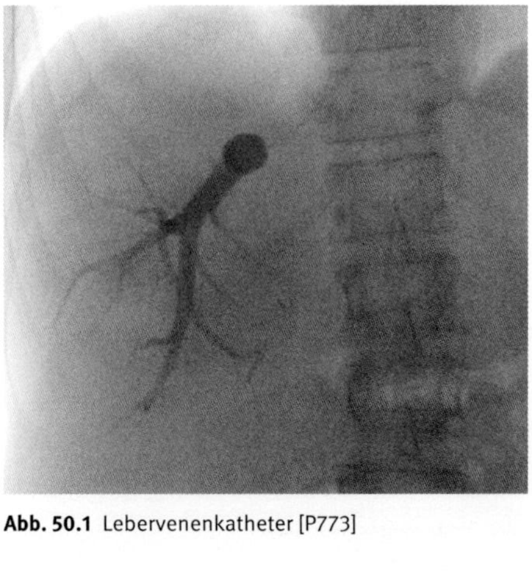

Abb. 50.1 Lebervenenkatheter [P773]

(*clinically significant portal yhpertension,* CSPH) vorliegt, heute meist die Elastografie verwendet wird. Wenn eine CSPH vorliegt (ab einem HVPG von ≥ 10 mmHg), besteht ein Risiko für Komplikationen wie Ösophagusvarizen oder Aszites. Ab einem HVPG von > 12 mmHg besteht ein Risiko für eine Blutung aus Ösophagusvarizen.

Therapie

Durch eine optimale Therapie der Ätiologie und der Risikofaktoren (→ Kap. 48) kann bei Zirrhose auch ein Fortschreiten der PH verhindert werden bzw. die PH kann sich auch bessern. Für eine rationelle Behandlung der PH ist die Lokalisation entscheidend.
Bei intrahepatischer PH im Rahmen einer Zirrhose ist eine Therapie mit einem **nichtselektiven Betablocker (NSBB)** (z. B. Propranolol oder Carvedilol) wirksam. Die Wirkung von NSBBs beruht auf einer Vasokonstriktion in den zuführenden Arterien, deren Blut über die Milz und den Gastrointestinaltrakt in die Pfortader fließt. Da nur NSBB, nicht aber selektive Betablocker zu einer Vasoonstriktion führen, verbessern auch nur NSBB die Prognose und schützen vor Ösophagusvarizenblutungen, wenn durch diese Therapie die PH verbessert wird (→ Abb. 50.2). Die Indikation zum Beginn einer Therapie mit einem NSBB bei Zirrhose ist das Vorliegen von Varizen, weil mit NSBB deren Progression und eine Blutung sowohl als primär- wie auch als Sekundärprophylaxe verhindert werden kann.
Vorsicht ist bei Patienten mit dekompensiertem Aszites geboten. NSBB führen durch die Blockade der Sympathikuswirkung und durch eine Hemmung der zirrhosebedingten Vasodilatation im Splanchnikusgebiet zu einer Senkung der PH. Ziel der NSBB-Therapie ist es, den HVPG auf < 12 mmHg oder um 20 % vom Ausgangsdruck zu senken. In der klinischen Praxis wird häufig auf eine HVPG-Messung verzichtet und die Dosis gesteigert, bis der Ruhepuls um 25 % des Ausgangswerts abfällt oder so, wie es die klinische Verträglichkeit zulässt. Nur 50–75 % der Patienten sprechen auf eine Therapie mit NSBB an.
Eine alternative Therapie der PH, die bei refraktärem Aszites oder nach einer Ösophagusvarizenblutung mit hohem Risiko für eine Rezidivblutung wirksam ist, ist die Implantation eines **transjugulären intrahepatischen portosystemischen Shunts (TIPS).** Bei dieser interventionellen Behandlung wird über einen Zugang durch die V. jugularis interna die rechte Lebervene sondiert. Von dieser Lebervene aus wird der rechte Pfortaderast durch das Leberparenchym punktiert und der Punktionskanal erweitert, bevor ein Metallstent eingebracht wird. Durch diesen fließt dann portales Blut unter Umgehung des fibrosierten Leberparenchyms direkt in die Lebervene und es kommt zu einer effektiven und nachhaltigen Senkung der PH. Diese Behandlungsmethode verhindert Rezidive akuter Ösophagusvarizenblutungen und ist auch bei therapierefraktärem Aszites wirksam. Gleichzeitig erhöht sich das Risiko für die Entwicklung einer hepatischen Enzephalopathie.

Differenzialdiagnosen

Die Differenzialdiagnose einer PH hängt von der speziellen klinischen Manifestation ab. Thrombopenie und Splenomegalie kommen nicht nur bei PH, sondern auch bei hämatologischen Erkrankungen wie z. B. myeloproliferativen Neoplasien vor, weshalb in der Evaluierung einer Splenomegalie auch eine hämatologische Abklärung erfolgen sollte. Insbesondere bei prähepatischer PH durch Pfortader-, Milzvenen- oder Mesenterialvenenthrombose. Myeloproliferative Neoplasien können zusätzlich durch eine Lebervenenthrombose (Budd Chiari Syndrom) eine PH verursachen.
Eine seltene Ursache einer PH ist das **sinusoidale Obstruktionssyndrom (SOS),** das insbesondere nach Knochenmarkstransplantation auftritt. Klinisch ist diese Erkrankung durch Aszites und Hyperbilirubinämie charakterisiert und wird durch eine direkte toxische oder strahlenbedingte Schädigung von sinusoidalen Endothelzellen der Leber verursacht. Auch bei der nodulären regenerativen Hyperplasie, der obliterativen portalen Venopathie oder einer hepatopartalen Sklerose kann es ohne Zirrhose zu einer portalen Hypertension kommen. Diese Erkrankungen werden mit den nichtzirrhotischen Formen der PH unter dem Überbegriff **Porto-sinusoidale vaskuläre Lebererkrankungen (PSVD)** zusammengefasst.

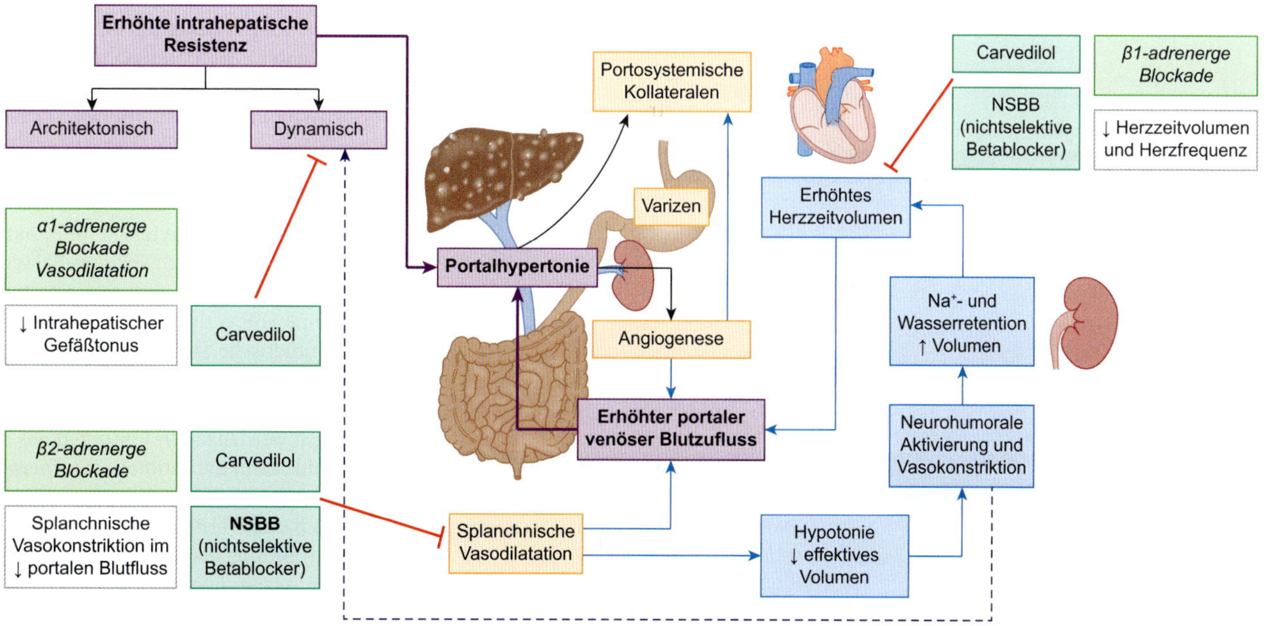

Abb. 50.2 Adrenerge Rezeptoren im Gefäßsystem und Wirkung von Betablockern auf die portale Hypertension [L231]

Komplikationen

Die häufigsten Komplikationen einer PH sind in → Tab. 50.1 zusammengefasst.
Eine Pfortaderthrombose oder Thrombosen der splanchnischen Venen (Milzvene, Mesenterialvene, Lebervenen) kann Ursache oder Folge einer PH sein. Jede Thrombose im Bereich der splanchnischen Venen (Pfortader, Mesenterial-, Milz-, und Lebervenen) sollte hinsichtlich der zugrundeliegenden Ätiologie abgeklärt werden (→ Tab. 50.2).

Aszites

Der sekundäre Hyperaldosteronismus und in fortgeschrittenen Stadien die ADH-bedingte Retention von Natrium und Wasser können zu Ödemen führen, was durch Hypoalbuminämie verstärkt wird. Bei der Zirrhose kommt es zusätzlich zu einem gestörten Lymphabfluss aus der Leber, sodass die PH zu einer vermehrten Ansammlung einer proteinhaltigen Flüssigkeit in der Peritonealhöhle (Aszites) führt, die auch variable Mengen an Lipoproteinen enthalten kann.
Epidemiologie Die kumulative Inzidenz von Aszites bei Patienten mit Zirrhose beträgt im Verlauf von 20 Jahren ca. 30 %. Dieses Symptom kann auch als Erstmanifestation einer Zirrhose auftreten.

> Aszites ist die häufigste Ursache für die Dekompensation einer Zirrhose.

Klinik Typische Symptome von Aszites sind eine Zunahme des Bauchumfangs, eine gespannte Bauchdecke, Atemnot durch einen Zwerchfellhochstand und rasches Völlegefühl beim Essen sowie rasche Gewichtszunahme (→ Abb. 50.3). Der Schweregrad eines Aszites kann in 3 Grade eingeteilt werden:

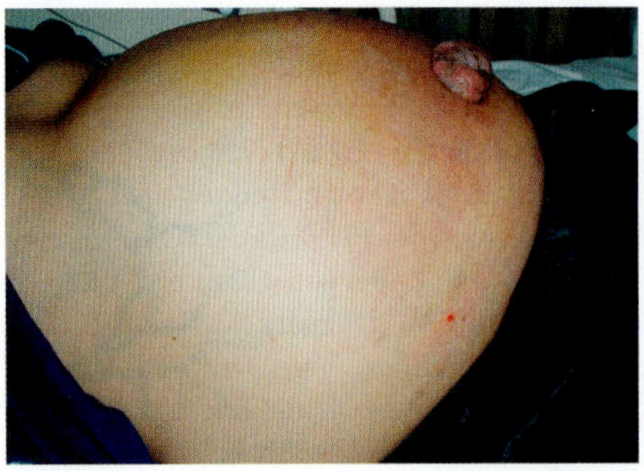

Abb. 50.3 Aszites, hier verursacht durch eine hepatitisbedingte Leberzirrhose. Durch die Druckerhöhung im Bauchraum infolge der Flüssigkeit ist eine Nabelhernie entstanden. [E355-026]

- Grad I: mild (nur in der Sonografie sichtbar)
- Grad II: moderat (klinisch nachweisbar aber kein gespanntes Abdomen)
- Grad III: schwer (gespannte Bauchdecke)

Aszites Grad I ist klinisch inapparent und kann nur in der Sonografie diagnostiziert werden. Ab Aszites Grad III können bei der klinischen Untersuchung ausladende Flanken, eine Bauchdecke über dem Thoraxniveau und ein verstrichener Nabel oder eine Umbilicalhernie (siehe Abbildung) vorliegen. Die lageabhängig verschiebliche Qualität des Klopfschalls mit tympanitischem Klopfschall periumbilikal in Rückenlage und Dämpfung des Perkussionsschalls in den Flanken ist Folge der gravitationsbedingten Umverteilung des Aszites im Abdomen, bei der flüssigkeitsgefüllte Dünndarmschlingen am Aszites immer oben schwimmen. Diese Grenzen zwischen tympanitischem Klopfschall und Dämpfung verschieben sich bei Lagewechsel des Patienten. Dieser Befund wird als Flankendämpfung bezeichnet, weil

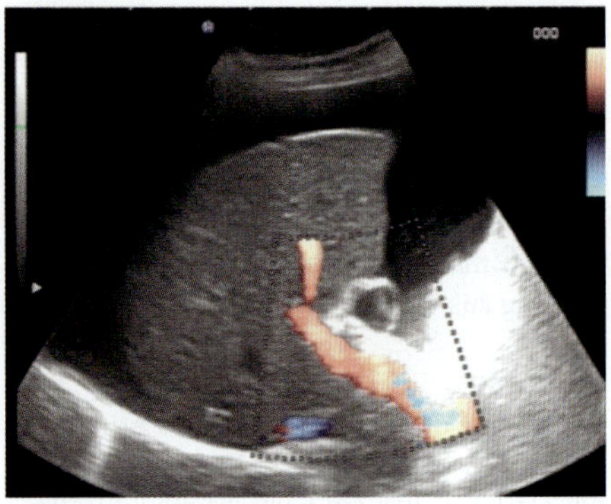

Abb. 50.4 Aszites in der Sonografie [P773]

die Untersuchung typischerweise in Rückenlage stattfindet.
Diagnostik Die Diagnose des Aszites Grad I erfolgt sonografisch (→ Abb. 50.4) oder durch andere Schnittbilddiagnostik und kann durch eine diagnostische Punktion bestätigt werden. Im Vergleich zu infektiösen oder entzündlichen Erkrankungen mit Aszites ist der Aszites bei Patienten mit PH proteinärmer. Daher ist der **Serum-Albumin-Albumin-im-Aszites-Gradient (SAAG)** eines portal hypertensiven Aszites <1,1 g/dl (→ Kap. 6).
Komplikationen Eine Komplikation bei Patienten mit Zirrhose und Aszites ist die **spontan bakterielle Peritonitis (SBP)**. Ein symptomatischer Aszites, der nicht ausreichend oder nicht ausreichend schnell auf eine medikamentöse Therapie anspricht, und die Erstmanifestation eines Aszites sind daher Indikationen für eine diagnostische Aszitespunktion mit mikrobiologischer Analyse des Punktats **(Parazentese).** Durch die portal-hypertensiv bedingte Blutstauung im Darm ist die Barrierefunktion des Darms gestört, wodurch Bakterien durch die Darmwand leichter penetrieren können, die sich im Aszites vermehren. Die Diagnose einer meist asymptomatischen SBP wird durch einen Nachweis von Bakterien in der Kultur des durch eine Parazentese gewonnen Aszites oder durch das Vorhandensein von > 250 neutrophilen Granulozyten/µl im Punktat oder bei positivem Nachweis von Bakterien in der mikrobiologischen Analyse gestellt. Wenn eine SBP vorliegt, sollte eine empirische antibiotische Therapie mit einem Aminopenicillin mit ß-Laktamase-Inhibitor oder mit einem Drittgenerationscephalosporin behandelt werden. Nach Eintreffen des Resistenzprofils kann die antibiotische Therapie angepasst werden. Der Therapieerfolg sollte nach 48 h durch erneute Aszitespunkiton mit Bestimmung der neutrophilen Granulozyten im Aszites überprüft werden.
Wenn Aszites durch eine Nierenfunktionsstörung kompliziert wird, kann ein **Hepato-**

Tab. 50.1 Komplikationen der portalen Hypertension

Klinische Manifestationen einer PH	Komplikation der PH
Aszites und hepatischer Hydrothorax	Refraktärer Aszites Hepatorenales Syndrom
Ösophagusvarizen	Ösophagusvarizenblutung
Hepatische Enzephalopathie	Coma hepaticum
Splenomegalie	Thrombopenie und Blutungsneigung
Portopulmonale Hypertension	Rechtsherzversagen

Tab. 50.2 Die Häufigste bei ätiologische Ursachen für Thrombosen im Bereich der Mesenterialvenen

Ursache für Pfortaderthrombose oder Budd-Chiari-Syndrom	Untersuchung
Myeloproliferative Erkrankungen	JAK2-p.Val671Phe-Mutation, Mutationen in Calreticulin (CALR) und MPL
Paroxysmal nächtliche Hämoglobinurie	FACS Test auf CD 55 und CD59
Antiphospholipidsyndrom	Test auf Antikörper gegen Cardiolipin, Beta-2-Glykoprotein (β2-GPI)

renales Syndrom (HRS) vorliegen. Dabei versagen die Kompensationsmechanismen der PH (sekundärer Hyperaldosteronismus und vermehrte ADH-Ausschüttung), die der arteriellen Vasodilatation und der Extravasation von Plasma als Aszites und/ oder Ödeme entgegenwirken.
Als Folge dieses Versagens reicht das effektive arterielle Blutvolumen nicht mehr aus, um einen ausreichenden Nierenperfusionsdruck für die glomeruläre Filtration aufzubauen. Als Folge kann ein prärenale Nierenfunktionsstörung auftreten. Die Diagnose eines HRS erfolgt durch den Nachweis dieser neu aufgetretenen Nierenfunktionsstörung bei Patienten mit Zirrhose und Aszites sowie dem Ausschluss anderer Nierenerkrankungen oder medikamentös bedingter Nierenfunktionsstörungen.
Ein HRS wird durch Pausieren der diuretischen Therapie und der NSBB sowie mit einer Flüssigkeitssubstitution und einer Infusion von 1 g Humanalbumin pro kg KG/Tag behandelt. Zusätzlich basiert die Therapie auf einer Behandlung mit Vasokonstriktoren, insbesondere mit dem ADH (= Vasopressin)-Analog Terlipressin oder dem Vasokonstriktor Noradrenalin.

Therapie Die Therapie des Aszites wird vom Schweregrad bestimmt. Bei symptomatischem Aszites Grad III sollte eine therapeutische Aszitespunktion erfolgen. Wenn eine großvolumige therapeutische Aszitespunktion (> 3 l) durchgeführt wird, sollte der entstehende Eiweißverlust durch eine entsprechende Menge an Humanalbumin intravenös ersetzt werden.
Bei Aszites Grad II kann eine medikamentöse Therapie mit **Diuretika** die Symptome lindern. Furosemid sollte mit 40 mg begonnen und wöchentlich um jeweils 40 mg bis zu einer maximalen Dosierung von 160 mg/d gesteigert werden. Zur Vermeidung einer Hypokaliämie und Therapie des Hyperaldosteronismus sollte Furosemid mit einem Aldosteron-Agonisten (z. B. Spironolacton beginnend mit 100 mg und ebenfalls wöchentliche Steigerung bis zu einer maximalen Dosierung von 400 mg/Tag) kombiniert werden. Während der Dosissteigerung müssen die Nierenfunktion, Natrium und Kalium im Blut kontrolliert werden.
Wenn eine diuretische Behandlung entweder aufgrund einer Intoleranz der maximalen Dosierung oder trotz optimaler Dosierung zu wiederholt symptomatischem und nur durch eine therapeutische Punktion behandelbaren Aszites führt, liegt ein **therapierefraktärer Aszites** vor.
Patienten mit therapierefraktärem Aszites können entweder mit wiederholten Punktionen oder bevorzugt mittels **TIPS** behandelt werden. Bei refraktärem Aszites sollte immer auch eine Evaluierung zur **Lebertransplantation** erfolgen.

Prognose

Die Prognose der PH wird durch den Schweregrad und die konkrete klinische Manifestation bestimmt. Aszites, aber insbesondere eine SBP und das HRS sind mit einer ungünstigen Prognose assoziiert, sodass diese Komplikationen eine Indikation zur Evaluierung zur **Lebertransplantation** darstellen. Neben der Therapie der Grunderkrankung und des Auslösers sollte eine PH je nach Schweregrad medikamentös (NSBB, Diuretika), interventionell (Aszitespunktion, TIPS) oder chirurgisch (Lebertransplantation) erfolgen.

Zusammenfassung

- Die PH tritt meist als Komplikation einer Zirrhose auf.
- Typische Folgen der PH sind Aszites, Varizen und hepatische Enzephalopathie.
- Eine schwere Komplikation des Aszites ist das hepatorenale Syndrom.
- Für die medikamentöse Therapie werden NSBB eingesetzt.
- Eine wirksame interventionelle Therapie der PH ist die TIPS-Implantation.

51 Ösophagusvarizen und hepatische Enzephalopathie

Ösophagusvarizen (ÖV)

Definition

Ösophagusvarizen sind **Umgehungskreisläufe,** die als Folge einer portalen Hypertension (PH) Blut aus der Pfortader über erweiterte submuköse Venen unter Umgehung der portalen Zirkulation in die V. azygos und V. hemiazygos in die obere Hohlvene zurückleiten.

Epidemiologie

Mit einer kumulativen Inzidenz von 16 % über 20 Jahre sind Blutungen aus erweiterten Venen in der Lamina submucosa der Speiseröhrenwand nach dem Aszites die zweithäufigste Komplikation einer PH bei Zirrhose.

Klinik

> Da ÖV asymptomatisch sind, aber akute Ösophagusvarizenblutungen (AVB) akut lebensbedrohliche Komplikationen sind, werden eine Früherkennung und eine prophylaktische Therapie empfohlen.

Eine **akute Ösophagusvarizenblutung (AVB)** ist ein medizinsicherer Notfall und mit einem Mortalitätsrisiko von bis zu 50 % innerhalb von 6 Wochen verbunden. Eine AVB ist definiert als:

- Eine bei der Endoskopie sichtbare Blutung aus einer Ösophagusvarize
- Oder ein Nachweis von frischem Blut bei der Endoskopie bei Patienten mit großen Ösophagusvarizen

Klinisch kann sich eine AVB als Bluterbrechen (Hämatemesis), frisches Blut im Stuhl (Hämatochezie) oder Meläna (Schwarzfärbung des Stuhles) präsentieren. Bei schweren oder protrahierten Blutungen können sich Patienten auch mit vermindertem Blutdruck und Schock präsentieren.

Diagnostik

Nichtblutende Ösophagusvarizen sind asymptomatisch und können daher nur in der **Ösophagogastroduodenoskopie (ÖGD)** oder bei einer CT-Untersuchung mit Kontrastmittel diagnostiziert werden. Eine Blutung aus Ösophagusvarizen ist lebensbedrohlich. Daher wird eine wirksame Blutungsprophylaxe empfohlen, weshalb ist die Diagnose von Ösophagusvarizen wichtig für die Prognose und Therapie bei Patienten mit Zirrhose ist.

Patienten mit Zirrhose sollten nur dann keine ÖGD zur Evaluierung von Varizen erhalten, wenn die Elastografie < 20 kPa und die Thrombozyten > 150.000/µl betragen (siehe Rule of 5; → Kap. 49). Diese Grenzwerte gelten nicht bei einer portalen Hypertension anderer Ursache (z. B. Pfortaderthrombose). Im Zweifelsfall sollte die Schwelle zur Evaluierung auf das Ösophagusvarizen mittels ÖGD daher niedrig sein (→ Abb. 51.1, → Abb. 51.2). Zur Einschätzung des Blutungsrisikos sollte eine Unterscheidung zwischen großen ÖV (> 5 mm Durchmesser) und kleinen ÖV (< 5 mm Durchmesser) erfolgen.

Neben den Ösophagusvarizen gibt es auch **Fundusvarizen,** bei denen die Erweiterung des submukösen Venengeflechtes auch in der Kardia nachweisbar ist, weil die PH so schwer ist, dass auch Blut aus der Magenwand an der Seite der kleinen Kurvatur unter Umgehung der Leber über den Ösophagus abfließt (→ Abb. 51.3).

Insbesondere bei einer prähepatischen portalen Hypertension durch eine Milzvenen- und Pfortaderthrombose können Varizen im Fundus oder an der großen Kurvatur vorkommen. In diesem Fall fließt das Blut typischerweise aus der Magenwand über splenorenale Shunts in die rechte Nierenvene.

Zur Einschätzung des Blutungsrisikos und des Ansprechens auf eine Therapie mit nicht-selektiven Betablockern (NSBB) kann eine Lebervenendruckmessung (→ Kap. 49) erfolgen.

Zusätzliche Zeichen einer portalen Hypertension in der Ösophago-Gastro-Duodenoskopie (ÖGD) können eine **portal hypertensive Gastropathie** oder ein **Wassermelonenmagen** (Gastric Antral Venectasy – GAVE) sein (→ Abb. 51.4). Auch diese Läsionen können bluten und somit zu Eisenmangel und eine Anämie sein.

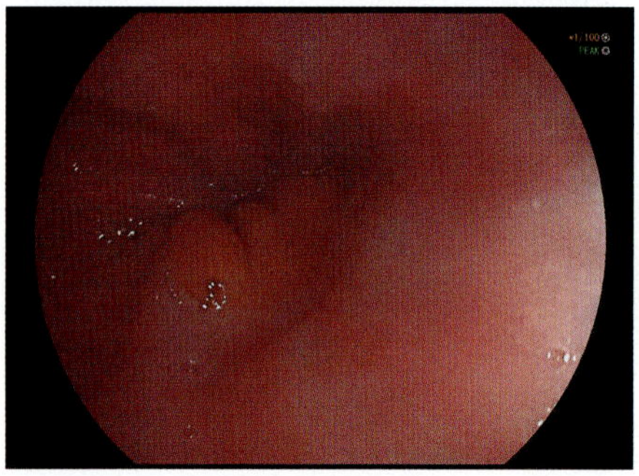

Abb. 51.1 Normaler Ösophagus [P773]

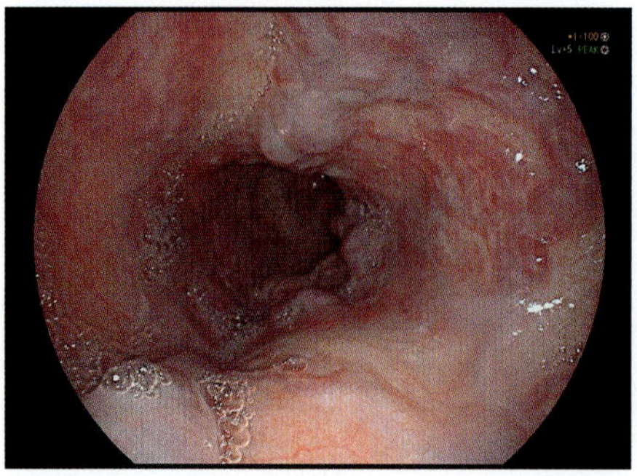

Abb. 51.2 Große Varizen [P773]

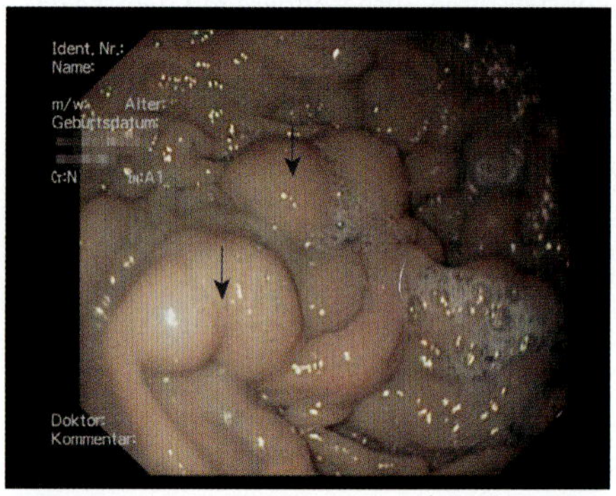

Abb. 51.3 Fundusvarizen [T824]

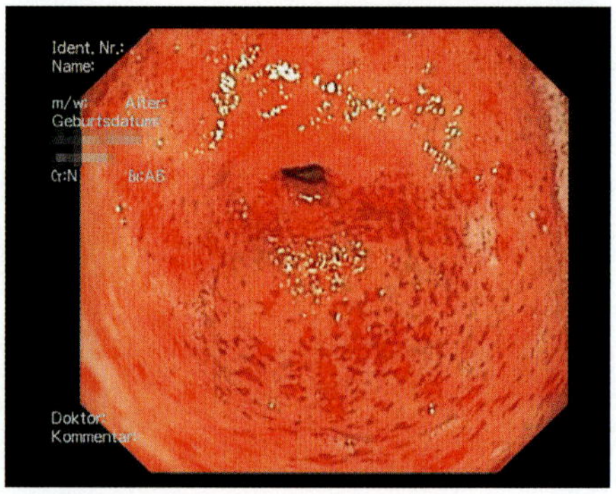

Abb. 51.4 Wassermelonenmagen [T824]

Differenzialdiagnosen

Ösophagusvarizen müssen von **„Downhill-Varizen"** bei venösen Abflussstörungen aus dem oberen Ösophagus ohne portale Hypertension abgegrenzt werden. Diese können z. B. durch eine Struma ausgelöst werden und entstehen, weil in diesem Fall der physiologische Abfluss von Blut aus dem oberen Ösophagus über das Azygos-/Hemiazygos-System gestört ist und das Blut dann über ektatische submuköse Venen nach unten abgeleitet und über das Pfortadersystem drainiert wird.
Die Differenzialdiagnosen von AVB sind Verletzungen der Ösophagusschleimhaut, wie z. B. ein Mallory-Weiss-Riss bei heftigem Erbrechen, oder obere gastrointestinale Blutungen bei Ulkuskrankheit.

Therapie

Die Therapie einer AVB sollte sich nach dem Schweregrad der klinischen Präsentation richten. Bei kreislaufinstabilen oder bewusstseinsgetrübten Patienten müssen zuerst eine **Kreislaufstabilisierung** und ein **Schutz der Atemwege** (ggf. durch Intubation und Beatmung) erfolgen. Bei akuter Blutung und instabilem Kreislauf sollten Vorbereitungen für eine Bluttransfusion getroffen werden. Das Transfusionsziel ist eine Hämoglobinkonzentration von 70 g/l. Bei jedem Verdacht auf eine Varizenblutung sollte unabhängig von der Stabilität des Kreislaufs eine **vasoaktive medikamentöse Therapie** vor der Endoskopie mit Terlipressin oder Somatostatin erfolgen. Der Beginn einer antibiotischen Therapie bereits vor der Endoskopie senkt die Mortalität bei AVB.
Die Dringlichkeit zur diagnostischen und optional therapeutischen Endoskopie sollte bei Verdacht auf eine AVB in Abhängigkeit vom Schweregrad der Kreislaufinstabilität, der Hämoglobinkonzentration und der klinischen Manifestation individuell eingeschätzt werden.
Die endoskopische Therapie der Wahl ist die **Endoskopische Varizenligatur (EVL).** Bei aktiver Blutung aus ÖV oder auch bei nicht blutenden großen ÖV besteht die Indikation zur EVL. Bei großen Fundus- oder Magenvarizen kann eine Blutstillung durch Injektion von **Cyanoacrylat** erfolgen. Wenn keine endoskopische Blutstillung gelingt, kann eine Anlage eines beschichteten selbst expandierenden Metallstents (Danis-Stent) in den Ösophagus eine akute Blutstillung erzielen. Diese Methode hat die Verwendung von Linton-Nachlass oder Sengstaken-Blakemore-Sonden zur Blutstillung fast völlig ersetzt.
Bei allen Patienten mit aktiver Blutung bei der Endoskopie trotz vasoaktiver Therapie oder Zirrhose im Stadium Child Pugh B und oder Child C mit 10–13 Punkten (→ Kap. 49) sollte innerhalb von 72 h nach der Blutung eine Implantation eines **transjugulären intrahepatischen portosystemischen Shunts (TIPS)** erfolgen, weil diese Intervention das hohe Re-Blutungsrisiko und die damit verbundene Mortalität senkt.
Bei Patienten mit prähepatischer PH durch Pfortader- oder Milzvenenthrombose kann eine TIPS-Implantation über eine Milzpunktion mit translienalem Zugang und Sondierung der Milzvene mit Rekanalisation der thrombosierten Pfortader möglich sein. Diese Methode wird als **Portovenöse-Rekanalisation-TIPS (PVR-TIPS)** bezeichnet.

Blutungsprophylaxe bei Ösophagusvarizen

Da eine AVB ein hohes Mortalitätsrisiko hat, sollten Patienten mit Ösophagusvarizen auch eine **prophylaktische Therapie** erhalten. Hier wird zwischen Primärprophylaxe und Sekundärprophylaxe unterschieden:

- **Primärprophylaxe:** Die Therapie mit einem **nichtselektiven Betablocker** (NSBB – z. B. Propranolol, Nadolol oder Carvedilol) wird empfohlen. NSBB führen durch eine Senkung des Herz-Zeit-Volumens und durch eine arterielle Vasokonstriktion zu einer Senkung des Pfortaderhochdrucks. Diese Therapie sollte bereits bei kleinen Ösophagusvarizen begonnen werden, weil damit auch die Progression von kleinen zu großen Ösophagusvarizen verhindert werden kann. Bei großen Ösophagusvarizen kann entweder eine Prophylaxe mit NSBB oder eine **endoskopische Gummibandligatur** erfolgen.
- **Sekundärprophylaxe:** Nach einer stattgehabten Blutung wird entweder eine TIPS-Implantation oder eine Kombinationstherapie aus endoskopischer Gummibandligatur und NSBB-Therapie empfohlen.

Hepatische Enzephalopathie

Eine hepatische Enzephalopathie (HE) ist ein durch eine PH ausgelöstes und durch Therapie der Lebererkrankung (z. B. durch Lebertransplantation) reversibles neuropsychiatrisches Krankheitsbild, bei dem die gestörte Stoffwechsel- und Entgiftungsfunktion der Leber zur Einschränkung höherer Hirnfunktionen führen.

Klinik

Die klinische Manifestation der hepatischen Enzephalopathie kann aufgrund unterschiedlicher Kriterien klassifiziert werden:

- **HE Grad 0:** Dieses Stadium wird auch als coverte hepatische Enzephalopathie bezeichnet und somit von der overten hepatischen Enzephalopathie abgegrenzt, weil in diesem Stadium eine Einschränkung nur mittels neuropsychiatrischer Testung festgestellt werden kann.
- **HE Grad 1:** In Frühstadien manifestiert sich die HE durch eine gestörte Konzentrationsfähigkeit und verkürzte Aufmerksamkeitsspanne. In diesem Stadium kann diese nur durch neuropsychologische Testung diagnostiziert werden. Auch dieses Stadium zählt noch zur „coverten HE" (→ Tab. 51.1).
- **HE Grad 2:** Ab diesem Stadium besteht eine „overte HE". Offensichtliche Verlangsamung und Persönlichkeitsveränderungen treten auf. In diesem Stadium kann sich auch eine Asterixis (*flapping tremor*) zeigen. Dabei handelt es sich um einen umgekehrten Myoklonus, d. h., bei Überstreckung der Handgelenke und Supinationsstellung der

Tab. 51.1 Stadieneinteilung nach dem Schweregrad der HE

Coverte HE		Overte HE		
HE °0	HE °I	HE °II	HE °III	HE °IV

Hände mit Anspannung führt der mit einer typischen Latenz eintretende Tonusverlust zu einer rhythmischen passiven Beugung der Handgelenke mit einer Frequenz von 3–5 Hertz.

- **HE Grad 3:** Die Patienten präsentieren sich mit Verwirrtheit und psychomotorischer Unruhe sowie einer Bewusstseinstrübung bis zum Stadium des Sopors.
- **HE Grad 4:** Die HE ist durch ein **Coma hepaticum** gekennzeichnet.

Andere Klassifikationen der HE beschreiben die unterschiedlichen Verlaufsformen, die schubweise, fluktuierend, chronisch oder folgendermaßen auftreten:

- **Episodische HE:** Schübe einer overten HE in einem Zeitabstand von > 6 Monaten
- **Rekurrente HE:** Schübe einer overten HE in einem Zeitabstand von ≤ 6 Monaten
- **Persistierende HE:** kognitive, motorische und Verhaltenseinschränkungen der HE sind immer vorhanden.

Klassifikation der HE in Abhängigkeit von der Ätiologie:

- Typ A: HE beim **akuten Leberversagen**
- Typ B: HE bei portosystemischen **Shunts** (B für Bypass, z. B. splenorenaler Shunt oder nach TIPS)
- Typ C: HE bei **dekompensierter Zirrhose**

Da Schübe einer Enzephalopathie häufig auch durch Infektionen, akute Blutungen oder Interventionen (sog. **präzipitierende Faktoren**) ausgelöst werden können, wird die HE auch entweder als „präzipitierte HE" oder „nicht präzipitierte HE" klassifiziert

Diagnostik

Die Diagnose einer HE erfolgt klinisch. Die Bestimmung des Ammoniaks hat eine untergeordnete Bedeutung, weil bei Patienten mit Zirrhose die Ammoniakkonzentration im Blut schlecht mit dem Schweregrad der HE korreliert. In der Elektroenzephalografie zeigen sich Theta-Wellen als unspezifischer, aber im klinischen Kontext suggestiver Befund für eine HE. Weitere diagnostische Möglichkeiten sind psychometrische Tests.

Ein einigermaßen spezifischer klinischer Test für das Vorhandensein einer HE sind **Asterixis** (flapping tremor). Bei nach vorne ausgestreckten Armen und aktiv überstreckten Hand- und Fingergelenken kommt es dabei zu einem typischen Nachlassen der Muskelspannung, was zum kurzzeitigen Absinken der Finger, Hände und Arme nach einer typischen Latenz von ca. 5 s und mit einem Frequenz von 3–5 Hertz führt.

Da eine Typ-A-Enzephalopathie durch ein Hirnödem kompliziert werden kann, sollte bei Patienten mit ALF und kognitiver Einschränkung eine Hirndruckdiagnostik mittels klinischer Beobachtung und CT wiederholt durchgeführt werden. In speziellen Situationen kann auch eine invasive Überwachung des intrakraniellen Drucks mittels Hirndrucksonde im Einzelfall erwogen werden.

Differenzialdiagnosen

In der Differenzialdiagnostik bei HE sollten Patienten auf **intrakranielle Blutungen, Anämie** oder **Arzneimittelwirkungen** (z. B. Benzodiazepine oder ZNS-Nebenwirkungen von Antibiotika) hin untersucht werden.

Da auch andere intrakranielle Pathologien wie Blutungen oder Tumore HE-ähnliche Symptomatik auslösen können, sollte bei Patienten mit einer neu diagnostizierten HE und klinischer Unsicherheit auch eine **kranielle CT-Untersuchung** erfolgen. Zur Diagnose einer Typ-B-Enzephalopathie sollte eine abdominelle Sonografie mit der Fragestellung nach **portosystemischen Kollateralen** oder eine KM-gestützte CT-Untersuchung durchgeführt werden. Insbesondere vor Lebertransplantation ist eine Abgrenzung der HE von **neurodegenerativen Erkrankungen** wichtig. Bei Hypo- oder Hypernatriämie in der Vergangenheit kann differenzialdiagnostisch auch eine **zentrale Myelinolyse** in der MRT-Untersuchung festgestellt werden. Bei akutem Leberversagen kann auch ein **Hirnödem** als Differenzialdiagnose vorliegen.

Therapie

Die Standardtherapie bei HE ist eine Behandlung mit **Lactulose** oder Lactitol. Bei Patienten mit rekurrierender HE ohne identifizierbaren Auslöser zeigte sich eine Therapie mit dem nichtresorbierbaren Antibiotikum **Rifaximin** effektiv. Eine Therapie mit **L-Ornithin-L-Aspartat** kann die Hospitalisierungsdauer bei akuten Episoden einer hepatischen Enzephalopathie verkürzen.

Bei einer sog. **Shunt-Enzephalopathie** (z. B. nach TIPS) kann durch einen Verschluss dieser Shunts die Symptomatik verbessert werden.

Eine schwere Enzephalopathie kann zu einer Einschränkung der Schutzreflexe (z. B. Husten oder Aspiration) führen und dadurch eine Schutzintubation erfordern.

Das ALF wird durch die HE definiert und stellt bei Zeichen eines beginnenden Hirnödems eine akut lebensbedrohliche Komplikation dar. In diesem Fall kann eine Senkung des Hirndrucks durch folgende Maßnahmen erzielt werden:

- Oberkörper 30° hochlagern
- Hyperventilation mit dem Ziel einer eines arteriellen CO_2-Partialdrucks von 35–40 mmHg

- Hochnormale Natriumkonzentration durch die Infusion von 5 % NaCl Lösung anstreben. (Alternativ kann eine osmotische Therapie auch mit Mannitol erfolgen.)
- Bei schwerer Neigung zum Hirnödem kann auch eine Liquor-Drainage von < 5 ml/h, eine therapeutische Hypothermie oder eine deutliche Hypokapnie mit einem arteriellen CO_2-Partialdruck < 35 mmHg angestrebt werden.

Komplikationen

Eine HE ist durch die Behandlung der zugrunde liegenden Lebererkrankung reversibel. Bei lang anhaltender HE kann dieses Syndrom auch zu irreversiblen Neurodegenerationen führen. Die bei akutem Leberversagen auftretende Form der HE kann durch ein Hirnödem und Einklemmung des Hirnstamms kompliziert werden. Patienten mit akutem Leberversagen müssen daher besonders engmaschig auf das Auftreten und den Verlauf einer HE überwacht werden. Selten kann auch das Rückenmark durch eine hepatische Myelopathie bei HE mitbetroffen sein.

Prognose

Da eine HE prinzipiell reversibel ist, ist die Prognose bezüglich der neurologischen Einschränkungen bei erfolgreicher Therapie der Lebererkrankung gut. Trotzdem definiert eine HE auch das Stadium einer dekompensierten Zirrhose, sodass die Prognose der Lebererkrankung selbst mit dem Auftreten einer HE schlechter wird. Die Prognose der HE ist insbesondere nach einer Lebertransplantation gut.

Zusammenfassung

- Ösophagusvarizen sind asymptomatisch, aber im Fall einer Blutung lebensbedrohlich.
- Mit besonderen Ausnahmen sollte bei jedem Patienten mit Zirrhose oder portaler Hypertension eine ÖGD erfolgen.
- Bei bestehenden ÖV sollte für die Primärprophylaxe einer AVB eine Therapie mit NSBB oder EVL erfolgen. In der Sekundärprophylaxe wird eine Kombination aus EVL und NSBB empfohlen.
- Die Rezidivprophylaxe einer HE beruht auf der Identifikation und Vermeidung des Auslösers (z. B. Infektion). Bei HE ohne Auslöser kann eine Therapie mit Lactulose und Rifaximin das Rezidivrisiko senken.
- Die wirksamste Therapie der HE ist eine Lebertransplantation.

52 Bösartige Tumoren der Leber (HCC, CCC)

Definition

Die häufigsten primären Lebertumoren sind das Leberzellkarzinom (HCC) und das Gallengangskarzinom (CCC). Aufgrund ihrer anatomischen Lage ist die Leber häufig auch von Metastasen (sekundäre Lebertumoren) betroffen und kann auch bei Lymphomen befallen sein.

Epidemiologie

HCC Die HCC-Inzidenz ist global sehr unterschiedlich, was mit der unterschiedlichen Prävalenz der chronischen viralen Hepatitis zusammenhängt. Das HCC ist häufiger bei Frauen als bei Männern. Ich Ländern mit hoher soziodemografischer Entwicklung wie in Westeuropa liegt die Inzidenzrate bei ca. 5–7 pro 100.000 Einwohner bei Frauen und 13–16 pro 100.000 Einwohner bei Männern. Dank der effektiven Prävention der HCV und HBV hat sich die globale Zunahme der HCC-Inzidenz verlangsamt. Damit ist das HCC weltweit die sechsthäufigste Krebserkrankung. Bei Patienten mit bekannter Zirrhose beträgt die jährliche HCC-Inzidenzrate je nach Ätiologie, Alter und Geschlecht ca. 0,5–1,5 % pro Jahr.

CCC Das CCC macht ca. 15 % aller primären bösartigen Tumoren der Leber aus. Die jährliche Inzidenzrate des CCCs beträgt ca. 0,4–1,8 pro 100.000 für beide Geschlechter. Andere primär maligne Lebertumoren sind deutlich seltener.

Klinik

> Der wichtigste Risikofaktor für das Leberzellkarzinom (HCC) ist eine **Zirrhose** und 70–90 % der HCCs treten bei Patienten mit Zirrhose auf.
> Das Risiko für die Entwicklung eines Cholangiokarzinoms (CCC) ist insbesondere bei Patienten mit einer PSC erhöht.

HCC Klinische Symptome treten beim HCC erst in späten Erkrankungsstadien auf. Allgemeine **Begleitsymptome** bei Tumorerkrankungen können Gewichtsverlust, Fieber und Nachtschweiß sein. Schmerzen im rechten Oberbauch können durch Tumorinfiltration der Leberkapsel bedingt sein. Symptome der portalen Hypertension können beim angioinvasiven HCC auftreten und sind dann typischerweise durch eine Tumorthrombose bedingt.

CCC Die Symptome des CCCs hängen von der Tumorlokalisation ab. Bei **intrahepatischem CCC** (iCC), das sowohl bei Patienten mit Zirrhose als auch ohne Zirrhose vorkommt, ist die Symptomatik ähnlich wie bei HCCs. Bei Patienten mit Zirrhose können auch HCC-CCC-Mischtumoren auftreten, die dann prognostisch und therapeutisch wie ein CCC behandelt werden. Beim **perihilären CCC,** dem **Klatskin-Tumor,** und beim CCC des Ductus choledochus **(Choledochuskarzinom)** präsentieren sich Patienten häufig mit schmerzlosem Ikterus oder Cholangitis. Da das beim **Gallenblasenkarzinom** keine Abflussbehinderung der Galle verursacht, wird die Diagnose meist erst in fortgeschrittenen Stadien gestellt und die Prognose bei dieser Tumorlokalisation ist entsprechend schlecht. Risikofaktoren für CCCs sind neben einer Zirrhose auch die **primär sklerosierende Cholangitis (PSC)** und Infektionen mit dem in Asien vorkommenden großen Leberegel *Clonorchis sinensis.*

Tab. 52.1 Liver Imaging and Reporting System (Li-RADS)

Vaskularisation in der arteriellen Phase		Keine arterielle Hypervaskularisation		Hypervaskularisation in der arteriellen Phase (nicht nur am Rand)		
Größe der Läsion (mm)		< 20	≥ 20	< 10	10–19	≥ 20
Major-Kriterien: 1. Kapsel-Anreicherung 2. Nicht-peripheres Washout 3. Größenzunahme	Keine	LR-3	LR-3	LR-3	LR-3	LR-4
	1 Major	LR-3	LR-4	LR-4	LR4 LR-5	LR-5
	2 Major	LR-4	LR-4	LR-4	LR-5	LR-5

Diagnostik

Aufgrund der hohen Inzidenzrate des HCCs bei Patienten mit Zirrhose von ca. 0,5–1,5 % pro Jahr wird bei allen Patienten mit Zirrhose alle 6 Monate eine Sonografie zum **HCC-Screening** empfohlen. Ob bei dieser Untersuchung auch der Tumormarker α-Fetoprotein (AFP) mitbestimmt werden soll, ist unklar und wird aktuell eher nicht empfohlen.

HCC

Die Diagnose des HCCs erfolgt in der **Schnittbilddiagnostik,** wobei als Screeninguntersuchung die abdominelle Sonografie und als Bestätigungsuntersuchung eine dynamisch serielle kontrastmittelverstärkte Untersuchung angeschlossen werden sollen. Die kontrastmittelunterstützte dynamisch serielle Computertomografie (CT) mit arterieller und portalvenöser Phase erlaubt eine sensitive Diagnostik. Alternativ können eine Kontrastmittelsonografie (*contrast enhanced ultrasound,* CEUS) oder das Verfahren mit der höchsten Sensitivität und Spezifität, die Magnetresonanztomografie (MRT), eingesetzt werden. Gemäß der Größe und dem Kontrastmittelverhalten von Läsionen erfolgt dann eine Zuordnung fokaler Leberläsionen nach dem **Liver Imaging and Reporting System (Li-RADS)** (→ Tab. 52.1).

Als **„Washout“** wird die Eigenschaft einer Leberläsion bezeichnet, dass sie in der portalvenösen Kontrastmittelphase im Vergleich zum umgebenden Leberparenchym die Röntgenstrahlung weniger attenuiert und daher im CT-Bild dunkler erscheint (→ Abb. 52.1).

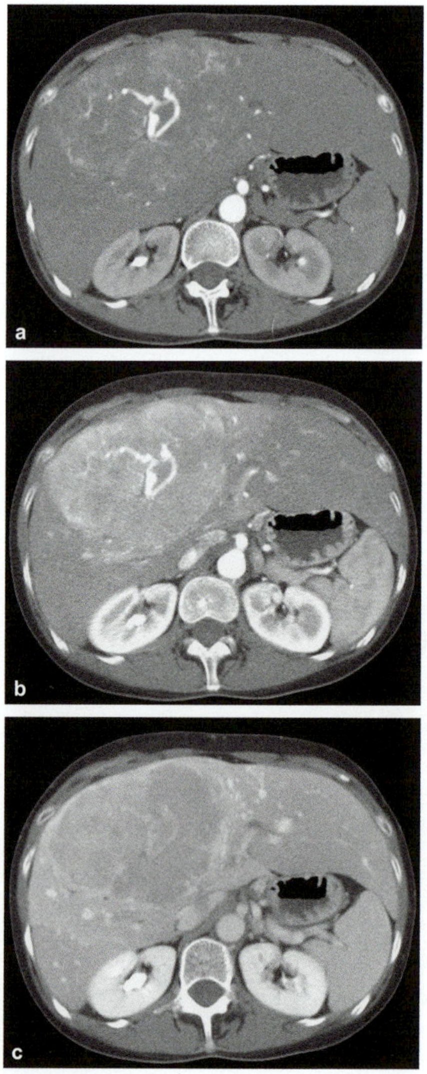

Abb. 52.1 CT mit KM: HCC. Arterielle (a), portalvenöse (b) und spätvenöse Phase (c). [E273]

LR-5-Läsionen sind definitive HCCs (> 98 %), **LR-4-Läsionen** sind wahrscheinliche HCCs (86 %) und **LR-3** ist mit einer Wahrscheinlichkeit von 46 % ein HCC. Neben den für das HCC typischen Läsionen, die von LR1–5 klassifiziert werden, gibt es auch eine LR-M-Gruppe. Es handelt sich um Läsionen, die Malignitätszeichen haben, aber keinem HCC entsprechen, also z. B. CCCs oder Metastasen.
Im Gegensatz zum Screening, bei dem es keine generelle Empfehlung zur Bestimmung des Tumormarkers AFP gibt, sollte bei Diagnose einer fokalen Leberläsion bei chronischer Lebererkrankung AFP bestimmt werden. Je nach Grenzwert hat AFP eine Sensitivität von ca. 60 % bei einer niedrigen Spezifität, weil AFP auch bei Zirrhose ohne HCC erhöht sein kann.
Bei bildgebend und biochemisch unklaren Leberherden sind eine gezielte Biopsie und histologische Tumorsicherung angezeigt, wobei in der Biopsie eine Tumorverschleppung entlang des Biopsiekanals möglich ist und die Risiken einer Biopsie bei Patienten mit Zirrhose erhöht sind. Im Gegensatz zu allen anderen malignen Lebertumoren, die histologisch gesichert werden müssen, reicht für die HCC-Diagnose eine verlässliche Schnittbilddiagnostik aus.

CCC

Bei Verdacht auf ein CCC kann der **Tumormarker Ca19–9** bestimmt werden, der auch bei Cholangitis erhöht sein kann. Die wichtigste Untersuchung für die Diagnose eines CCCs ist aber ebenfalls die Schnittbilddiagnostik mittels kontrastmittelunterstützter CT und mittels MRT bzw. MRCP (→ Abb. 52.2).

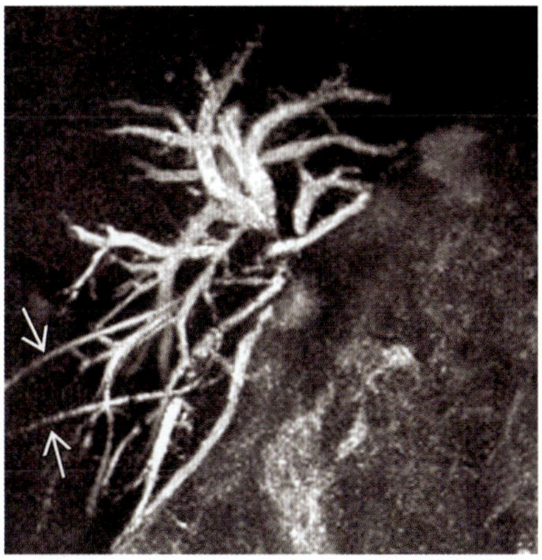

Abb. 52.2 Koronare MRCP bei einem Patienten mit perihilärem Cholangiokarzinom in der Anamnese nach linksseitiger Hemihepatektomie zeigt eine diffuse Dilatation des rechten intrahepatischen Gallenbaums trotz Vorhandensein von 2 Drainagen. [R499]

Bei CCC der zentralen oder extrahepatischen Gallenwege ist eine Gallengangsdarstellung mittels Sonografie, Magnetresonanz-Cholangiografie (MRC) oder endoskopischer retrograder Cholangiografie (ERC) notwendig. Bei der ERC kann auch Material für eine zytologische Untersuchung mittels Bürstenabstrich gewonnen werden oder mit einer Zangenbiopsie Gewebe für eine histologische Untersuchung entnommen werden. Bei **iCC** erfordert die Diagnose eine histologische Sicherung des Tumors durch gezielte Biopsie oder Resektion.

Differenzialdiagnostik

Die Differenzialdiagnose von HCC-Herden bei Zirrhose sind Regeneratknoten oder dysplastische Knoten, die Ausdruck der Regeneration bei Zirrhose sind. Metastasen sind bei Zirrhose selten. Bei diagnostischer Unsicherheit in Schnittbilddiagnostik können je nach LR-Klassifikation des Herdes entweder eine Verlaufskontrolle, eine weitere Diagnostik mittels alternativer Bildgebung (z. B. MRT) oder eine Biopsie erfolgen:

- LR-3: alternative Bildgebung in 3–6 Monaten
- LR-4: alternative Bildgebung in ≤ 3 Monaten
- LR-5: HCC-Therapie je nach Stadium
- LR-M: Vorstellung im multidisziplinären Tumorboard, alternative Bildgebung in ≤ 3 Monaten

Bei Nachweis von **tumorverdächtigen Leberläsionen in Nichtzirrhose** sollten immer auch eine Gastroskopie und Koloskopie zum Ausschluss eines primären Malignoms im Gastrointestinaltrakt als Ursache für **Lebermetastasen** durchgeführt werden. Da sich das iCC als hypervaskularisierte Läsion in der dynamisch seriellen Kontrastmittelunterstützten Schnittbilddiagnostik darstellt, kommen sind Metastasen von neuroendokrinen Tumoren eine Differenzialdiagnose für ein iCC. Selten können sich auch Echinococcus-Zysten wie ein CCC präsentieren. Kalzifikationen in der tumorverdächtigen Läsion und eine positive Echinococcus-Serologie können diese Diagnose erhärten.
Differenzialdiagnosen für Klatskin-Tumoren oder Choledochuskarzinome sind alle anderen Ursachen für eine Störung des Galleabflusses wie z. B. Gallensteine, Gallengangsstrikturen oder eine PSC. Die Differenzialdiagnosen des Gallenblasenkarzinoms können gutartige Gallenblasenpolypen und die chronische Cholezystitis sein.
Eine weitere wichtige Differenzialdiagnose bei soliden Lebertumoren oder dem Verdacht auf einen Klatskin-Tumor oder ein Choledochuskarzinom ist eine IgG4-assoziierte Erkrankung (→ Kap. 47).

Therapie

Die Therapie von malignen Lebertumoren erfolgt stadienabhängig, wobei beim HCC neben dem Tumorstadium auch das Stadium der Zirrhose die Therapiemöglichkeiten mitbestimmt. Daher hat sich für die Therapieplanung bei HCCs das Barcelona Clinic Liver Cancer Staging System (BCLC) bewährt (→ Abb. 52.3).
HCC Für die Therapie des HCCs stehen lokale Therapieverfahren wie die chirurgische Resektion, die Radiofrequenz- oder Mikrowellenablation und die transarterielle Chemoembolisation oder Radioembolisation (selektiv interne Radiotherapie, SIRT) zur Verfügung. Auch eine stereotaktische Strahlentherapie kann als Lokaltherapie eingesetzt werden. Bei portaler Hypertension ist eine Resektion mit einem hohen Komplikationsrisiko verbunden, weshalb Resektionen bevorzugt bei Patienten ohne Zirrhose durchgeführt werden. Bei **Zirrhose** beträgt das Risiko für ein HCC-Rezidiv nach Resektion oder bei kompletter Remission durch Lokaltherapie > 70 % nach 5 Jahren. Daher gilt, dass eine Lebertransplantation die einzige kurative Therapie eines HCCs bei Zirrhose ist. Eine Lebertransplantation wird allgemein aber nur im Stadium BCLC A empfohlen, obwohl Studien zeigen, dass auch ein weiter fortgeschrittenes HCC mit gutem Ergebnis transplantiert werden kann, wenn der Tumor erfolgreich lokal ablativ therapiert wurde.
Bei Patienten mit **metastasiertem** oder angioinvasivem HCC ist eine Lokaltherapie alleine **nicht kurativ.** Für diese Patienten wird eine medikamentöse HCC-Therapie empfohlen (→ Abb. 52.4). Die effektivste Systemtherapie eines HCC ist die Kombination aus eines Immun-Checkpoint Inhibitors mit einer antiangiogenetischen Therapie (z. B. Azetolizumab und Bevacizumab oder Durvalumab und Tremelimumab).Zusätzlich stehen heute für die HCC-Therapie mehrere Tyrosinkinase-Inhibitoren (Sorafenib, Regorafenib, Lenvatinib und Cabozantinib) zur Verfügung. Die exakte Wahl der Therapie wird durch Tumorstadien und Komorbiditäten bestimmt – so ist zum Beispiel der Einsatz von Bevacizumab bei Patienten mit großen Ösophagusvarizen mit einem erhöhten Blutungsrisiko verbunden.
CCC Die Therapie des CCCs hängt von der Lokalisation ab. Bei **lokal begrenzten Choledochuskarzinomen** ist die Resektion die Therapie der ersten Wahl. Für manche

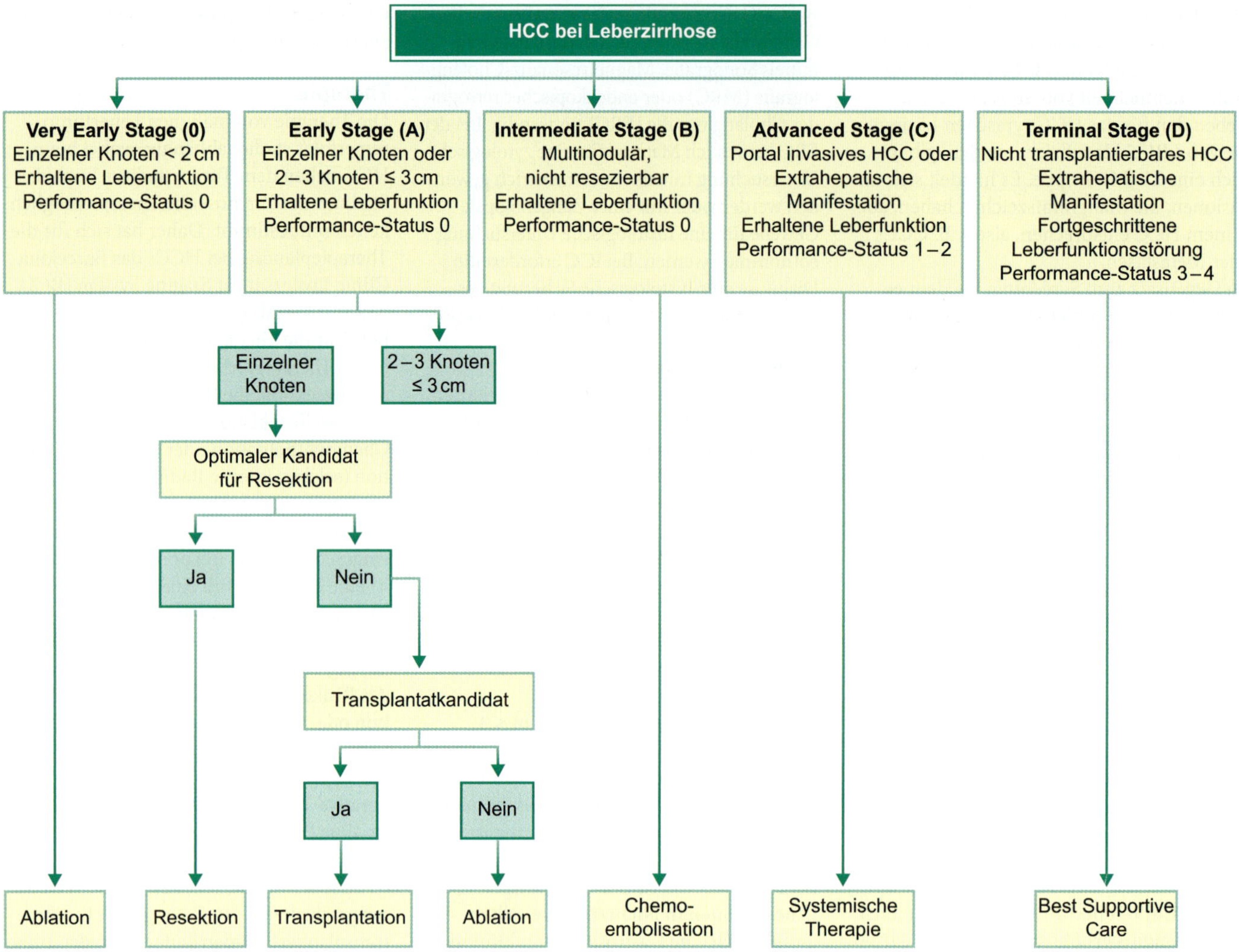

Abb. 52.3 BCLC-Staging und Therapiealgorithmus [L234]

Patienten kann auch eine Radiofrequenzablation erwogen werden. Beim **Klatskin-Tumor** wird die chirurgische Therapie entsprechend der Bismuth-Klassifikation geplant (→ Abb. 52.5). Bei kleinen nicht resezierbaren Klatskin-Tumoren kann auch eine Lebertransplantation empfohlen werden. Nach einer Resektion sollte eine adjuvante Chemotherapie mit Capecitabin für 6 Monate erfolgen.

Bei **nicht fortgeschrittenem CCC** richtet sich die Therapieindikation nach dem Alter, dem Ernährungszustand und den spezifischen Komplikationen. Bei Patienten mit guter Lebensqualität und behandelten Komplikationen (z. B. erfolgte Therapie der mechanischen Cholestase) wird eine palliative medikamentöse Tumortherapie empfohlen, die in der Erstlinie mit Gemcitabin, Cisplatin und Durvalumab oder Pembrolizumab erfolgen sollte Bei Nichtansprechen oder Progress sollte eine molekular stratifizierte Therapie in der 2. Behandlungslinie empfohlen werden (FGF-Rezeptor-2-Mutationen/Translokationen) Pemigatinib, IDH1 Mutation Ivosidenib und weitere). Aufgrund der nur moderaten Wirksamkeit dieser Therapie sind weitere personalisierte und molekulare Therapiekonzepte in Erprobung.

Komplikationen

HCC HCCs neigen zur Angioinvasion, was zu Pfortader- und Lebervenenthrombosen und Komplikationen der portalen Hypertension mit Aszites und Ösophagusvarizenblutung führen kann. Kapselnahe Tumoren können rupturieren, was akute Blutungen in die Bauchhöhle und eine Tumorstreuung hervorrufen kann.

CCC Bei CCCs mit gestörtem Gallenabfluss besteht ein hohes Cholangitisrisiko. Cholestase limitiert häufig auch die medikamentöse Tumortherapie. Für die Therapie der Cholestase kann eine palliative Gallengangsstentanlage durch ERC erfolgen. Wenn der Tumor bei der ERC nicht passierbar ist, kann die Galle nach extern über eine PTC abgeleitet werden. Neuere Therapiekonzepte bei distalen Cholangiokarzinomen sind die Implantation von Lumen-apposing metal Stents (LAMS), bei denen unter endosonografischer Kontrolle eine Verbindung zwischen Bulbus duodeni und der Gallenblase hergestellt wird, um so den Galleabfluss nach intern zu ermöglichen.

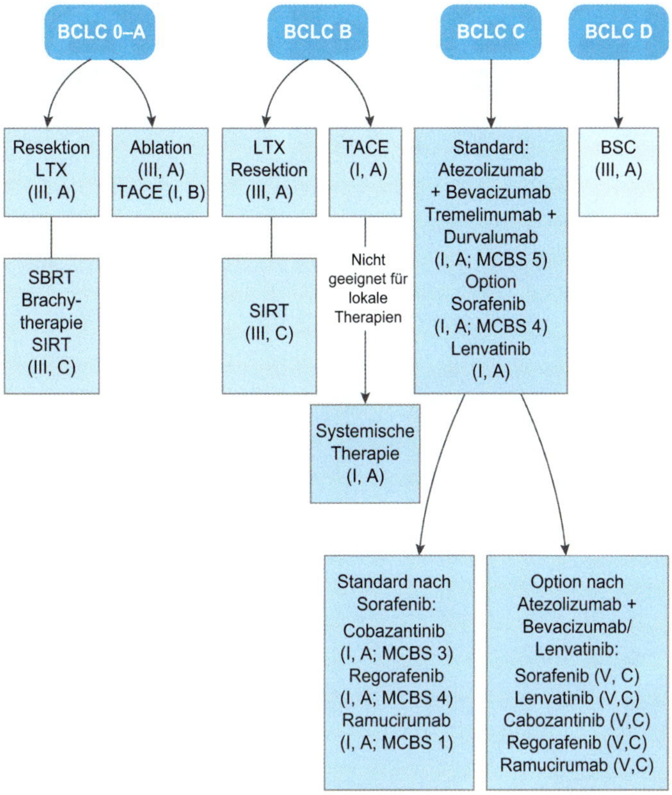

Abb. 52.4 Therapiealgorithmus beim HCC nach BCLC-Stadium [F689-009]

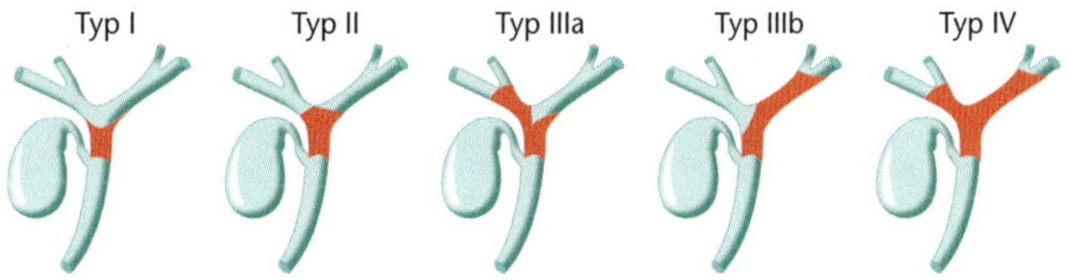

Abb. 52.5 Schematische Darstellung der Bismuth-Klassifikation von Klatskin-Tumoren [L141]

Prognose

Die Prognose von HCC und CCC ist vom Stadium des Tumors, der Lebererkrankung und der Tumorlokalisation abhängig.

HCC Beim Stadium BCLC 0 oder A sollte eine kurative Therapie des Tumors angestrebt werden. Die einzige kurative Therapie des HCC in einer Zirrhose ist die Lebertransplantation. Das mediane Überleben bei BCLC B liegt bei > 2,5 Jahren und im Stadium BCLC C bei ca. 10 Monaten. Bei fortgeschrittenem HCC (BCLC D) beträgt das mediane Überleben 3 Monate.

CCC Die Einschätzung der Prognose bei CCC ist schwieriger. Bei kleinen lokal beschränkten und resezierbaren Tumoren beträgt das mediane Überleben nach adjuvanter Chemotherapie knapp 5 Jahre. Bei nichtresezierbaren Gallengangskarzinomen und palliativ-medikamentöser Tumortherapie beträgt das mediane Überleben ca. 6–8 Monate.

Zusammenfassung

- Die häufigsten primären Malignome der Leber sind das Leberzellkarzinom (HCC, ca. 85 %) und das Cholangiokarzinom (CCC, ca. 15 %).
- Männer sind häufiger von einem HCC betroffen als Frauen.
- Eine Zirrhose ist der wichtigste Risikofaktor für ein HCC.
- Patienten mit Zirrhose sollen alle 6 Monate auf ein HCC mittels Sonografie untersucht werden.
- Die einzig kurative Therapie des HCCs bei Zirrhose ist die Lebertransplantation.
- Diagnose und Therapie des CCCs werden durch die Tumorlokalisation bestimmt.
- Bei resezierbarem CCC sollte wegen hoher Rezidivraten eine adjuvante Chemotherapie durchgeführt werden.

Fallbeispiele

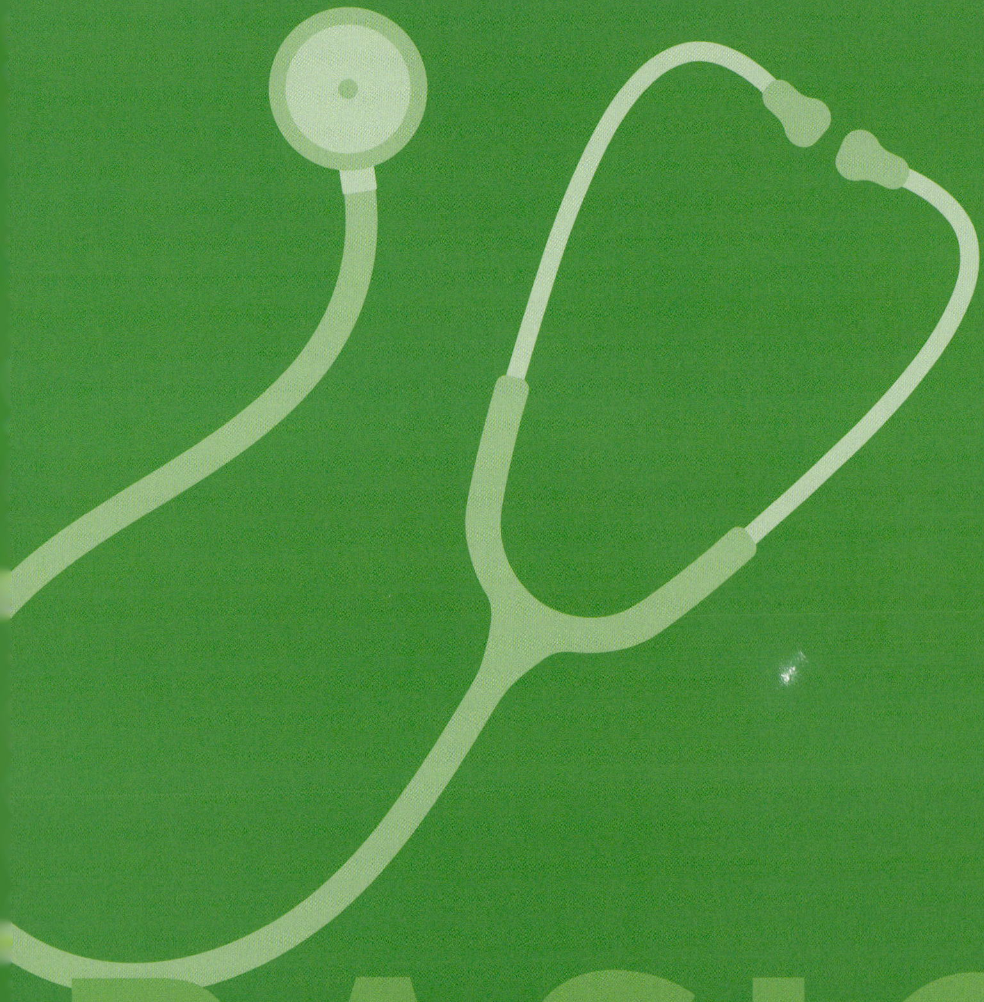

BASICS

53 Zystische asymptomatische Pankreasläsion

Ein 29-jähriger Mann sucht den Internisten zu einem Gesundheits-Check-up auf. Dort werden eine Laboruntersuchung und eine Ultraschalluntersuchung des Abdomens durchgeführt. In der Sonografie findet sich als Zufallsbefund eine zystische Raumforderung des Pankreas, ca. 3 cm groß. Im Labor zeigen sich eine leichte Einschränkung der Nierenfunktion (Kreatinin 1,23 mg/dl) und eine erhöhte Creatinkinase (CK) mit 633 U/l. Durchgeführte Tumormarker inklusive CA 19-9 sind negativ. Der Patient wird an ein regionales Krankenhaus zur weiteren Abklärung zugewiesen.

Was ist differenzialdiagnostisch zu betrachten?

Eine Raumforderung im Pankreas in diesem Alter ist sehr ungewöhnlich und damit selten:

- Seröse zystische Neoplasie: eher bei Frauen > 40 Jahre
- Muzinöse zystische Neoplasie: eher bei Frauen > 60 Jahre
- Solide pseudopapilläre Neoplasie: bei Frauen < 35 Jahre, solide und zystische Anteile, hohes Entartungspotenzial
- Intraduktale papilläre muzinöse Neoplasie (IPMN): bei Männern und Frauen > 50 Jahre
- Pankreasmalignome: duktales Adenokarzinom, andere Karzinome
- NET

Welche Diagnostik führen Sie als Nächstes durch?

Als nächste Untersuchung erfolgt eine Multiphasen-Kontrast-CT-Untersuchung des Abdomens.

Es zeigt sich eine zystisch-septierte Raumforderung am Übergang Pankreaskorpus – Kauda mit einer Größe von 3 × 2 cm. Eine Operation wird empfohlen. Der Patient entscheidet sich für eine Zweitmeinung am Universitätsklinikum. Eine durchgeführte MR-Untersuchung des Pankreas beschreibt dann eine tumoröse Raumforderung im bekannten Bereich (3,1 × 1,9 × 2,6 cm) ohne Gangaufstau und Kontrastmittelaufnahme ohne eindeutigen Malignitätshinweis. Als nächste Untersuchung erfolgt eine Endosonografie mit Feinnadelpunktion (→ Abb. 53.1).

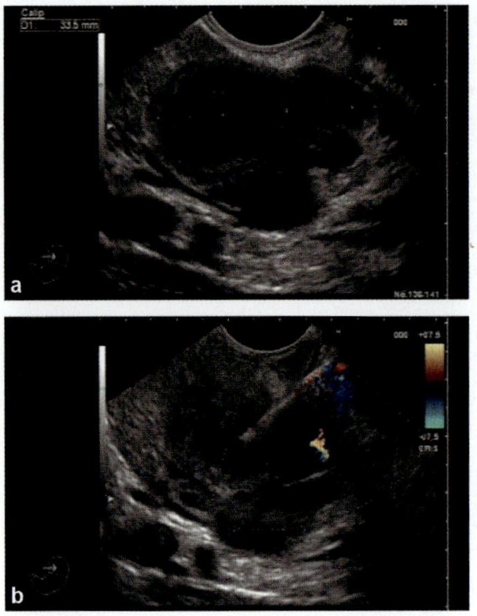

Abb. 53.1 Endosonografie des Pankreas: a) Darstellung einer Raumforderung. b) anschließende Punktion, Nadel von rechts kommend. [P774]

Was erkennen Sie auf → Abb. 53.1?

Bildgebend oligozystische Raumforderung. 3,3 cm groß ohne Hinweis auf invasive Neoplasie.

Histologische Untersuchung

Zellen nur schattenhaft erkennbar, Dignität unklar, eher Tumorgewebe. Die Proben wurden an eine Referenzpathologie weitergeleitet mit dringendem Verdacht auf ein Azinuszellkarzinom (Proliferationsrate 10 %). Immunhistochemisch werden ein NET und eine solide pseudopapilläre Neoplasie ausgeschlossen.

Wie gehen Sie weiter vor?

Sie entscheiden sich zur onkologischen linksseitigen Pankreasresektion inklusive Splenektomie, Magenteilresektion und Cholezystektomie vorher wird eine entsprechende Pneumokokkenimpfung durchgeführt.

Postoperativ bildet sich eine große Pankreaspseudozyste aus und eine Spülsaugdrainage wird angelegt.
Die **histologische Diagnose** zeigt ein hochmalignes B-Zell-Lymphom des Pankreas (Stadium 1AE, IPI:0, low-risk).

Weiterer Verlauf

In weiterer Folge nach Spermienkryokonservierung wird beim Patienten eine Immunchemotherapie durchgeführt. Er erhält 6 Zyklen R-CHOP (Rituximab, Cyclophosphamid, Vincristin, Doxorubicin) verabreicht. Bis auf wiederholte klinisch milde verlaufende Infekte während der Therapie gibt es keine Komplikationen.

Nachsorge

Der Patient berichtet über immer wieder auftretende Verdauungsprobleme (intermittierende Diarrhö, Meteorismus), ist aber ansonsten 6 Jahre nach Diagnosestellung leistungsfähig, gesund und berufsfähig. Die Untersuchungen zuletzt zeigen eine Vollremission.

Nennen Sie die wichtigsten Fakten zum Pankreaslymphom.

Lymphome können in jedem gastroenterologischen Organbereich entstehen, sehr selten primär im Pankreas (ca. 2 % aller gastrointestinalen Lymphome). Es handelt sich meist um B-Zell-Lymphome.

Auf welche Erkrankung könnte der erhöhte CK-Wert hinweisen bei sonst unauffälligen Laborwerten wie Blutbild, CRP und auch normaler Blutsenkungsgeschwindigkeit?

Interessanterweise zeigten sich bei diesem Patienten trotz der Diagnose B-Zell-Lymphom keine Laborauffälligkeiten bis auf den erhöhten CK-Wert, der vermutlich Zellzerfall im Rahmen dieser Erkrankung reflektierte, nachdem sich dieser Wert nach erfolgreicher Therapie normalisierte.
Auch eine Knochenmarksbeteiligung durch dieses Pankreas-B-Zell-Lymphom konnte ausgeschlossen werden.

Fassen Sie noch einmal die relevanten Informationen der Fallgeschichte stichpunktartig zusammen.

- Es zeigt sich eine asymptomatische Pankreasraumforderung bei einem jungen Mann.
- Einzig auffällig ist die im Labor erhöhte Creatinkinase.
- Die Diagnosestellung ist erst mit OP-Präparat möglich. Daher kann das Ergebnis der Feinnadelpunktion eine diagnostische Falle sein und zu Übertherapie führen (ausgedehnte chirurgisch-onkologische Resektion wie bei diesem Patienten).

Ein 24-jähriger Mann berichtet über Schmerzen in beiden Unterschenkeln, eher abends und in Ruhe, die sich durch Einnahme von NSARs bessern. Nach 2 Monaten nehmen die Beschwerden zu, nun treten auch Schmerzen in der LWS, im Nacken und in den Händen auf, begleitet von einer Schwäche in den Armen und Leistungsknick. Der Hausarzt führt eine Laboruntersuchung durch. Dabei zeigen sich eine erhöhte Blutsenkungsgeschwindigkeit und eine cholestatische Hepatopathie. Der Patient wird zur weiteren Abklärung stationär an das Krankenhaus zugewiesen:

Leitsymptome: Muskelschmerzen, Gewichtsverlust von 10 kg in 2 Monaten und Müdigkeit.

Weitere Anamnese und klinische Untersuchung bei stationärer Aufnahme

Schmerzen betont in Extremitäten, kaum nachts, z. T. leichtes Ziehen im Hodenbereich, weiters subfebril in den letzten 2 Wochen (bis 38,5 °C). In der Anamnese keine Vorerkrankungen, keine Auslandsreisen, unauffällige Familienanamnese, keine Medikamente, außer zuletzt NSAR als Schmerztherapie. Klinische Untersuchung in Folge unauffällig.

Laborwerte bei stationärer Aufnahme

• GOT	45 U/l	(<50)
• GPT	82 U/l	(<50)
• γGT	**202** U/l	(<66)
• Alk-Phos	**379** U/l	(40–129)
• BSG	**62** mm/h	(<15)
• Leukozyten	**11.6** G/l	(bis 10,0)
• Thrombozyten	**494** T/l	(bis 400)
• CRP	**3,9** mg/dl	(<0,6)
• Ferritin	**467,2** μg/l	(<300)

Woran denken Sie?

Primäre Lebererkrankung? Extrahepatische Erkrankung? Chronisch entzündliche Erkrankung? Tumorhinweis?

Weitere Abklärung mit unauffälligen Befunden

- Sonografie Abdomen, Gelenke, Hoden
- Thoraxröntgen
- Körperstamm-CT
- Gastroskopie/Koloskopie mit Biopsie
- MRT Abdomen/MRCP
- 18-FDG PET
- Laboruntersuchungen Richtung Infektiologie, Rheumatologie, Autoimmunerkrankungen (ANA, ANCA negativ, HLAB27 negativ)
- Hämatologische Untersuchung, inklusive Knochenmarkpunktion negativ
- Verschiedene Konsiliaruntersuchungen, inklusive Dermatologie, Urologie, Angiologie, Zahnmedizin unauffällig

→ Therapieversuch: mit Doxycyclin, NSAR und Pantoprazol, ohne Besserung.

- Dann Leberbiopsie: unspezifische Entzündung, vermehrt lymphozytäre und eosinophil-granulozytäre Infiltration

Was ist Ihre Differenzialdiagnose?

Aufgrund dieser Histologie, der vermuteten Hepatotoxizität (NSAR?) und der eher chronisch entzündlichen Erkrankung wird mit einer Methylprednisolontherapie (60 mg/Tag initial) begonnen. Trotz Kortisontherapie (in fallender Dosierung) steigen in den nächsten 2 Monaten die Alkalische Phosphatase wie auch CRP, d. h., eine 2-monatige Kortisontherapie konnte das Krankheitsgeschehen nicht stabilisieren.

Ist damit eine chronisch entzündliche Erkrankung ausgeschlossen?

Nein.

Weiterer Verlauf

Nach 2-monatiger Kortisontherapie erfolgt die erneute stationäre Aufnahme mit nun diffusen Bauchschmerzen, Zunahme der Muskelschmerzen, Gewichtsabnahme und erhöhten Entzündungswerten (CRP, BSG) sowie erhöhten Cholestasewerten.

Differenzialdiagnosen zu diesem Zeitpunkt

Chronisch entzündliche Erkrankung unklarer Zuordnung.

Häufige Differenzialdiagnosen sind bereits ausgeschlossen: Morbus Crohn, rezidivierende Pankreatitis, Zöliakie.

Auch seltene Differenzialdiagosen können ausgeschlossen werden: familiäres Mittelmeerfieber, hereditäres Angioödem, infiziertes Meckel-Divertikel.

Symptome zu diesem Zeitpunkt (6 Monate nach Krankheitsbeginn)

Starke Bauchschmerzen, Muskelschmerzen, zunehmende Hodenschmerzen, Schmerzen beim Kauen, erhöhte Entzündungswerte.

Es wurde alles untersucht außer die Gefäße und die kleinen Gefäße. Damit ist der nächste Schritt die Angiografie (→ Abb. 54.1).

Welche Diagnose stellen Sie aufgrund der Angiografie (→ Abb. 54.1)?

Es zeigen sich Kalibersprünge der Äste der A. mesenterica superior: vereinbar mit einer **Polyarteritis nodosa mit typischen Mikroaneurysmata.**

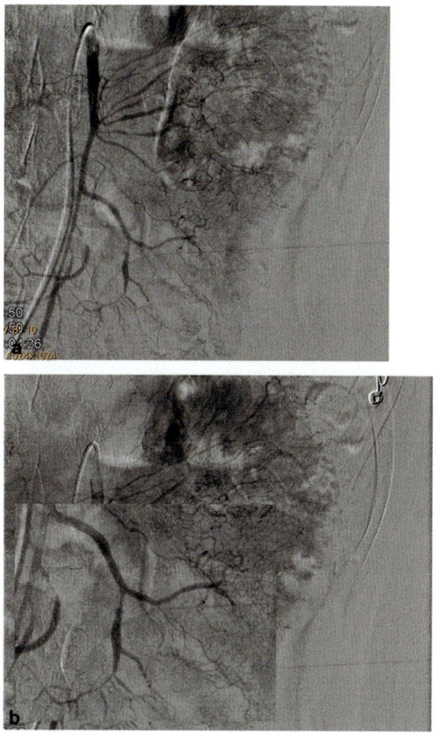

Abb. 54.1 Abdominelle Angiografie des Patienten [P774]

Polyarteritis nodosa mit typischen Mikroaneurysmata

Diagnosekriterien American College Rheumatology: 3 von 10 Kriterien müssen erfüllt sein (*, sind beim Patienten erfüllt):

- **Gewichtsverlust > 4 kg***
- Livedo reticularis
- **Unklarer Hodenschmerz***
- **Myalgie, Schweregefühl in den Beinen***
- Mononeuritis oder Polyneuropathie
- Diastolische RR-Erhöhung > 90 mmHg
- Creatinin > 1,7
- Hepatitis B
- **Pathologische Angiografie***
- Typische Histologie

Differenzialdiagnose der abdominellen Vaskulitis

Hier sind verschiedenste Erkrankungen anzudenken, je nachdem, welche Gefäße entzündlich mitbeteiligt sind. Die Ätiologie all dieser Erkrankungen ist unklar.

- Großgefäßvaskulitis: Takayasu-Arteriitis, Riesenzellarteriitis
- Mittelgefäßvaskulitis: Polyarteritis nodosa, Kawasaki-Erkrankung
- Kleingefäßvaskulitis: Kryoglobulin-assoziierte Vaskulitis, Henoch-Schönlein-Vaskulitis, ANCA-assoziierte Vaskulitis (mikroskopische Polyangitis, Churg-Strauss-Syndrom)

Was spricht für eine Polyarteritis nodosa?
Klinischer Verlauf, typische Muskel- und Hodenschmerzen, Entzündungslabor und diagnostische Angiografie (Gefäßentzündung initial im 18-FDG PET negativ!).

Welche Therapie schlagen Sie vor?
Die Erkrankung ist kortisonrefraktär. Also kann eine Cyclophosphamidtherapie (intravenös, Pulstherapie) begonnen werden.

Weiterer Verlauf
Nach Erstgabe entwickelt sich ein akutes Abdomen, DD Ischämie im Rahmen der Grunderkrankung. Im CT Abdomen zeigt sich das Bild des Subileus (→ Abb. 54.2).

Weitere Therapie
- Konservatives Vorgehen. In der Folge bessert sich der Zustand des Patienten und die Therapie mit Cyclophosphamid wird über 6 Monate fortgesetzt.

Nach 1 Monat kommt es zur klinischen Remission mit Normalisierung der Laborwerte.
- Remissionserhaltende Therapie, parallel mit Azathioprin (1,5 mg/kg KG) für 2 Jahre

Aktuell: 6 Jahre nach der Diagnosestellung klinische Remission ohne Medikation.

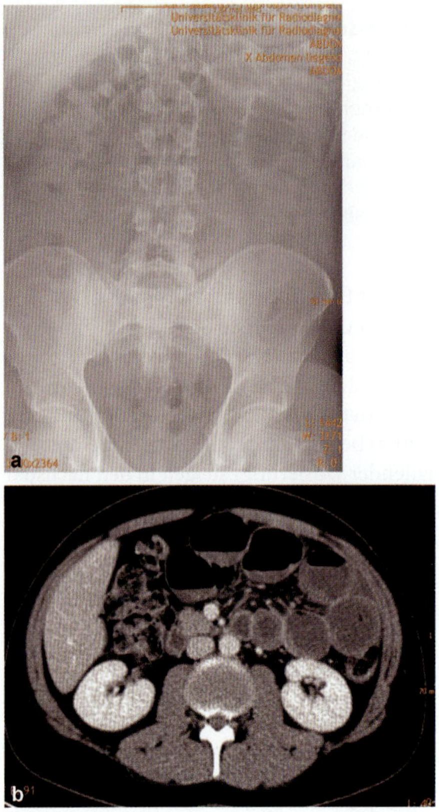

Abb. 54.2 Subileus bei akuten Bauchschmerzen nach Beginn einer Cyclophosphamidtherapie: a) Abdomen Leerbild, b) CT Abdomen [P774]

Fassen Sie die relevanten Informationen der Fallgeschichte stichpunktartig zusammen.
- Es besteht eine monatelange Schmerzsymptomatik (initial Extremitäten, später Hoden und Abdomen).
- Die Entzündungszeichen sind erhöht.
- Es liegt unter anderem eine cholestatische Hepatopathie vor im Rahmen einer chronisch entzündlichen Erkrankung (unspezifische Mitreaktion der Cholestaseenzyme bei systemischer Entzündung).
- Kortisonrefraktär
- Die endgültige Diagnosestellung ist erst mit einer abdominellen Angiografie möglich.
- Die Erkrankung spricht gut auf Cyclophosphamid an.

55 Gelbsucht, Cholestase und Aszites

Ein 62-jähriger Unternehmer kommt wegen seit ca. 2 Monaten bestehender **Müdigkeit** und **Ikterus.** Bei der körperlichen Untersuchung wird eine **Lebervergrößerung (Hepatomegalie)** feststellt. Es bestehen keine Leberhautzeichen. Vor 15 Jahren hatte der Patient eine chronisch lymphatische Leukämie, die mit Fludarabin, Cyclophosphamid und Rituximab behandelt wurde. Seit dieser Behandlung besteht eine Vollremission der Erkrankung.
Die **Blutuntersuchungen** ergeben:
- Bilirubin: 2,2 mg/dl (Referenzbereich 0,7–1,2 mg/dl)
- AST: 141 IU/l (Referenzbereich 10–50U/l)
- ALT: 258 IU/l (Referenzbereich 10–50U/l)
- γ-GT: 443 IU/l (Referenzbereich 40–129IU/l)
- Alkalische Phosphatase: 327 IU/l (Referenzbereich 40–129 IU/l)
- Albumin: 34,2 g/l (Referenzbereich 35–52 g/l)
- International Normalized Ratio (INR) 1,1

Bei der **abdominellen Sonografie** zeigt sich eine gering vergrößerte, aber sonst normale Leber. Der Ductus choledochus misst 8 mm (→ Abb. 55.1). Am Leberhilus stellt sich ein vergrößerter Lymphknoten dar; sonst keine Lymphknoten.

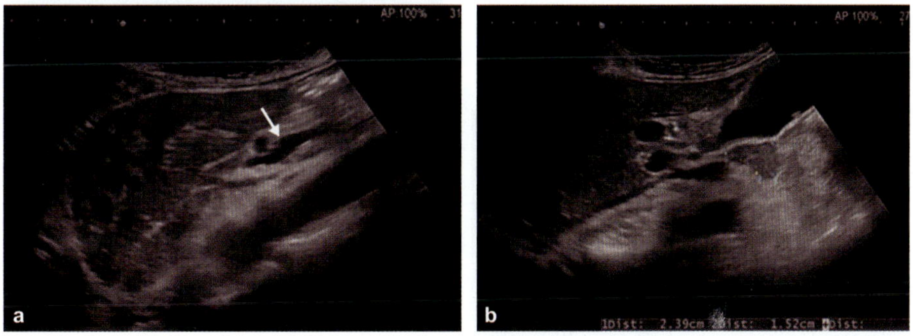

Abb. 55.1 Abdominelle Sonografie. a) Medianer Oberbauchlängsschnitt mit normal konfigurierter Leber. Die Leberarterie ist orthograd getroffen. Dorsal davon zeigt sich länglich der grenzwertig weite Ductus choledochus (Pfeil). b) Die Sonografie zeigt einen 2,4 × 1,5 cm messenden Lymphknoten am Leberhilus (Markierung durch Längenmessung). [P773]

Leitsymptom Ikterus mit Cholestase im Labor und sonografisch mechanischer Cholestase mit vergrößertem Lymphknoten am Leberhilus. Welche Differenzialdiagnosen sind zu beachten?

Die häufigsten Differenzialdiagnosen sind:
- **Maligne Ursachen:**
  - Distales cholangiozelluläres Karzinom (Choledochuskarzinom)
  - Pankreaskopfkarzinom
  - Rezidiv der chronisch lymphatischen Leukämie (CLL)
  - Lymphknotenmetastasen im Leberhilus
- **Benigne Ursachen:**
  - Primär sklerosierende Cholangitis (PSC)
  - Gallengangsstein
  - Chronische Pankreatitis mit Stenose des Ductus choledochus
  - IgG4-assoziierte Erkrankung
- **Infektiöse Ursachen (z. B. Tuberkulose, CMV, EBV, HIV-assoziierte Lymphadenopathie)**
  - Infektion mit hepatotropen oder nicht hepatotropen Viren
  - Tuberkulose
  - Lues

Welche weiteren diagnostischen Schritte würden Sie einleiten?
- Laboruntersuchungen: Autoantikörper, Immunglobuline und IgG4, Virusserologien (HAV, HBV, HCV, HEV, EBV, CMV, HIV), Interferon Gamma Release Assay für Tuberkulose, Lues-Serologie
- MRCP und ^{18}FDG-PET-CT bei Obstruktion des distalen Gallengangs und zur Beurteilung der Stoffwechselaktivität im Lymphknoten
- ERCP bzw. EUS zur Beurteilung des Gallengangs und Feinnadelbiopsie des Lymphknotens

Als nächster diagnostischer Schritt erfolgt die erweiterte **Laboruntersuchung.** Die Virusserologie ergibt keinen Hinweis auf eine aktive Infektion mit einem Hepatitisvirus.

Welche Differenzialdiagnose können Sie aufgrund dieser Laborbefunde ableiten?

Die negativen serologischen Untersuchungen für Infektionskrankheiten bzw. die unauffällige Untersuchung der T-Zell Immunität gegen Tuberkulose machen diese Infektionskrankheiten extrem unwahrscheinlich. Auch das Autoantikörperprofil spricht gegen eine autoimmune Lebererkrankung und die normalen Immunglobulin-G-Subklassen deuten nicht auf eine IgG4-assoziierte Erkrankung hin. Auffällig ist jedoch der Mangel an Immunglobulinen generell.

Welche weitere Diagnostik wurde durchgeführt?

Das **MRT** zeigt auch den vergrößerten Lymphknoten am Leberhilus (→ Abb. 55.2a). Bei der Magnetresonanz-Cholangiopankreatikografie **(MRCP)** zeigt sich eine Impression des Gallengangs (→ Abb. 55.2b).
Bei der **^{18}FDG-PET-CT-Untersuchung** wird eine Aktivitätsanreicherung im Leberhilus nachgewiesen, aber sonst keine pathologischen Lymphknoten (→ Abb. 55.3). Daher erfolgt eine **Endosonografie** mit **Feinnadelaspirationsbiopsie** des vergrößerten Lymphknotens (→ Abb. 55.4). Die zytologische Untersuchung ist nicht diagnostisch aussagekräftig, weshalb eine chirurgische Lymphknotenresektion mit histologischer Untersuchung erfolgt (→ Abb. 55.5).

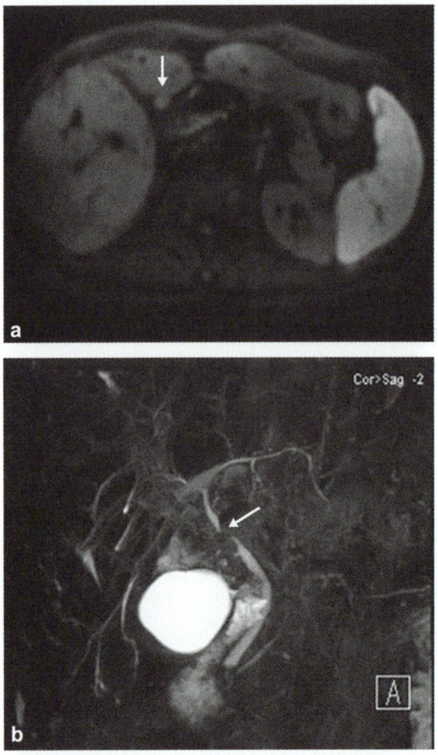

Abb. 55.2 a) Diffusionsgewichtete MRT des Oberbauchs: grenzwertig große Milz und diffusionsgestörter Lymphknoten am Leberhilus (Pfeil). b) MRCP: Impression des Gallengangs durch den in b) dargestellten Lymphknoten ohne wesentliche mechanische Cholestase. [P773]

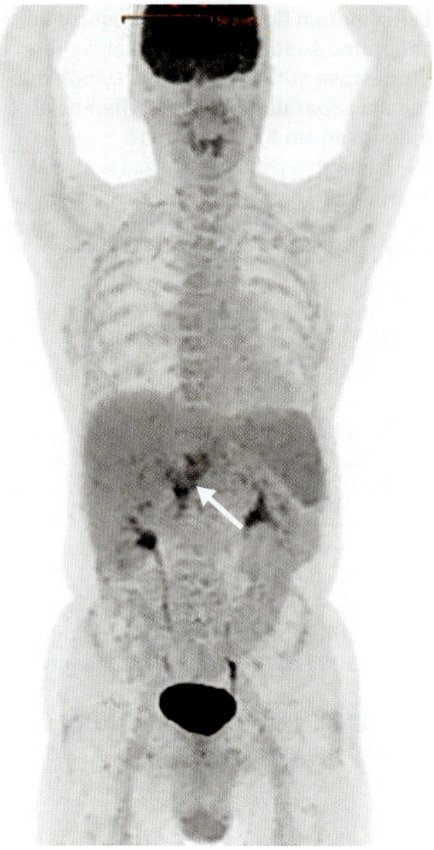

Abb. 55.3 ^{18}Fluro-Deoxy-Glucose (FDG)-Positronen-Emissionstomografie (PET) mit Darstellung der Verteilung der Radioaktivität. Neben der starken Aktivitätsanreicherung im Gehirn in der Blase und im Nierenbecken zeigt sich zentral eine verstärkte Aktivitätsanreicherung in Projektion auf den Leberhilus (Pfeil). [P773]

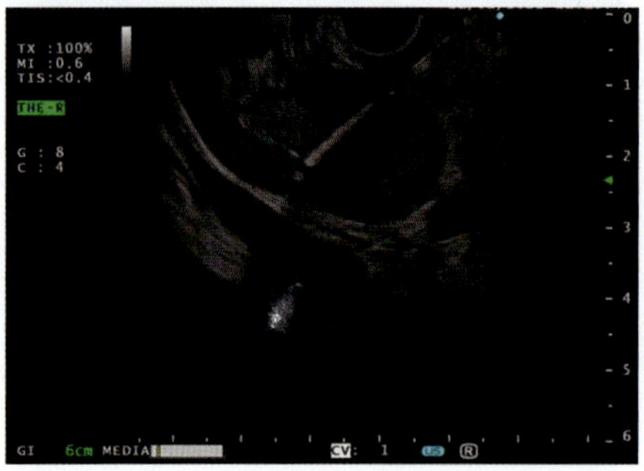

Abb. 55.4 Endosonografisch gezielte Feinnadelaspirationsbiopsie aus dem Lymphknoten im Leberhilus. Die Aspirationsnadel im Lymphknoten stellt sich als helle Linie dar die durch den echoarmen Lymphknoten in der Bildmitte zieht. [P773]

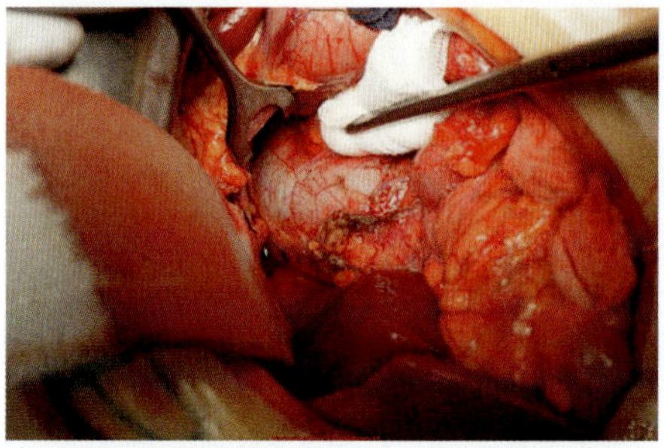

Abb. 55.5 Bild bei der Laparotomie in den chirurgischen Situs nach der Entnahme des Lymphknotens aus dem Leberhilus. Der Befund zeigt eine unauffällige Leber im unteren Bilddrittel in der Mitte sowie einen unauffälligen Magen im oberen Bildteil rechts. (mit herzlichem Dank an Assoz. Prof. Priv.-Doz. Dr. Manuel Maglione, Chirurgie Innsbruck; Dr. Christoph Grander und Frau Prof. Irene Virgolini) [T1589/T1590/T1591]

Nach der Resektion kommt es zur initial guten postoperativen Erholung, aber zur Zunahme des Bauchumfangs, weshalb eine abdominelle Sonografie erfolgt, bei der sich Aszites zeigt (→ Abb. 55.6).

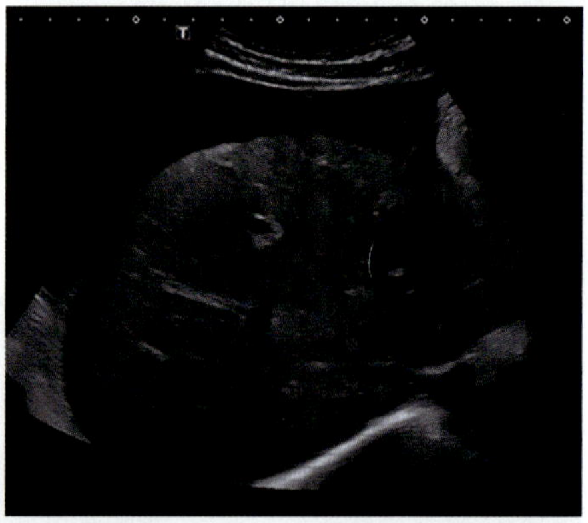

Abb. 55.6 Abdominelle Sonografie, Querschnitt. Perihepatischer Aszites als echoarmer Saum um die Leber. [P773]

Aufgrund dieses Befunds erfolgt eine diagnostische und therapeutische Aszitespunktion, die bei der Analyse des Punktats folgende Befunde ergibt:

- Protein 44.800 mg/l
- Leukozytenzahl 2.736/µl
- Albumin im Punktat 23,97 g/l
- Albumin im Serum 25,25 g/l

Aus diesen Befunden errechnet sich ein Serum-Albumin-Albumin-im-Aszites-Gradient (SAAG) von 1,28 g/l = 0,1 g/dl.

Wie interpretieren Sie diesen Befund?

Bei einem SAAG < 1,1 g/dl ist eine portalhypertensive Genese des Aszites unwahrscheinlich. Die hohe Gesamtzellzahl lässt eine infektiöse Genese vermuten.

Wir würden Sie den Aszites therapieren?

Aufgrund der Zunahme des Bauchumfangs und der wiederholten Punktionsfrequenz des Aszites erfolgt eine symptomatische diuretische Therapie mit 2× 20 mg Furosemid und 2× 50 mg Spironolacton, was die Punktionsfrequenz deutlich senkt. Nach Beginn dieser Therapie wird eine Kontrolle der Nierenfunktion und der Elektrolyte Natrium und Kalium durchgeführt.

Weiteres diagnostisches Vorgehen

Die histologische Untersuchung des entnommenen Lymphknotens ergibt den dringenden V. a. das Vorliegen einer *common variable immunodeficiency* (CVID).

Wie lauten die abschließende Diagnose und Therapieempfehlung?

Aufgrund der klinischen Manifestation und dem Untersuchungsergebnis des Lymphknotens sowie der niedrigen Immunglobuline im Blut wird die Diagnose einer Immundefizienz-assoziierten Lebererkrankung gestellt.

Im vorliegenden Fall handelt es sich um eine **erworbene Immundefizienz** aufgrund der Vorerkrankungen.

Aufgrund dieser Diagnose werden eine Therapie mit Methylprednisolon 40 mg initial mit langsamer Dosisreduktion über 3 Monate sowie eine subkutane Substitution von Immunglobulinen begonnen.

Mit dieser Therapie ist es zu einer Remission der cholestatischen Lebererkrankung und zu einer Remission des Aszites gekommen, weshalb die diuretische Therapie im weiteren Verlauf abgesetzt werden kann. Unter einer Langzeittherapie mit Immunglobulinen besteht eine anhaltende klinische und biochemische Remission.

56 Fettleber mit Oberbauchschmerz

Eine 47-jährige Patientin stellt sich wegen seit 3 Monaten bestehender rechtsseitiger Oberbauchschmerzen beim Hausarzt vor. In der körperlichen Untersuchung fällt eine Adipositas (BMI 29 kg/m²) auf. Die Blutuntersuchung ergibt eine erhöhte γ-GT von 147 U/l (Referenzbereich <50 IU/l). In der abdominellen Sonografie bestehen eine erhöhte Echogenität der Leber und eine steinfreie Gallenblase, aber wegen des Übergewichts und bei Meteorismus ist die Beurteilbarkeit insgesamt eingeschränkt.

Das Leitsymptom der adipösen Patientin ist rechtsseitiger Oberbauchschmerz. Die Sonografie zeigt eine Fettleber und die Laboruntersuchungen ergeben eine erhöhte γ-GT. Was ist differenzialdiagnostisch zu beachten?

- Trotz der gallensteinfreien Gallenblase könnten Choledochussteine die Beschwerden verursachen.
- Aufgrund der unzureichenden Beurteilbarkeit bei der Sonografie sollte eine weitere Schnittbilddiagnostik mittels MRT bzw. MRCP erfolgen.
- Aufgrund der Adipositas mit Fettleber sollte eine weiterführende Abklärung auf Diabetes mellitus und andere Komponenten des metabolischen Syndroms erfolgen (HbA_{1c}, Blutdruckmessung, Cholesterin und Triglyzeride, Messung des Bauchumfangs).
- Wegen der Fettleber sollte auch eine Alkoholanamnese erhoben werden.
- Zur Einschätzung des Fibrosestadiums der Leber sollte zur Berechnung des Fib-4 Scores eine Bestimmung von ALT, AST und der Thrombozyten erfolgen.
- Bei einem Fib-4 Score <1,45 liegt mit 90-prozentiger Wahrscheinlichkeit keine fortgeschrittene Leberfibrose vor. Bei einem Fib-4 Score >3,25 beträgt die Wahrscheinlichkeit für eine fortgeschrittene Leberfibrose 65 %.

Wegen der eingeschränkten Beurteilbarkeit der Leber in der Sonografie erfolgt eine ergänzende Magnetresonanztomografie mit MRCP und leberspezifischem Kontrastmittel. Die MRT bestätigt die Fettleber, die MRCP ergibt keinen Hinweis auf ein Gallensteinleiden. In der dynamisch-seriellen Kontrastmitteluntersuchung zeigen sich drei arteriell hypervaskularisierte Herde, die in der portalvenösen Phase Kontrastmittel aussparen (→ Abb. 56.1).

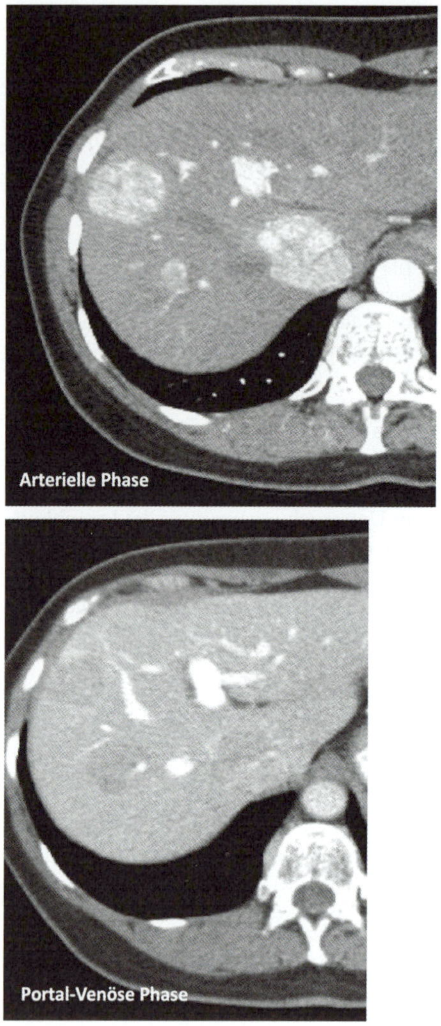

Abb. 56.1 Dynamisch-serielle kontrastmittelunterstützte Computertomografie [P773]

Wie interpretieren Sie den Befund?

Die Herde mit Durchmessern von 5 cm, 3 cm und 1 cm werden als HCC (LiRADS-5) interpretiert. Der größte Herd wölbt die Leberkapsel vor, was die Oberbauchschmerzen erklären kann.

Wegen dieses Befunds erfolgt zusätzlich eine Bestimmung des α1-Fetoproteins, was eine Konzentration von 150 ng/ml (Referenzbereich <8 ng/ml) ergibt.
Zur Bestimmung des Fibrosestadiums werden die Transaminasen und die Thrombozytenzahl bestimmt. Es errechnet sich ein Fib-4 Score von 2,2, weshalb eine ergänzende Elastosonografie der Leber durchgeführt wird, die eine Fibrose Grad 2 zeigt. Daher erfolgt eine weiterführende Abklärung auf Risikofaktoren für Lebererkrankungen mit Bestimmung der Hepatitis-Serologie, eines Eisenstatus, der Immunglobuline quantitativ, des Autoantikörperprofils sowie von Bilirubin, der Alkalischen Phosphatase, INR und Albumin. Wegen der Fettleber erfolgt eine Bestimmung des PNPLA3-Genotyps.
Wegen der Fettleber wird eine detaillierte Medikamenten- und Alkoholanamnese erhoben. Dabei gibt die Patientin an, <10 g/d Alkohol an maximal 1–2 Tagen pro Woche getrunken zu haben und keine Medikamente oder Nahrungsergänzungsmittel eingenommen zu haben. Bei der klinischen Untersuchung wird ein Bauchumfang von 92 cm gemessen (Referenzbereich für Frauen <88 cm). Der Blutdruck beträgt 140/95 mmHg (Referenz ≤130/85). Die Blutuntersuchung ergibt Serum-Triglyzeride im Nüchternzustand von 180 mg/dl, ein HDL-Cholesterin von 35 mg/dl (Referenzbereich ≥40 mg/dl) und einen Nüchternblutzucker von 170 mg/dl (Referenzbereich ≤110 mg/dl).

Welche Diagnose stellen Sie aufgrund der erhobenen Befunde?

Es besteht ein hepatozelluläres Karzinom bei einer mit metabolischer Dysfunktion assoziierten steatotischen Lebererkrankung (ohne erhöhten Alkoholkonsum) (MASLD) und ein erhöhtes genetisches Risiko wegen des PNPLA3-Genotpys „GG" sowie ein Metabolisches Syndrom (MetS) ohne Nachweis einer Zirrhose.

Weiteres Vorgehen

Wegen der Diagnose eines multilokulären HCCs erfolgt eine lokal ablative Therapie mittels Radiofrequenzablation (RFA) aller drei HCC-Herde. Im Rahmen der RFA erfolgt eine Tumorbiopsie, die ein mäßiggradig differenziertes HCC zeigt. Die zusätzliche Leberbiopsie des benachbarten Lebergewebes ergibt eine Fibrose Grad 2 und mit metabolischer Dysfunktion assoziierte Steatohepatitis (MASH). Wegen der arteriellen Hypertonie und des Metabolischen Syndroms erfolgt der Beginn einer antihypertensiven Therapie und bei einer LDL-Cholesterinkonzentration von 170 mg/dl ein Therapiebeginn mit Atorvastatin.

Weitere Therapie

Wegen des mäßig differenzierten HCCs (initiales Tumorstadium cT3aN0M0 – aktuell Stadium ycT0 – bei erfolgter Radiofrequenzablation) in einer MASH mit Fibrose Grad 2 mit Metabolischem Syndrom, Adipositas, arterieller Hypertonie und Hypercholesterinämie werden neben der medikamentösen Therapie eine Gewichtsreduktion von ≥7 % des Ausgangsgewichts und eine Tumornachsorge empfohlen.

Wie erfolgt die Nachsorge?

Auf dem Boden einer MASH kann das HCC rezidivieren, weshalb zur Früherkennung eines Tumorrezidivs alle 6 Monate eine Sonografie bzw. bei ungenügender Beurteilbarkeit der Leber im Ultraschall eine MRT durchgeführt werden sollte. Bei HCC-Rezidiv besteht die Indikation zur Lebertransplantationsevaluierung. Die Gewichtsreduktion, Blutdruckeinstellung und die Therapie der Hypercholesterinämie sollten medizinisch überwacht werden.

Fassen Sie noch einmal die relevanten Informationen der Fallgeschichte stichpunktartig zusammen.

- Bei nicht optimalen Ultraschallbedingungen sollten bei Risikopatienten auch bei unauffälliger Sonografie eine MRT- oder CT-Untersuchung zum HCC-Screening durchgeführt werden.
- Obwohl ein HCC eine typische Komplikation einer Zirrhose ist, kann bei Patienten mit MASH auch bereits bei Fibrose eine maligne Transformation in ein HCC entstehen.
- Diabetes ist ein Risikofaktor für die HCC-Entwicklung bei MASH.
- HCC-Therapieempfehlungen sollen stadiengerecht erfolgen.
- Selbst nach initial kurativer Behandlung besteht bei MASH auch in nicht-zirrhotischer Leber ein hohes HCC-Rezidivrisiko von ca. 50 % innerhalb von 5 Jahren.

Anhang

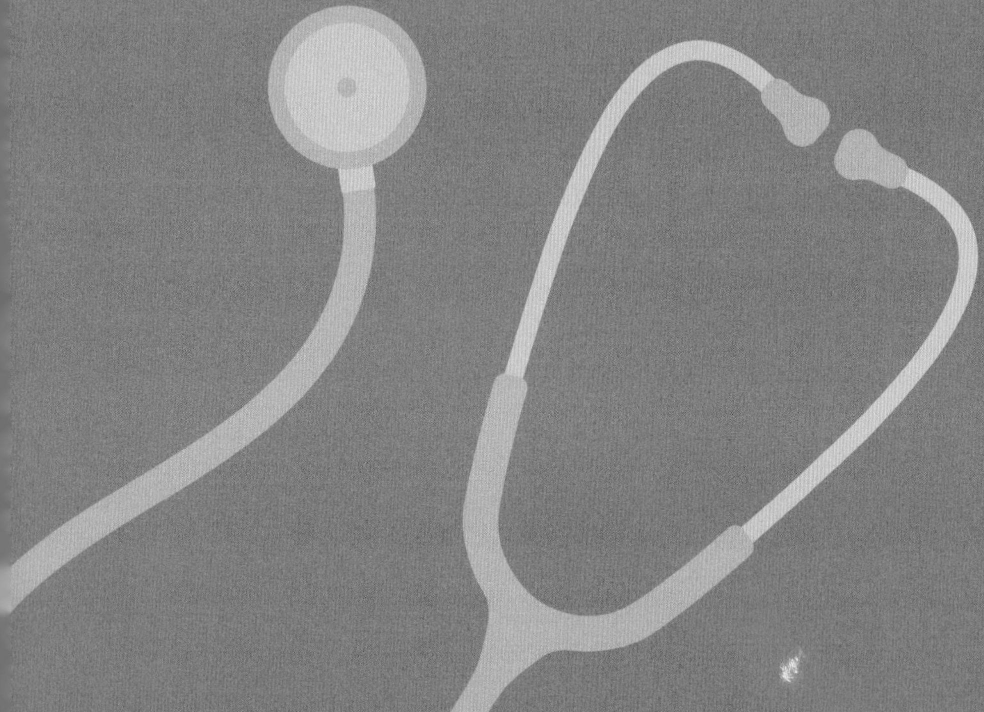

BASICS

57 Quellenverzeichnis

Der Verweis auf die jeweilige Abbildungsquelle befindet sich bei allen Abbildungen im Werk am Ende des Legendentextes in eckigen Klammern.

[E355-026]	Goldman L, Schafer A I. Goldman-Cecil Medicine. Elsevier, 26. Aufl. 2020.
[E396]	Schapira AHV. Neurology and Clinical Neuroscience. Elsevier Mosby, 1. Aufl. 2007.
[E723]	Atlas of Gastrointestinal Imaging, Elsevier Saunders.
[F210-007]	Forrest JA, Finlayson ND, Shearman DJ. Endoscopy in gastrointestinal bleeding. Lancet 1974; 2(7877): 394–397.
[F220-009]	D'Amico G, Morabito A, D'Amico M et al. Clinical states of cirrhosis and competing risks. Journal Of Hepatology 2017; 68(3): 563–576.
[F220-010]	Galaski J, Weiler-Normann C, Schakat M et al. Update of the simplified criteria for autoimmune hepatitis: Evaluation of the methodology for immunoserological testing. Journal Of Hepatology 2020; 74(2): 312–320.
[F220-011]	Moreau R, Tonon M, Krag A et al. EASL Clinical Practice Guidelines on acute-on-chronic liver failure. Journal Of Hepatology 2023; 79(2): 461–491.
[F689-009]	Vogel A et al. Updated treatment recommendations for hepatocellular carcinoma (HCC) from the ESMO Clinical Practice Guidelines. Annals of Oncology 2021; 32(6): 801–805.
[F813-008]	O'Grady JG, Alexander GJM, Hayllar KM, Williams R. Early indicators of prognosis in fulminant hepatic failure. Gastroenterology. 1989; 97(2): 439–445.
[F1226-001]	Ferenci P, Caca K, Loudianos G et al. Diagnosis and phenotypic classification of Wilson diseasel. Liver International 2003; 23(3): 139–142.
[G350]	Child CG, Turcotte JG. Surgery and portal hypertension. C. G. Child (Hrsg.): The liver and portal hypertension. Saunders, Philadelphia 1964, S. 50–64.
[G924]	Brierley J, Gospodarowicz M, Wittekind C. TNM classification of malignant tumours. Published by UICC. John Wiley & Sons, 8. Aufl. 2017.
[L126]	Dr. med. Katja Dalkowski, Erlangen.
[L141]	Stefan Elsberger, Planegg.
[L231]	Stefan Dangl, München.
[L234]	Helmut Holtermann, Dannenberg.
[L238]	Sonja Klebe, Löhne.
[L266]	Stephan Winkler, München.
[M512]	Dr. med. Peter Banholzer, München.
[O696]	Prof. Dr. Georg Oberhuber, St. Pölten.
[P440]	PD Dr. Carsten M. Klingner.
[P773]	Prof. Dr. Heinz Zoller, Innsbruck.
[P774]	Prof. Dr. med. Herbert Tilg, Innsbruck.
[R499]	Shaaban AM. Diagnostische Bildgebung Onkologie. Elsevier, 1. Aufl. 2022.
[S700]	Sobotta-Archiv: Sobotta. Atlas der Anatomie des Menschen, div. Aufl., Elsevier Urban & Fischer.
[S701-L275]	Martin Hoffmann, Neu-Ulm.
[T824]	Klinikum Dritter Orden, München.
[T1589]	Dr. med. Christoph Grander, Medizinische Universität Innsbruck.
[T1590]	Assoz. Prof. Priv.-Doz. Dr. med. Manuel Maglione, Medizinische Universität Innsbruck
[T1591]	Prof. Dr. med. Irene Virgolini, Universitätsklinik für Nuklearmedizin, Innsbruck
[W798-024]	World Health Organization. (2006). Oral rehydration salts: production of the new ORS. World Health Organization. https://iris.who.int/handle/10665/69227
[W1365]	Musée McCord Museum, Montreal.

Typische Krankheitsbilder als Fallgeschichte – prüfungs- und praxisrelevant

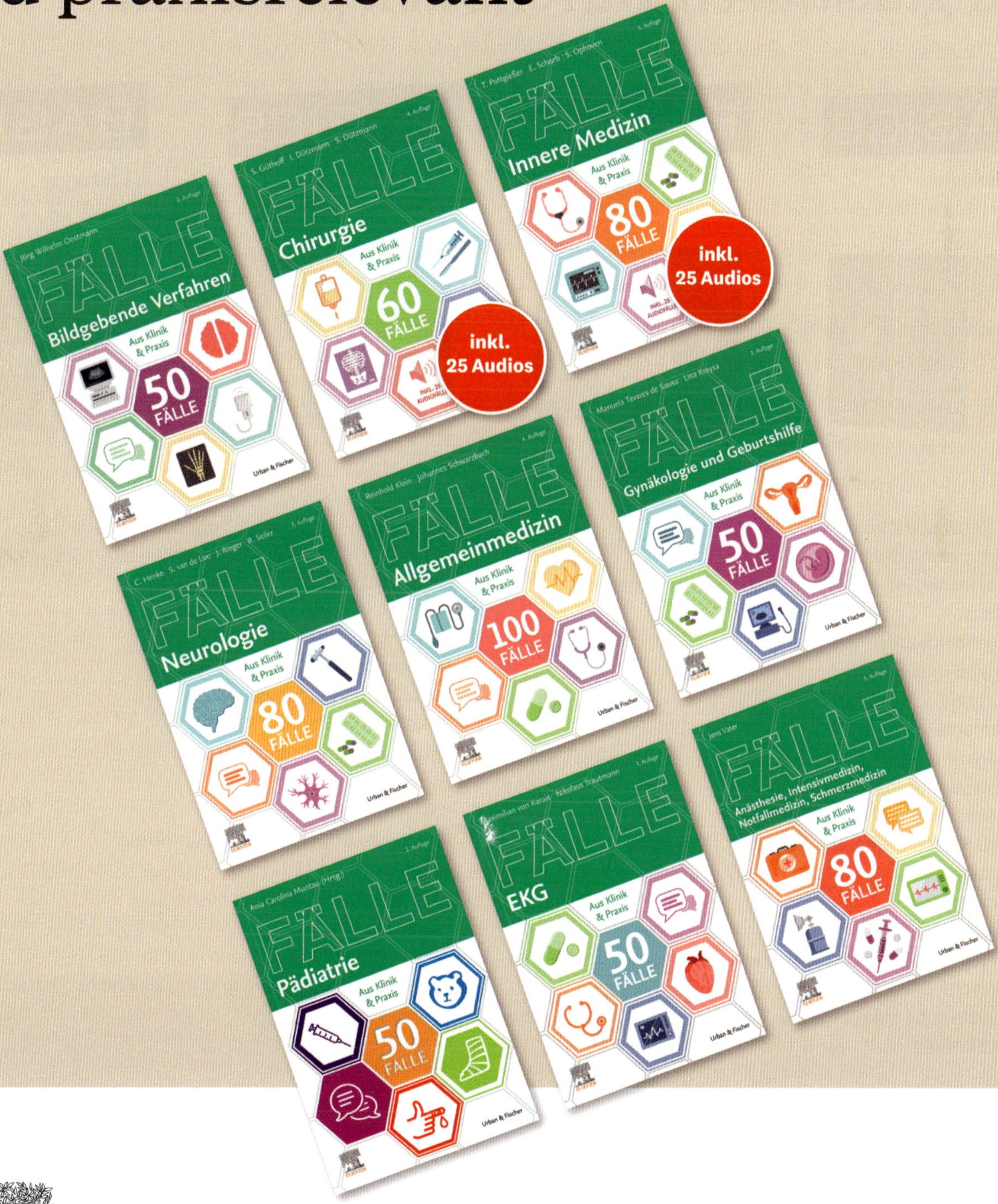

20250716a2 Irrtümer vorbehalten. Stand 07/2025

ELSEVIER

Diese und viele weitere Titel sowie die aktuellen Preise finden Sie in Ihrer Buchhandlung vor Ort und unter **shop.elsevier.de**